作業療法がわかる

COPM・AMPS
実践ガイド

編集 **吉川ひろみ** 県立広島大学保健福祉学部・教授
齋藤さわ子 茨城県立医療大学保健医療学部作業療法学科・教授

医学書院

■ 編者略歴

吉川ひろみ
よしかわ

1960 年，長野市生まれ。1982 年，国立療養所東京病院附属リハビリテーション学院作業療法学科卒業後，長野県医師会直営奥鹿教場温泉病院，厚生連篠ノ井総合病院での勤務を経て，群馬大学医療技術短期大学部作業療法学科助手。1992 年に渡米しウェスタンミシガン大学作業療法学科修士課程修了後，広島県立保健福祉短期大学作業療法学科助教授を経て，2005 年より現職(県立広島大学保健福祉学部教授)。2010 年，吉備国際大学保健科学研究科で博士(保健学)取得。担当科目は，作業科学，作業療法評価学，生命倫理学，チーム医療福祉論など。主著に『「作業」って何だろう—作業科学入門 第 2 版』(医歯薬出版，2017 年)，『作業療法がわかる COPM・AMPS スターティングガイド』(医学書院，2008 年)，共著に『倫理でスッキリ 医療従事者のモヤモヤ解消法』(シービーアール，2020 年)，編著に『作業療法の話をしよう—作業の力に気づくための歴史・理論・実践』(医学書院，2019 年)，監訳書に『続・作業療法の視点—作業を通しての健康と公正』(大学教育出版，2010 年)，『作業療法介入プロセスモデル』(AMPS 研究会，2014 年)がある。

齋藤さわ子
さいとう

1966 年，金沢市生まれ。1988 年，名古屋大学医療技術短期大学部作業療法学科卒業後，名古屋徳洲会病院，愛生病院での勤務を経て渡米し，1995 年にコロラド州立大学大学院作業療法学科にて修士号(作業療法学)を取得。その後，愛知医療学院作業療法学科専任教員を経て，茨城県立医療大学保健医療学部作業療法学科助手。2006 年，札幌医科大学大学院保健医療学研究科にて博士号(作業療法学)を取得し，2008 年より現職(茨城県立医療大学保健医療学部作業療法学科教授)。担当科目は，作業科学，作業機能評価学，作業療法評価学，身体障害作業療法演習，作業療法理論など。2000 年より AMPS 講習会講師および国際 AMPS コーディネーター。2001 年より AMPS 研究会代表。『日常生活活動 第 3 版(作業療法学全書 作業療法技術学 3)』(協同医書出版社，2009 年)，『図解作業療法技術ガイド 第 3 版』(文光堂，2011 年)，『作業療法の話をしよう—作業の力に気づくための歴史・理論・実践』(医学書院，2019 年)などに執筆。監訳書に『作業療法介入プロセスモデル』(AMPS 研究会，2014 年)がある。

作業療法がわかる
COPM・AMPS 実践ガイド

発　行	2014 年 6 月 15 日　第 1 版第 1 刷©
	2021 年 4 月 1 日　第 1 版第 3 刷
編　集	吉川ひろみ・齋藤さわ子
発行者	株式会社　医学書院
	代表取締役　金原　俊
	〒113-8719　東京都文京区本郷 1-28-23
	電話　03-3817-5600(社内案内)
組　版	明昌堂
印刷・製本	日経印刷

本書の複製権・翻訳権・上映権・譲渡権・貸与権・公衆送信権(送信可能化権を含む)は株式会社医学書院が保有します.

ISBN978-4-260-02013-8

本書を無断で複製する行為(複写，スキャン，デジタルデータ化など)は，「私的使用のための複製」など著作権法上の限られた例外を除き禁じられています．大学，病院，診療所，企業などにおいて，業務上使用する目的(診療，研究活動を含む)で上記の行為を行うことは，その使用範囲が内部的であっても，私的使用には該当せず，違法です．また私的使用に該当する場合であっても，代行業者等の第三者に依頼して上記の行為を行うことは違法となります．

JCOPY〈出版者著作権管理機構　委託出版物〉
本書の無断複製は著作権法上での例外を除き禁じられています．複製される場合は，そのつど事前に，出版者著作権管理機構(電話 03-5244-5088，FAX 03-5244-5089，info@jcopy.or.jp)の許諾を得てください．

執筆者一覧（執筆順）

吉川ひろみ	県立広島大学保健福祉学部・教授
齋藤さわ子	茨城県立医療大学保健医療学部作業療法学科・教授
高木　雅之	県立広島大学保健福祉学部作業療法学科・講師
古山千佳子	県立広島大学保健福祉学部作業療法学科・教授
福田　久徳	株式会社きゅうすけ・代表取締役
衣笠真理恵	鳥取県立中央病院リハビリテーション室
金野　達也	目白大学保健医療学部作業療法学科・講師
花山　友隆	医療法人敬親会豊島病院リハビリテーションセンター・主任
石橋　　裕	首都大学東京大学院人間健康科学研究科・准教授
岩田　充史	大分県厚生連 鶴見病院リハビリ技術科
石橋　仁美	東京工科大学医療保健学部作業療法学科・講師
増川　里奈	社会福祉法人明清会
宮崎　宏興	NPO法人いねいぶる・理事長
伊藤　文香	茨城県立医療大学保健医療学部作業療法学科・講師
白水ももこ	作業療法士
永吉　美香	発達支援ルーム AQUA
野尻　明子	医療法人清藤クリニック

序

　2008年に出版された『作業療法がわかる COPM・AMPS スターティングガイド』(医学書院)で COPM と AMPS という評価法を知った皆さんに，その使い方を学んでほしいと考えて本書をまとめました．第1章では，COPM をうまく使えるように，作業に関連する事柄について説明しました．第2章では，AMPS に代表される遂行分析の特性を述べています．第3章から第5章は，作業療法で使われる3種の介入方針を示し，事例を掲載しています．作業をできるようにするという作業療法の目標を達成する方法には，環境を変えてできるようにする「代償モデル」(第3章)，できるようになりたい作業を練習する「習得モデル」(第4章)，作業を通して心身機能が回復するようにする「回復モデル」(第5章)があります．第6章は，作業療法の進め方とモデルの選択方法について書きました．第7章は事例で，経験1年目から約30年目までの幅広い年代の作業療法士が書きました．クライエントは子どもから高齢者まで，疾患や障害も様々で，作業療法が行われた場所も，家，学校，病院，施設と多様です．家族や学校の教員を対象とした事例も掲載されています．

　前著スターティングガイドの出版から6年．この間に「意味のある作業」，「作業に焦点を当てる」，「作業で元気になる」といったフレーズを聞くようになりました．作業療法士が使う言葉が「作業活動」から「作業」へ変化しつつあります．日本作業療法士協会による作業療法の定義の改定も始まりました．日本に作業療法が輸入されてから約50年．歴史を振り返り未来を展望することができるようになったのでしょう．2013年の米国作業療法協会の講演で，グレン・ギレン氏は七つのタイプの物語を紹介しました．それは，怪物退治(ジャックと豆の木など)，貧乏から金持ちへ(シンデレラなど)，冒険(ドン・キホーテなど)，喜劇(コメディー)，悲劇(リア王など)，生まれ変わり(クリスマス・キャロルなど)，航海と帰還(ガリバー旅行記など)です．彼は米国の100年にわたる作業療法の歴史を，航海と帰還の物語に例えました．1920年代の片麻痺の作業療法の事例報告には，患側を使って財布を三つ作り，日常生活でも患側の手を繰り返し使うよう指導したという記載があるそうです．その後，正常運動の促進や異常運動の抑制といった作業療法とは別の世界へ旅に出ます．別世界で行われている治療法を科学的で洗練されているように感じたのです．そして現在，片麻痺の治療は，課題を使って(task-oriented)，繰り返し使う(CI 療法)ことが効果的だというエビデンスがあります．片麻痺の運動障害が回復するだけでなく，脳も回復するというのです．

　物語のタイプでいうと，私の作業療法の物語は「冒険」です．どこが治療なのかわからない変なもの，何で給料をもらっているのかわからない仕事，けれどもどこか魅力的な作業療法の正体を探し求めているのです．25歳で前職を辞めた時，同僚に理由を聞かれて「宝探し」と答えたのを覚えています．COPM に出会った時は，これが宝に近づく道になるとは思いもしませんでした．COPM を使い続けると，

霧が晴れたり曇ったりしながら，細く長い道が見えてきました．AMPSを知った時は，これで金脈をつかめるかもしれないと思いました．使えるようになるまでは大変でしたが，景色がはっきりしてきました．COPMとAMPSは作業療法という宝を掘り当てる旅を助けてくれる道具なのです．途中で作業科学にも出会いました．宝探しが私の仕事だとすれば，作業科学はレジャーです．仕事だけをしているよりも，レジャーの時間を持つことで，仕事に余裕と幅が生まれます．レジャーだけを一生懸命頑張っても，仕事が上手にできるようになることはありません．

　齋藤さわ子さんの作業療法の物語は「怪物退治」でしょうか．彼女も作業療法の本質を探ろうとしていましたが，様々な怪物(壁)が立ちはだかります．最初は英語でしたが，彼女は語学留学で壁を打ち破ります．次は日本にAMPSを紹介した時の抵抗です．名称や技能項目名の訳出，講習会開催や研究会発足には苦労が伴いましたが，強力な援軍を得て頑張りました．AMPS講習会を受講して認定評価者になっても，日常の実践でAMPSを使おうとしない作業療法士がいます．セラピスト主導の疾患中心の実践を迫る"怪物"に押し潰されそうになっているのです．COPMやAMPS，クライエント中心に対する誤解もあります．この物語には私も登場して一緒に戦っています．怪物がいたら，遠回りだけど邪魔をされない道を探したり，食べたら作業の力がわかるようになる種をまいたりしながら，一緒に旅をしているのです．自分の中にいる怪物に出くわすこともあります．本書を読んで，作業の力を信じ，作業中心の実践をするかどうかを決めてください．私たちの武器は，COPMとAMPSです．新開発のESIも使えます．OTIPMは道を作る戦車です．COPMもAMPSも道具なので，使い方に慣れると上手に使えます．

　人が作業を行うこと，作業をどのように行うかということ，自分で行わなくても作業に結び付くことに正面から取り組める作業療法という仕事を心底素晴らしいと思っています．人は作業を経験することで，その作業ができるようになります．作業には力があります．作業をすることを通して，人は気付き，考え，学び，成長することができます．できないのは慣れていないだけ．案ずるより産むがやすし．とにかく実践してみてください．そして続けましょう．私たちの旅はこれからも続きます．

2014年5月

吉川ひろみ

目次

第1章 作業的存在としての理解
みんな違う ……………………………… 吉川ひろみ 1
1. 自分の作業 …………………………………………… 2
2. 多様性を基盤とする作業療法 ……………………… 7
3. 自分らしい作業の見つけ方 ………………………… 10
4. 作業遂行と作業との結び付き ……………………… 12
5. 作業の意味 …………………………………………… 14
6. COPM　Q&A ………………………………………… 17

第2章 作業遂行分析
やってみないとわからない …………… 齋藤さわ子 23
1. クライエント中心の遂行文脈を理解する重要性 … 24
2. 作業遂行と心身機能障害との関係 ………………… 27
3. 目的指向的行為と遂行技能 ………………………… 29
4. 遂行技能習得は課題特異的 ………………………… 31
5. 作業遂行能力向上への効果的な分析・評価と介入 … 32
6. 作業を用いた観察評価を実施する作業療法士と環境的制約 … 38
7. 簡単すぎる課題を用いた評価の問題 ……………… 38
8. AMPS，スクール AMPS および ESI　Q&A …… 40

第3章 代償モデル
環境を変える ………………………………………… 45
1. 治療優先という考え ……………… 吉川ひろみ・齋藤さわ子 46
2. 代償のほうが効率的 ……………… 吉川ひろみ・齋藤さわ子 47
3. 適応ストラテジー ………………… 吉川ひろみ・齋藤さわ子 48
4. 事例：保育園での作業 …………………… 高木　雅之 51

第4章 習得モデル
練習する ……………………………………………… 61
1. 教育と学習 ………………………… 吉川ひろみ・齋藤さわ子 62
2. 作業技能の習得 …………………… 吉川ひろみ・齋藤さわ子 63
3. 運動技能の習得と認知的アプローチ … 吉川ひろみ・齋藤さわ子 65
4. 事例：一人暮らしのための掃除と料理 …… 古山千佳子 68

第5章 回復モデル
人を変える ……… 77

1. 治療手段としての作業 ……… 吉川ひろみ・齋藤さわ子 78
2. 目的としての作業 ……… 吉川ひろみ・齋藤さわ子 80
3. 回復を促進する作業の力 ……… 吉川ひろみ・齋藤さわ子 82
4. 事例：手をよくするための彫刻と背中洗い ……… 福田　久徳 83

第6章 モデルの選択
考えながら行動する ……… 吉川ひろみ・齋藤さわ子 91

1. 作業療法の専門性 ……… 92
2. 作業療法のプロセスを導くモデル ……… 93
3. 介入モデルの選択 ……… 96
4. 作業療法士が使う技能 ……… 99

第7章 作業療法プロセス
評価も介入も記録も作業で ……… 101

- 急性期から自分らしく：発症5日目から散歩の練習 ……… 衣笠真理恵 102
- 家事と書道：もっとできるようになるまで諦めない ……… 金野　達也 111
- 回復期リハビリテーション病棟での就労支援 ……… 花山　友隆 119
- 昼食準備と野球が楽にできるように ……… 石橋　　裕 127
- 転倒せずに畑仕事をする ……… 岩田　充史 134
- プラモデル製作からの挑戦 ……… 石橋　仁美 140
- リカバリーを促進した母への面会 ……… 増川　里奈 148
- 幼い2人の子どもを抱えた夫婦への支援 ……… 宮崎　宏興 156
- 地域でいきいき過ごすための介護予防 ……… 伊藤　文香 162
- 食事の自立とシール遊び ……… 白水ももこ 168
- 先生にとっての児童との交流 ……… 永吉　美香 174
- 最後の作品展への参加 ……… 野尻　明子 180

付録
……… 吉川ひろみ 187

1. COPMであがる作業の例 ……… 188
2. AMPS（運動，プロセス）とESI（社会交流）の遂行技能項目 ……… 189
3. 事例報告を読む・書くポイント ……… 193
4. 関連文献 ……… 194
5. 用語解説 ……… 197

あとがきに代えて ……… 201
索引 ……… 205

表紙デザイン　加藤愛子（オフィスキントン）
本文挿絵　イワミ＊カイ

第1章

作業的存在としての理解

みんな違う

1 自分の作業

私たちは毎日，色々な作業[*1]をしています（図 1-1）。そして，その作業一つひとつに何らかの意味を感じています。一つひとつの意味が自分にとってしっくりくるものであれば，自分らしい充実した毎日ということになるでしょう。

*1 作業の定義：作業療法において，作業とは人々が個人として行う日常生活の活動を指し，これは家族の中や地域とともに行われ，時間を占有し，意味と目的を人生に持ち込む。作業は，人々がする必要があり，したいと思い，することを期待されていることを含む（世界作業療法士連盟：人権に関する声明書，2006 より。原文は 200 頁参照）。

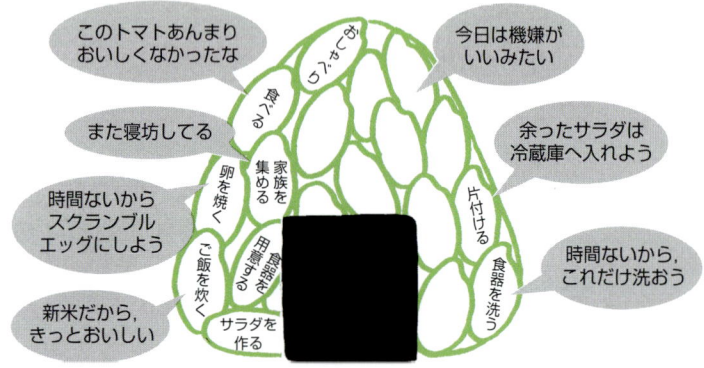

図 1-1　作業は意味のある活動の集まり
作業（おにぎり）を構成する活動（ご飯粒）一つひとつが，意味を持つ場合もあるし，いくつかの活動が集まって意味を持つ場合もあります。
小さいおにぎりも，大きいおにぎりもあって，作業をする人それぞれの意味を持つのです。作業は，人によって多様です。

世界作業療法士連盟は，人権に関する声明書の中で，作業療法士は全ての人の作業する権利（作業権）[*2]を守る，と宣言しています。作業権は，次のような考えに基づいています。

*2 世界作業療法士連盟の人権に関する声明書の和訳は，ウェブサイトで閲覧できる〔World Federation of Occupational Therapists：Position statement on human rights. 2006 (http://www.wfot.org/ResourceCentre.aspx)〕。

①人は，自分の文化と信念に沿ったやり方で，自分の潜在力を高め，満足を経験する作業に参加する権利を持つ。
②人は，作業に参加するためのサポートを得る権利を持つ。
③人は，抑圧や強制など生存や健康を脅かす作業から解放され，自分で作業を選択する権利を持つ。
④作業には，市民活動，教育的，生産的，社会的，創造的，スピリチュアル的，回復的作業が含まれる。
⑤人は，作業を通して社会に多様な貢献をする。
⑥経済的，社会的，物理的排除が作業権の侵害となり得る。
⑦貧困，病気，差別，避難，災害，戦争が作業権を侵害する。

人間として当然持つべき権利のありがたさは，それを失った時に

実感します。食事をするという作業を考えてみましょう。家には炊飯器があり，スーパーで，お米やおかずを作るための材料を買うことができれば，自分らしい食事をすることができます。こうした作業を繰り返し行うことで，買い物も料理も上手になります。ところが，キャンプに行ったり，寮生活や入院生活をしたり，外国で暮らしたりすると，いつものような食事ができません。初めてキャンプに行き，飯ごうでご飯を炊いた時，ご飯が焦げて少ししか食べられませんでした。寮生活をしていた時も，寮で出される食事をおいしいと思ったことはありませんでした。入院した時も，決められた時間に出される物を食べるだけで，感情が動くことはありませんでした。留学した時は，日本のお米は高価で，肉は塊でしか買うことができず，白菜もゴボウも売っていませんでした。こうした状態は，自分の文化と信念に沿ったやり方で，自分の潜在力を高め，満足を経験するような食事という作業を行うことができない状態だといえます。

　心身機能障害のために施設で暮らさなければならない人，災害の後長く避難生活を強いられている人，政治的紛争のために難民となっている人，仕事も家もなく路上生活をしている人など，長期間にわたり作業権を奪われている人たちがいます。こうした状況を，作業的不公正と呼びます。作業的不公正は，作業的にちょうどよい世界[*3]の対極にあるものとして理解できます(表1-1)。

*3　作業的にちょうどよい世界(occupationally just world)とは，作業的公正が実現した社会であり，そこでは，全ての人の作業権が尊重されます〔Stadnyk RL, et al：Occupational justice. In Townsend ES, et al (eds)：Introduction to Occupation：the Art and Science of Living, 2nd ed., pp.329-358, Pearson, Upper Saddle River, NJ, 2010〕。

表1-1　作業的公正と作業的不公正の比較

作業的公正	作業的不公正
・自分がしたい，する必要がある，することを期待されている作業を行うことができる ・自分の作業ができるように，自分で環境を調整することができる ・自分の作業を行うために必要な援助を求めることができる ・自分の作業を通して，社会に貢献することができる	・性別，障害，年齢，人種などにより，行う作業が決められている ・自分ではどうにもできない理由により，自分の作業ができない ・自分の作業を見つけたり，実行するための援助を得ることができない ・自分が暮らす社会に貢献することができない

　作業療法士が，作業的不公正をつくり出すことに加担している場合があります。「トイレ動作」の自立を目標に，延々と訓練が続く状態は，作業的不公正に相当します。起き上がり，トイレに移動し，ズボンを下げ，便器に移り，排泄し，後始末をし，ズボンを上げ……といったトイレ動作は作業ではありません。身体動作の連続は作業ではないのです。自分でおむつを取り換える人もいれば，尿器を使って排泄が自立している人もいます[*4]。膀胱ろう造設を選択す

*4　筆者の母は，時々骨折や腰痛で寝たきりになりますが，痛みが消えるまでおむつや便器を使ってベッド上で自立して排泄しています。しかし，痛みをこらえてトイレに行っている高齢者は少なくありません。

る人[*5]もいます。トイレに行って排泄することが「人生に意味と目的を持ち込む」と本当に信じている人がいるでしょうか。「トイレくらいは自分でできるようになりたい」と言わせているのは，障害者の生活に対する無知とリハビリテーション専門職がつくり上げた慣習なのかもしれません。ひとたび障害者になったら，家族の介護負担を減らすことを，人生の最優先課題にしなければならないという圧力のもとでの暮らしが待っているのかもしれません。歩くこと，トイレに行くこと，食事をすること……こうした身体動作群から，作業へと視点を移す必要があります（表1-2）。

[*5] 自己導尿自立を希望していた頸髄損傷者が，自立生活と就職を実現していく過程で，楽に安全に排泄できる膀胱ろうを選択したという事例があります（西田征治，他：受傷後36年目に独居，就労を果たした頸髄損傷例への支援—地域における作業療法の役割．人間と科学 10：37-46, 2010）．

表1-2　作業と動作の違い

作業は	動作は
・行為者にとって，個人的あるいは文化的意味がある ・個人特有の感情を生む ・身体運動が伴うこともあれば，伴わないこともある ・時間，場所，人とのつながりを生む ・生活習慣に影響する ・アイデンティティと関連する ・所属集団の一員としての社会的意味を持つ	・行為者にとって特有の意味はない ・行為者の感情の有無や質を問題にしない ・複合的な身体運動として観察できる ・生活習慣やアイデンティティとは関係がない ・心身機能回復や日常生活活動自立のために必要である

[*6] 東川哲朗，他：急性期脳血管障害患者が語る作業の変化．作業科学研究 6：83, 2012

[*7] 熊谷晋一郎：リハビリの夜．シリーズ ケアをひらく，医学書院，pp.83-104, 2009

[*8] 医学モデルでは，異常や障害（disablement）を出発点として考えますが，作業療法では，何ができるか，どうすればできるか（enablement）から考えます．

[*9] 坂本龍馬の言葉「世に生を得るは，事をなすにあり」は，土佐藩の下級武士の家に生まれた龍馬が，生まれてきたからには，何かをしたいと考えたことを表していると考えられます．この時代は，どこの誰の家に生まれるかによって，生涯どんな作業をするかが決まっていました．こうした時代の中で，龍馬は自分の作業を求めたのでしょう．

　回復期リハビリテーション病棟で生活するクライエントたちは，身辺動作の自立のための訓練に励む人々の中で，身体障害者としての態度や役割を習得し，自分の作業を失っていくのかもしれません[*6]。脳性麻痺の子どもたちは，歩ける子と歩けない子というような身体機能によって分類され，正常な身体運動に近づくための訓練を強いられてきたという歴史があります[*7]。しかし多くの場合，より安全に効率的に移動できる車いすを使って学校に行き，自分の能力を生かして仕事に就いているのです。

　作業療法では障害ではなく能力をみること，「できない」ではなく「できる」に注目する[*8]ことが推奨されています。苦手なことよりも得意なことに着目することによって，個性が発揮できます。人は誰でも，自分にしかできない作業をするために生まれてきた，と考えることができます[*9]。芸術家は強烈な個性で作品を世に残しますが，全ての人がそれぞれの個性で，毎日の作業を行っています。キュウリの切り方，かばんの中への小物の入れ方，靴の選び方，手帳へのスケジュールの書き込み方……こうした何気ない作業の中に，行為者の個性がにじみ出ているとみることができます。何をし

ている時が自分らしいか，こう考えた時に即答できる人は，作業的存在としての自分を明確に意識しているといえます。

　自分の作業とは，自分らしさがにじみ出る作業であり，その作業をすることで自分自身を実感できるような作業です。従来の作業療法は，心身機能向上や日常生活活動自立などといった治療目標を達成するための手段として作業を使っていました。しかし，作業の研究[*10]が進むにつれ，手段ではなく人生の目的となるような作業の偉大な力が認識されるようになったのです[*11]（表1-3）。

表1-3　手段としての作業と目的としての作業

手段としての作業の例	目的としての作業の例
・応用動作能力，または社会適応能力の回復を図るための手芸・工芸その他の作業[*12]	・当事者が自分の人生を生きるために，したい，する必要がある，することを期待されている作業
・主体的な活動の獲得を図るため，諸機能の回復，維持および開発を促す作業活動を用いて治療・指導・援助を行う[*13]時の作業	・その作業を行うことそのものが当事者の健康と安寧につながる。別の目的を達成するための手段となろうがなるまいが，関係ない
・作業療法士が精神機能の評価をするために，クライエントに絵を描かせる	・絵を描くことが好きな人が，絵画を通して，成長し，社会に参加していく
・身体機能回復に合わせて作業療法士が負荷量を調節して木工作業を行わせる	・実行可能な作業をやってみて，自分に合った作業を当事者が選ぶ

　世界作業療法士連盟による作業療法の定義で，作業療法士は，1993年には「患者[*14]の回復や生活機能を最大限に使っていくために活動をデザインする」としていましたが，2004年には，「作業を通して[*15]健康と安寧を促進する」と大きく改定しました。その後2010年には，クライエント中心，作業科学，作業遂行上の向上などの文言が追加されました[*16]（表1-4）。カナダ作業療法士協会は，1980年に，クライエント中心が作業療法においては不可欠であると気付いていました[*17]。自分の人生において，どのような作業をするかについての最大の情報源は，当の本人の他にはいません。つまり作業療法をするということは，クライエントを中心として進めるしかないということなのです。ところが，このクライエント中心という考えには，様々な誤解や否定的考えがあり（表1-5），世界作業療法士連盟が採用するまでに30年もかかったのです。2010年に世界作業療法士連盟が発表した「作業療法におけるクライエント中心」という声明書では「作業療法において，作業療法士は，クライエントを尊重してパートナーとなり，人々の主観的な参加の経験に価値を置き，人々の知識，希望，夢，自律性に敬意を表する」としています[*18]。作業をすることで健康になる，つまり作業療法を実現するために

*10　作業の研究が進んだ背景には，作業科学の誕生があります（吉川ひろみ：「作業」って何だろう―作業科学入門．医歯薬出版，2008）。

*11　1998年に米国の作業療法士トロンブリーが手段としての作業（occupation as means）と目的としての作業（occupation as end）という表現を使いました〔Trombly CA：Occupation：purposefulness and meaningfulness as therapeutic mechanisms. Am J Occup Ther 49：960-972，1995（解説記事⇒吉川ひろみ：作業：治療メカニズムとしての目的性と意味性．OTジャーナル38：144-147，2004）〕。

*12　1965年に制定された「理学療法士及び作業療法士法」の文面

*13　1986年から使われている日本作業療法士協会による作業療法の定義

*14　作業療法の対象者についても，1993年には心身機能障害，能力障害，社会的不利を経験している人を患者と表現していましたが，2004年の改定では，対象者を限定していません。

*15　作業を通しての原文は，health and well being through occupationであり，作業をすることそのものが健康につながるという意味になっているので，目的としての作業を含むと解釈できます。全文は原著200頁参照。

*16　世界作業療法士連盟は，2002年の教育基準改定の後，将来を方向付ける声明書を，2012年までに19通発表しています（吉川ひろみ，他：国際基準に基づく今後の作業療法教育．作業療法教育研究12：2-8，2012，吉川ひろみ：作業療法のグローバルスタンダード．OTジャーナル46：312-317，2012）。

は，クライエント自身が自分の知識や経験を使う必要があると認めなければなりません[*19]。

表1-4　世界作業療法士連盟の作業療法に関する声明

> 作業療法はクライエント中心の保健専門職で，作業を通して健康と安寧を促進する。作業療法の基本目標は，人々が日常生活の活動に参加できるようになることである。作業療法士は人々や地域と一緒に取り組むことにより，人々がしたい，する必要がある，することを期待されている作業に結び付く能力を高める，あるいは作業との結び付きをよりよくサポートするよう作業や環境を調整することで，この成果に達する。
>
> 作業療法士は医学，社会行動学，心理学，心理社会学，作業科学における幅広い教育を受けている。これは，個人的あるいは集団や地域の人々と協働して取り組んでいくための態度，技能，知識を作業療法士が持っているということである。作業療法士は健康状態に起因する心身機能障害がある人，参加制約がある人，社会的，文化的に少数集団に属するために社会から排除されている人を含む，全ての人とともに取り組んでいくことができる。
>
> 作業療法士は，個人の身体的，情緒的，認知的能力や，作業の性質や，物理的，社会的，文化的態度や法的環境により，参加がサポートされることもあるし，制約されることもあるという信念を持つ。そのために作業療法実践は，個別の人，作業，環境の側面，また作業参加を拡大するためのこれらの組み合わせを，個人が自分で変化させることができるという点に焦点を当てる。
>
> 作業療法は，公的機関，民間機関，ボランティアなど広い範囲で実践される。例えば，個人の住宅，学校，職場，保健センター，建物などの配慮，高齢者住宅，リハビリテーションセンター，病院，司法関連領域などで実践される。クライエントは作業療法プロセスに積極的に関わる。成果はクライエントが決め，多様であり，参加や作業参加から得られる満足，あるいは作業遂行上の向上において測定される。多くの国で作業療法士は健康専門職として法制化されており，大学レベルの特別な教育が必要とされている。

表1-5　クライエント中心についての見解

正	誤
・作業療法士は，クライエントの作業を実現するパートナーとなって協働する	・作業療法士は，クライエントが言った通りの行動をする
・作業療法士とクライエントは意見を出し合い，一緒に取り組む	・クライエントが選び，決めるので，作業療法士は聞き役に徹して見守る
・作業療法士は，作業の専門家として行動する	・作業療法士が治療者としての役割と責任を放棄することになる
・クライエントの望みを知るところから，人間関係を築き始める	・非現実的な望みを持つクライエントには，クライエント中心は適用できない

作業を考える上で，作業を行う当事者，つまりクライエントの主観を外すことができないという事実は，作業科学と作業療法の基本的前提となってきました。人が充実した人生を送るためには，どの作業をどのように行うかが重要です。そして，どの作業をどのように行うかを決定するのは，当事者の志向と環境であり，心身機能障害の影響はごくわずかなのです。それにもかかわらず，心身機能障害の軽減を目標としたリハビリテーションが横行しています。病気の治癒を目標とする医療界では，心身機能障害の軽減が目標になり

---

*17　カナダ作業療法士協会が1980年代に発行した3冊の作業療法ガイドラインのタイトルに，クライエント中心（client-centred）と記されています。

*18　World Federation of Occupational Therapists : Position statement on client-centred in occupational therapy. 2010（http://www.wfot.org/ResourceCentre.aspx）

*19　「私は何もわかりません。治療者であるあなたの指示に従いますから，何をどのようにしたらよいかを教えてください」と言うクライエントに対しては，作業療法士が積極的に行う作業を提案することもあります。しかし，作業療法士の提案に対するクライエントの反応を注意深く観察しましょう。その反応がクライエントからのメッセージなのです。

やすいということは，十分理解できます。しかし，この場合の目標とは誰の目標なのでしょうか。そして，エビデンスに基づいた医療という観点から，妥当な目標なのでしょうか。

図1-2は，注意欠如・多動性障害の子どもの人生を想定してみました。他の大勢の子どもが示す標準的行動とは異なる行動に対して，それを障害と捉えて軽減を試みるか，その子の人生の決め手となる作業を行う能力に着目するかによって，違った人生になります。学校では不得意科目を克服するよう助言されますが，成人してから不得意なことに取り組むことがあるとすれば，その必要性を自分が認めた時です。自分が選んだ仕事や，自分が好きな趣味といった，自分にとって重要な作業をすることで，結果的に不得意なことを克服できるかもしれませんが，それよりも得意なことを生かすことが多いはずです。

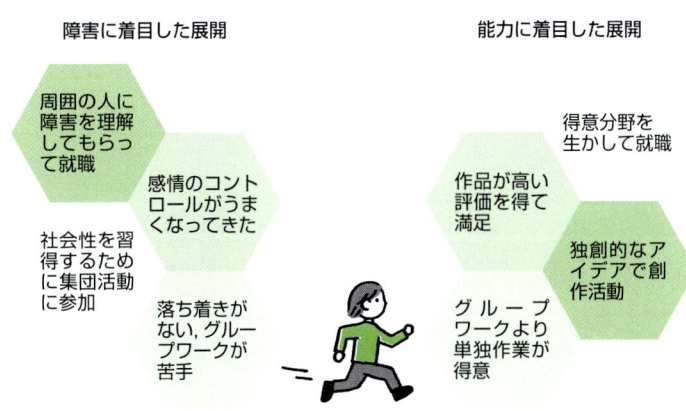

図1-2　人生における作業

2　多様性を基盤とする作業療法

人を作業的存在として捉えることは，個人個人の違いを重視することになります。世界作業療法士連盟は，2009年に多様性と文化のガイドラインを出版し，作業療法は個人の多様性を基盤にすると明示しました[20]。多様性を理解することは，違いを違いのまま受け入れることです（図1-3）。

多様性の理解の仕方は，規則性の理解の仕方とは異なります。規則性を理解するためには，類似点を見つけて並べ替えます。あるクライエントAさんと別のクライエントBさんの症状が同じであれ

[20] World Federation of Occupational Therapists : Guiding Principles on Diversity and Culture. 2009

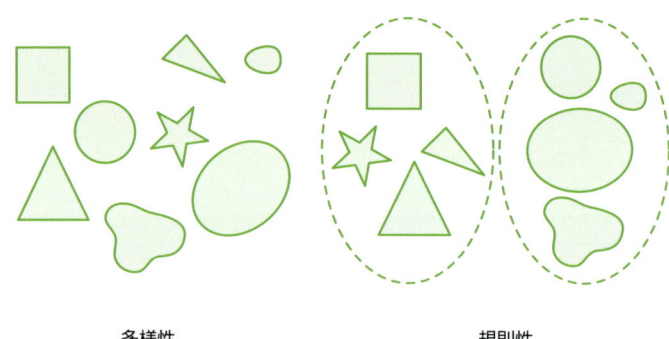

多様性　　　　　　　規則性

図1-3　多様性と規則性

ば，同じ疾患名であり，同じ障害があると考えます。そして，その疾患や障害の人の共通点を続々と調べていきます。そうするといくつかのタイプがあることがわかり，さらにタイプ別に何が同じかを明らかにしようとするのです。そうすることで，特定の疾患や障害に対する治療法が生まれると信じているからです。疾患や障害がなぜ生じるかというメカニズムがわかれば，治療法が開発できるとも信じられています。多くの薬や手術は，このようにして開発され，大小の効果を発揮しています。

しかし，作業を治療とするためには，規則性の理解ではなく，個別性の理解から始める必要があります。個別性を理解することは，多様性を理解するための第一歩です。私たち作業療法士は，全ての人々が自分にとって意味のあるそれぞれの作業をできるということの素晴らしさを知っています[*21]。同じであることや，期待通りであることに安心するのではなく，常に違う何かに気付き，新しいことを歓迎する態度が必要です。カナダの作業療法士ポラタイコは，作業を理解するための前段階として，知識の捉え方の種類を紹介しています（**表1-6**）[*22]。

まず，知識は権威者から受け取るものだという考えがあります。教科書に載っている知識は，その領域の権威者がある時点で正しいと認めた知識です。受け身的学習者は，これを唯一の正解だと思って記憶し，試験で高い点を取ります。しかし，こうした知識は，人生の中では試験の時ほど役立ちません。

二つ目の考えは，知識は個人的なものだという考えです。これは主観主義や相対主義と呼ばれる立場による知識で，絶対的なものはないのだと考えます。個人によって正しいものはそれぞれ違うのが当たり前だ，と考えるのです。合理的な説明をして相手を納得させ

*21　金子みすゞさんの詩「私と小鳥と鈴と」の最後は「みんなちがって，みんないい」です。鐘はきれいな音を出せる，鳥は空を飛べる，私は歌をたくさん知っているし，地べたを走れる……人はみんな，他の人とは違った何かをすることができるのです。

*22　Polatajko HJ : The study of occupation. In Townsend ES, et al(eds) : Introduction to Occupation : the Art and Science of Living. 2nd ed., pp.57-79, Pearson, Upper Saddle River, NJ, 2010

表1-6 知識の捉え方

知識の捉え方	知識の例
1. 知識は権威者から受け取るもの	・先生が言ったから正しい ・本に書いてあったから正しい
2. 真実は主観的なもの，個人的，直観的なもの	・私はそう思う，私にはわかる ・あなたがそう思うならそうなのだろう
3. 知識は合理的省察，エビデンスから得られるもの	・妥当な方法で行われた研究結果 ・過去の事実から学び，今後の計画を立てる
4. 知識は構成されるもので変化するもの	・この状況でこの人について，これが正しいかどうかを検証し続ける対象

る必要も認めないかもしれません。時間は止めることができないし，状況は常に変化し続けるので，ある時ある場所でこうだったからといって，それを再現することは不可能です。こうした主観を重視する知識の捉え方によって，争いや気まずい状況を理解することができます。しかしこの考えでは，個人個人の主観の違いによる対立を解決できません。世界作業療法士連盟がどのような文書を出そうと，個人の作業療法観は変わらないのです。何がクライエント中心かは，それぞれの人が決めればいい，ということになってしまいます。

　三つ目の考えは，みんなの合意点を見いだそうとするものです。科学的な方法で得られた知識をみんなで認めようということです。エビデンスに基づいた実践というのは，研究から得られた結果を考慮して行動するということです。南カリフォルニア大学の「健やか高齢者研究（well elderly study）」で得られたエビデンス[23]は，「高齢者があらかじめ決められた活動プログラムに参加することは，何もしないのと変わらない」ということでした。この研究でわかったことは，対象者が関心を持つ人生のテーマについて，一緒に勉強し，相互に情報交換し，実際に作業をやってみるという作業科学の知識に基づいた「ライフスタイル再設計（Lifestyle Redesign）」プログラムが，生活の質や生活満足度によい効果をもたらすことが明らかになったのです。

　最後の知識の捉え方は，検討を続ける対象として知識をみる見方です。過去の事実をその時点での知識として認めるけれど，知識は常に変化すると考えます。関連要因や影響因子を考慮し合理的な説明を試みながら，知識を構成し続けるのです。知識が完了することはありません。知識が形成され続けるプロセスとともに，人は存在するということになります。何が自分らしい作業かを知るプロセスは，この最後の知識の捉え方に相当すると思います。

[23] Clark F, et al：Occupational therapy for independent-living older adults. a randomized controlled trial. JAMA 278：1321-1326, 1997〔加藤貴行（訳）：自立して生活する高齢者への作業療法. JAMA（日本版）19：74-81, 1998〕. この研究については日本語による解説がある（齋藤さわ子：南カリフォルニア大学による The Well Elderly Study. OTジャーナル 37：842-845, 2003）。研究の背景については，（吉川ひろみ：「作業」って何だろう—作業科学入門. 医歯薬出版, 2008）の第4章に記載されている。さらに大勢の多様な対象者に，短期間で実施した研究においても類似の成果があったと報告されている（Clark F, et al：Effectiveness of a lifestyle intervention in promoting the well-being of independently living older people：results of the Well Elderly 2 Randomised Controlled Trial. J Epidemiol Community Health 66：782-790, 2012）。

3 自分らしい作業の見つけ方

　カナダ作業遂行測定(Canadian Occupational Performance Measure；COPM，シーオーピーエム)は，自分らしい作業を見つける方法の一つといえます。

　COPMは，クライエント中心の実践を推進してきたカナダの作業療法士たちが，1990年に，作業療法の成果指標として開発した評価法です[*24]。クライエント一人ひとりのどの作業遂行に着目して作業療法を進めていったらよいかを知るためには，作業遂行の捉え方についてクライエントに聞く必要があります。COPMの評価表には，作業遂行の領域(セルフケア，生産活動，レジャー)別に記載する欄がありますが，この領域の区分にこだわる必要は全くありません。作業遂行の領域は，生活全般の作業についてクライエントに答えてもらうための目安です。COPMは4段階で，初回評価では3段階まで実施し，4段階で再評価を実施します。再評価後も作業療法を継続する場合は，1から3段階までを続けて実施します。

第1段階　問題の発見
第2段階　重要度の評定
第3段階　遂行度と満足度の評定
第4段階　遂行度と満足度の再評価

23歳のSさんの事例[*25]を紹介します。

　Sさんは自閉症，知的障害という診断を受けていて小中学校は特別支援学級に在籍していました。定時制高校に進学し卒業後は，職業リハビリテーションセンターに通所しました。ところが3カ月で通所をやめてしまいました。その後就労支援施設を利用し始めましたが，対人関係の問題が重なり，2カ月で通所をやめてしまいました。元々機械いじりが大好きで，家では色々な物を製作していましたが，昼夜逆転の生活となってしまい，家族との関係もこじれていました。

　Sさんは，作業療法士が勤務する地域生活支援を目的とする非営利組織(NPO)に来ました。作業療法士がCOPMを実施すると，次のようになりました(表1-7)。

---

*24　COPMのマニュアルの最新版は，Mary Law，他(著)，吉川ひろみ(訳)：COPM―カナダ作業遂行測定．第4版，大学教育出版，2006 2014年に第5版が出版されました．35カ国語に翻訳され，40カ国以上で使用されています(http://www.thecopm.ca)。

*25　特定NPO法人ちゃんくす代表の西上忠臣さんの経験に基づく事例です。

表1-7 SさんのCOPMの結果

作業の問題	遂行度	満足度
電気工事士の資格を取る	3	1
スピーカーを作る	4	4
朝起きてどこかへ行く	1	1
就職する	1	1
対人関係をよくする	3	3

遂行スコア：12/5＝2.4，満足スコア：10/5＝2.0

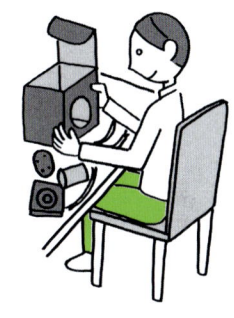

　Sさんは，よい音で癒やされたいという気持ちからスピーカーを製作していました。スピーカー製作のためには電気の知識が必要なため勉強し，将来は電気工事士の資格を取りたいと考えていました。そして仕事や趣味で家から出る生活を望んでいました。Sさんは，嫌な音や臭いによって感情的になり，相手を攻撃してしまうところがありました。

　作業療法士は，週2回NPOに通うことになったSさんと一緒に，スピーカー製作を行いました。設計図はインターネットを利用してSさんが準備し，作業療法士は，ボディとなる段ボールを事務機器メーカーから無料で調達しました。ごみ処理業者がスピーカーと部品をリサイクルとして提供してくれました。近所に住む年配のTさんが，木工の道具と場所を提供してくれました。こうしてSさんは，部品のほとんどがリサイクル物品というスピーカーを製作しました。

　半年後のSさんのCOPMの再評価の結果は，**表1-8**の通りでした。Sさんは，スピーカー製作のための場所と協力者を得て，家から出ることのできる生活を手に入れました。スピーカー製作というSさんにとって意味のある作業の実現のために，Tさんの厳しい指導を受け入れることができました。ごみ処理業者からリサイクル物品を入手するために作業療法士と一緒に交渉にも参加しました。

表1-8 SさんのCOPM再評価の結果

作業の問題	初回評価 遂行1	初回評価 満足1	再評価 遂行2	再評価 満足2
電気工事士の資格を取る	3	1	3	1
スピーカーを作る	4	4	6	6
朝起きてどこかへ行く	1	1	8	8
就職する	1	1	3	3
対人関係をよくする	3	3	5	5

遂行スコアの変化：5.0(25/5)－2.4(12/5)＝2.6，満足スコアの変化：4.6(23/5)－2.0(10/5)＝2.6

COPMを実施することで，Sさんの生活をスピーカー製作という作業を通して改善していく作業療法プログラムを展開できました。さらにこの変化を，「遂行スコアも満足スコアも2.6点向上した」と数値で表現できました。

この後Sさんは，製作したスピーカーを販売するようになっています。また就職に向けても，作業療法士と一緒に取り組んでいます。

4 作業遂行と作業との結び付き

作業遂行（occupational performance）は，人と環境と作業の相互作用の結果として概念化されています（図1-4）。

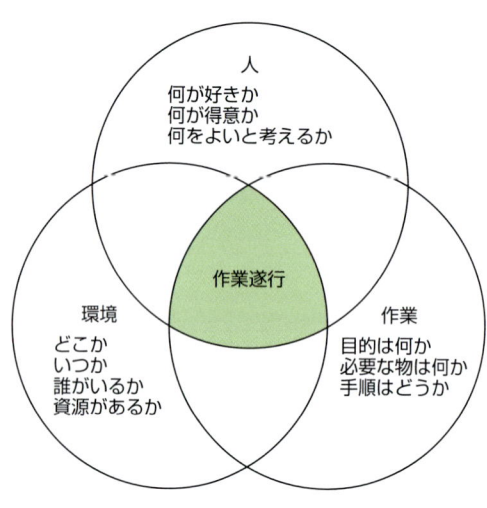

図1-4　作業遂行の捉え方

*26　5W1H（who, what, when, where, why, how）で作業を捉えようという提案があります（Polatajko HJ：The study of occupation. In Townsend EA, et al（eds）：Introduction to Occupation：the Art and Science of Living. 2nd ed., pp.57-79, Pearson, Upper Saddle River, NJ, 2010）。

*27　米国の作業療法士デビット・ネルソンは，治療的作業の概念枠組みを発表し，作業名が表す作業フォームが行為者にとって意味を持ち，その作業を行為者が行うのが作業遂行であり，作業遂行によって達成される目的が行為者に治療といえる変化をもたらすと考えました（Nelson D：Why the profession of occupational therapy will flourish in the 21st Century. Am J Occup Ther 51：11-24, 1997）。この考えの解説があります（吉川ひろみ，他：作業フォームの違いによる遂行の変化. OTジャーナル 34：693-698, 2000）。事例報告もあります（吉川ひろみ，他：治療的作業の概念枠組み―作業フォームと作業遂行. OTジャーナル 34：23-25, 2000）。

*28　アクティビティ，アクトなどと表現する作業療法士もいます。さらに治療的活動（therapeutic activity）とすることで，医療の中での作業療法の地位を固めようとする狙いがあったのかもしれません。

私たちが観察できるのは，作業ではなく作業遂行です。2002年に改定された世界作業療法士連盟の教育基準では，人と環境と作業の関連性を考えるということは，作業療法教育修了の条件の一つとされています。その後，誰が，いつ，どこで，なぜ，どのように，どんな作業をするのか，といったように，文脈と当事者の主観を重視した捉え方が普及することになりました[*26]。1990年代以降，当事者にとっての意味と目的を持つ作業を遂行すること，つまり作業遂行こそが治療になると考えられてきました[*27]。作業遂行が注目される以前の作業療法では，活動（activity）こそが作業療法の中心だと考える人が多かったのです[*28]。心身機能の向上のために行う活動は，治療的活動

と呼ばれました(表1-9)。これは英語圏でも同様でした。1990年代前半までの英語で書かれた教科書には,activityの記載があふれていました。そして,作業療法の中心が活動であれば,なぜ私たちは活動療法士ではないのだろうという疑問が出されました。その後作業療法の創始者たちが,なぜoccupation(作業)という語を選び取ったのかを探り[29],多様な分野にちりばめられている作業の知識の体系化を図るために誕生した新たな学問である作業科学(occupational science)[30]に後押しされながら,世界の作業療法士たちは,作業療法という専門職の中心として作業を見つめるようになったのです。

表1-9 治療的活動と作業遂行

治療的活動	作業遂行
・心身機能向上のために段階付けられた活動 ・作業療法士により設定された活動 ・作業療法士の知識により構成された活動 ・当事者が関心を持つ活動ならば,持続時間が長くなるなど効果が高まる	・人と環境と作業の相互作用の結果として生じるもの ・日常暮らす環境で生活に関係のある作業をすること ・当事者が選んだり,決めたりして行うこと ・当事者の人生の一部となること ・作業療法士は,環境の一部となるかもしれない

　作業とは何か,どのように作業を知っていったらよいのか,といった探求を続ける中で,遂行(performance)が身体表現を伴うと見なされることの弊害がわかってきました。そこで,カナダ作業療法士協会が選んだ語が,作業との結び付き(occupational engagement)でした[31]。作業との結び付きについては,チーム・ホイトの例で説明されています[32]。重度障害を持つリック・ホイトは,父親ディック・ホイトが押す車いすに乗ってマラソンに参加します。リックは走っているわけではありませんが,マラソンという作業にしっかりと結び付いているのです。自分の身体が作業をしていなくても,自分の作業だとしている例は,星野富弘さんの詩にもあります。「風で折れた　ひまわりを　妻に頼んで　花瓶に生けてもらった　それが今日　私がした　いちばん大きな仕事だった」[33]。この詩を見た時,身体動作とは別の次元での作業が存在することを実感しました。そして,星野さんと生花を見て描くという作業との結び付きという表現が適切だと思いました。

　2013年11月に来日したヘレン・ポラタイコの作業遂行と結び付きの違いについての講義を聞いた学生が,図1-5のように概念化しました[34]。

[29] 作業療法の創始者の一人であるエドワード・バートンは,occupationという語に強い思いを抱いていました。日本にも,バートンと同じ思いをつづっている人がいます(葉山靖明:だから,作業療法が大好きです！三輪書店,2012)。

[30] 作業科学誕生にあたり,南カリフォルニア大学では,作業を探求する学問の名前として,occupational scienceの他にoccupationologyが候補となっていたそうです。1989年当時は,科学(science)という言葉に力があると考えた人が多かったということです。日本での初めての研修会では,作業学と訳されていましたが,命名の経過を知った佐藤剛氏が作業科学と訳し直しました。

[31] カナダ作業療法士協会は,1997年にはカナダ作業遂行モデル(Canadian Model of Occupational Performance；CMOP)としていましたが,2007年には作業遂行と結び付きのカナダモデル(Canadian Model of Occupational Performance and Engagement；CMOP-E)へと改定しました。

[32] Polatajko H, et al : Specifying the domain of concern. In Townsend E, et al(eds) : Enabling Occupation II : Advancing an Occupational Therapy Vision for Health, Well-being & Justice through Occupation, pp.13-36, Canadian Association of Occupational Therapists, Ottawa, 2007〔吉川ひろみ(訳):関心領域の特定.吉川ひろみ,他(監訳):続・作業療法の視点―作業を通しての健康と公正.pp.34-60,大学教育出版,2011〕

*33 星野富弘：花の詩画集 あなたの手のひら．p.64，偕成社，1999

*34 この図を考えたのは，県立広島大学作業療法学科3年の神田雄太さんです。

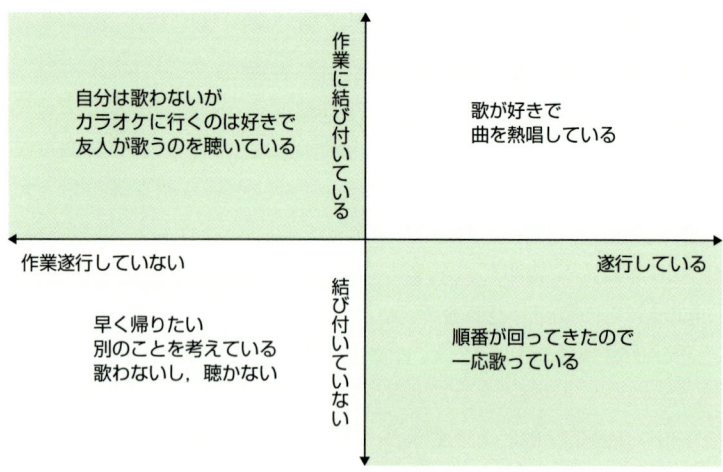

図1-5 遂行と結び付き：カラオケの場合

　作業に結び付いていて遂行している場合は，その作業に没頭しているような状態です。しかし，作業遂行していても結び付いていない場合もあります。見かけ上はその作業をしていても，心は別のところにあるような状態です。反対に，作業遂行していなくても結び付いている場合もあります。身体障害のために自分で服を着ることができなくても，自分のファッションセンスで自分の気に入った服を介助者に着せてもらっている場合です。図示することで多くの学生が，遂行と結び付きの関係が理解できたと言いました。

5 作業の意味

　自分のしていることが，自分の作業であるかどうかを考えることがあります。同じ作業でも他人から言われて行うのと，自分で必要性に気付いて行うのとでは，行っている時の充実感，完了した時の達成感，継続した結果としての上達度が違います。1960年代のライリーの言葉「人はその気になって考えてやってみれば，もっと健康な自分になれる」*35 は，本当にその通りだと思います。

　作業療法士は，クライエントのためになる作業を提案したり，クライエントが意欲的に参加できるプログラムを導入したりするものだと思っている人がいます。少しずつ段階付けを行った課題をクライエントに提示することで，治療目標を達成することこそ作業療法士の仕事だと信じている人もいるでしょう。しかし，このように作業療法士が決めた作業が，クライエントの作業になるかどうかはわか

*35 Reilly M：Occupational therapy can be one of the great ideas of 20th century medicine. Am J Occup Ther 16：1-9, 1962（解説文は，山田 孝：作業療法は20世紀医療の偉大な観念の1つになりうる．OTジャーナル38：1165-1168, 2004）．この言葉の原文は「man, through the use of his hands as they are energized by mind and will, can influence the state of his own health」です。山田孝さんは「人間は，精神と意思とによってエネルギーを与えられる両手の使用を通して，自らの健康状態に影響を及ぼすことができる」と訳しました。

りません。クライエントが行うことを選んだ作業でさえ，その後もずっとクライエントの作業であり続けるかどうかもわからないのです。

作業療法士が提案した作業でも，クライエントが行うと決めた作業でも，偶然始めた作業でも，その作業がクライエントの作業になるかどうかは，その作業をした時のクライエントの経験がどのようであるかによって決まります。つまり，その作業がクライエントにとって意味があるかないか，どのような意味があるかを知るためには，クライエントが作業を行う必要があるのです。

意味のある作業とは何か。作業の意味をどう考えたらよいかについて，調べてみました[36]。作業科学の国際的専門誌である Journal of Occupational Science の 1993 年の創刊から 2008 年までに掲載された論文を対象に，作業の意味あるいは意味のある作業がどのように記載されているかを調べた結果，表 1-10 に示す 8 側面がありました。

[36] 吉川ひろみ：作業の意味を考えるための枠組みの開発．作業科学研究 3：20-28, 2009, 吉川ひろみ, 他：作業の意味を考える枠組みを用いて検討したプラス作業とマイナス作業の比較．作業療法 30：71-79, 2011

表 1-10 作業の意味を考える視点

視点（作業は）	例
感情を生むか	・できるとうれしい，失敗すると悔しい ・その作業に接すると充実感や幸福感に包まれる ・何の感情も湧かない作業は，人生に意味をもたらさない
手段か目的か	・報酬や称賛を得るためだけの手段としての作業 ・何も得られなくても，その作業をすることだけが目的である ・その作業ができるだけでも満足だが，さらに大きな目標を達成するための手段でもある
人，場所，時間とつながるか	・作業を通して出会えるかけがえのない人がいる ・作業をするためには特定の場所に行く必要がある ・その作業をすることで過去に思いをはせ，未来を展望できる
生活習慣に影響するか	・ある作業によって生活習慣が形成される ・ある作業に熱中したために生活習慣が崩れる
アイデンティティと関連するか	・自分らしいと思える作業 ・今の自分をつくるもとになったと思える作業
健康状態を左右するか	・作業をすることで身体的，精神的，社会的によりよい状態になる ・作業をしているうちに病気が回復する ・作業をすることで不健康になる
社会的意味を持つか	・所属集団や社会に認められる役割を果たすための作業 ・その作業をすることで，社会的地位が決まる
分類できるか	・仕事か遊びか ・義務的か自由か ・セルフケアか生産活動かレジャーか ・公的活動か私的活動か

作業を行っても何の感情も生まれなければ，その作業の意味は薄いと考えてよいでしょう。自分の人生を左右するような作業であれ

ば，その作業がうまくできると血沸き肉躍る興奮を味わい，失敗すると奈落の底に突き落とされた絶望を経験するでしょう。

　作業科学が登場し，個人的文化的に意味のある活動のまとまりとして作業を定義するようになってから，目的としての作業への注目が高まってきました。筋力向上のためのやすりがけ，対人交流技能を高めるための集団活動への参加といった心身機能向上という目標を達成するための"手段としての作業"とは別の捉え方として，"目的としての作業"という考えが出てきたのです。実際には，手段としてだけの作業もありますが，手段としても目的としても意味のある作業もあります。大学に入学するための手段としての勉強が，学習する喜びを満たす目的としての勉強になる場合が，その例です。趣味で楽しんでいた写真撮影が，イベント成功という目標を達成するための手段として写真を撮影することになる場合も，この例になります。

　作業をするためには，時間と場所が必要です。そして，多くの作業は他の人々との出会いをもたらします。つまり，作業を通して今生活している世界とつながることができます。さらには時を超えて，先祖や文化的遺産といった過去や，子孫や将来環境といった未来とつながる場合があります。

　作業療法は歴史的に，健康的な日常習慣を獲得するために用いられてきました。自分の生活にとって重要な作業をすることを決めると，その作業を中心にその他の時間に何をするかが決まっていきます。こうして作業をすることが生活習慣を形成するのです。生活習慣を変えるような作業は，その人にとって意味が大きいと考えることができます。

　作業とアイデンティティとの関係が研究されています。その人らしさのもとになっているもの(スピリチュアリティ)が，作業の選び方や行い方に反映されているという見方は，作業とアイデンティティとの関連を概念化しているのです[*37]。内的期待(こうありたいと自分が自分に抱く期待)と外的期待(こうあるべきだという他者からの期待)と，うまく折り合いをつけながら役割行動をとることで，アイデンティティが確立していくのかもしれません[*38]。

　作業と健康との関連を専門とするのが作業療法なので，健康への影響が大きい作業は意味があるといえます。ただ，従来の作業療法では，健康へのプラスの影響にしか注目していませんでした。最近は，作業の意味を注意深く捉えることで，作業が健康に及ぼすマイナスの影響に気付いたのです。作業は毒にも薬にもなるということです。

　多くの作業は，個人的意味だけではなく，社会的意味を持ちま

---

*37　1997年のカナダ作業遂行モデル(2007年に作業遂行と結び付きのカナダモデルに改訂された)では，人の中心にスピリチュアリティを置き，環境の中にある人が作業をする時にスピリチュアリティが反映するとしました。さらにスピリチュアリティは，人がどのように身体を使い，考え，感じるかを決めるとしました。

*38　役割獲得モデルはハードにより提案されました(Heard C : Occupational role acquisition : a perspective on the chronically disabled. Am J Occup Ther 31 : 243-247, 1977)。このモデルの解説があります(吉川ひろみ :「作業」って何だろう—作業科学入門．p.57，医歯薬出版，2008)。

す．社会で価値があると認められる作業は，時代や地域により異なります．自転車で外出するのを，貧乏だとみるか，節約家だとみるか，健康志向が強いとみるか，アスリートだとみるか，誰が，いつ，どこで，どのように自転車に乗っているかによって違います．

　作業療法の理論家たちは，作業の分類の仕方を色々考えてきました．古くはアドルフ・マイヤーが，作業を仕事，遊び，休息，睡眠に分けました．マリー・ライリーは，仕事を充実させるためのレジャーと純粋に楽しさをもたらす遊びを区別しました．作業の領域を，カナダ作業療法士協会は，セルフケア，生産活動，レジャーに分けています．アメリカ作業療法協会は，日常生活活動(activities of daily living；ADL)，手段的日常生活活動(instrumental activities of daily living；IADL)，休息と睡眠，教育，仕事，遊び，レジャー，社会参加に分けています[39]．コンセンサスを得た分類法はありませんが，作業はその性質によって分類できることは確かです．そして，その作業をどのように分類するかによって生まれる意味があります．

[39] American Occupational Therapy Association：Occupational therapy practice framework：Domain and process. 2nd ed., Am J Occup Ther 62：625-683, 2008

6　COPM　Q&A

Q どのようなクライエントに COPM が有効ですか．

A 作業ニーズのある全てのクライエントに COPM が有効です．COPM は，半構成的な面接で実施されるので，言語障害や意識障害が重度で面接ができないクライエントに使うことはできません．その場合には，クライエントの身近にいる介護者や，クライエントのことをよく知る家族などに面接して COPM を実施します．

Q 介護者に COPM をしましたが，クライエントの望みとは違っているようです．

A 子ども，学校の先生，親の3者それぞれに COPM を行うこともあります．そうすることで，関係者それぞれの作業ニーズが異なることが明確になり，そこからみんなで協働することができます．介護者だけにしか COPM を実施できず，作業療法士がクライエントの望みは違うのではないかと考える時，作業療法士の思いを介護者に告げることができます．クライエントだけではなく，関係者と協働していくことが，クライエント中心の作業療法です．そして COPM は，ク

ライエント中心の作業療法を実現するための道具の一つなのです。

Q COPM をしようと思っていますが，なかなかできません。

A なぜできないかを考えていても，よいアイデアは浮かびません。とりあえず，COPM を実施してみましょう。「COPM を実施しなければ」と意気込む前に，「できるようになったらよいと思うことはありますか」「不便だな，大変だなと思うことはありますか」と聞いてみましょう。何もないと言われたら，「ここ（作業療法室）へ来る前は，何をしていましたか」などと聞き，クライエントの生活を作業の視点で共有するよう心がけましょう。

Q 上手に COPM をするためには，どうしたらよいですか。

A 繰り返し COPM を実施することで，どんどん上手になるでしょう。作業の視点で話すクライエントには，楽に COPM が実施できます。道具や材料が身近にあり，クライエントの作業がたまたま見つかる場合もあります。失敗してもめげずに，続けましょう。同じクライエントでも，数日おきに何回か続けていくうちに，作業の視点で話ができるようになることもあります。

Q COPM をしようとしたら，クライエントに拒否されました。

A 作業の視点を持っていない人にとっては，なぜ COPM をするのかが理解できないかもしれません。専門家である作業療法士が「正しいリハビリテーション」を教えてくれるものと信じているクライエントにとって，「何をしたいか」などと聞く作業療法士は無能に映るかもしれません。しかし，人生を好転させる作業の力を知っている作業療法士は，作業の視点を持たない人からの評価によって傷つく必要はありません。作業の力の恩恵を受ける資格がありながら，それに気付かずにいる他のクライエントに COPM を実施し，その成果を多くの人々にみてもらいましょう。そうすることで，作業の視点が広く社会に普及し，どこでも誰にでも COPM が実施しやすくなるでしょう。

Q COPMをすることを，上司に禁止されています。

A 現代の作業療法士として有能であることを，期待しない職場もあります。有能な職員が生まれることで，無能な職員との差が生じることを恐れているのかもしれません。あるいは，均等なサービス提供こそが重要だと考えているのかもしれません。クライエントが自分にとって最良の作業をすることがなかなかできないのと同様に，作業療法士にとっても最良の仕事をすることはなかなかできません。そのような時には，人と環境と作業の関係を考えてみましょう。どのような作業遂行を目標とするのか，その作業遂行を実現するために人を変えるか，環境を変えるか，作業そのものを変えるか。上司は社会的環境で，職場は物理的，制度的，文化的環境となります。望む作業の可能化[*40]のために，自分をクライエントとして作業療法士の技能[*41]を試すチャンスです。

Q COPMをしなくても，作業療法ができますか。

A COPMをしなくても，作業療法をすることはできますが，COPMをすることで作業療法の成果が明確になります。COPMは初回評価で，第1段階～第3段階まで実施し，再評価で第4段階を実施します。COPMの第1段階（その時点でのクライエントにとっての大事な作業を知る）だけで終了する場合もあるでしょう。何気ない会話や関係者からの情報などから，クライエントの作業を知る機会があれば，作業療法を開始することができます。

Q COPMをすることで，どんなメリットがありますか。

A COPMは作業療法の成果を明確に示す必要が生じたことから開発された評価法です。成果指標としてのCOPMの価値は，作業療法の成果を数値で示せることです。クライエントがよくなった，元気になった，満足した，という記述では不十分な場合，クライエントが生活の中で重視する作業がうまくでき，満足できるようになった度合いを数値で示せるということに魅力があります。また，1991年にCOPMが開発されてから，国際的に様々な研究でCOPMが成果指標として使用され続けています。COPMのような標準化された評価法を使うことで，先行研究や他の治療法による効果と比較することができます。つまり，エビデンスに基づいた作業療法を行うことができるのです。

---

*40 作業の可能化の基盤として，六つの要素が挙げられている〔吉川ひろみ，他（監訳）：続・作業療法の視点─作業を通しての健康と公正．大学教育出版，2011〕。

*41 作業療法士の持つべき技能として，10の技能が挙げられている〔吉川ひろみ，他（監訳）：続・作業療法の視点─作業を通しての健康と公正．大学教育出版，2011〕。（100頁表6-4参照）

Q 緩和ケアや進行性の疾患の場合，COPM は不適切ですか。

A 心身機能の低下に伴い，できていた作業ができなくなってしまう場合，遂行度も満足度も下がってしまいそうで，COPM を使うことを躊躇するかもしれません。しかし，環境調整や作業の工夫によって，心身機能が低下しても COPM の遂行度や満足度が向上する可能性も大いにあります。作業ニーズを知り即時対応ができれば，数日以内に再評価を行い，作業療法の成果を数値で示すという COPM の利点を発揮することができます。

Q COPM 以外で，作業に関する評価法がありますか。

A 作業ニーズを評価する方法には，作業に対する自己評価（Occupational Self Assessment；OSA），アクティビティ・カード・ソート（Activity Card Sort；ACS），作業選択意思決定支援ソフト（Aid for Decision-making in Occupation Choice；ADOC），生活行為向上マネジメントの作業聞き取りシートなどがあります。作業歴評価をしてから COPM を実施するという作業療法士もいます。こうした評価法は，作業療法士が何らかの枠組みを持ち込むことになり，クライエントの自由度を狭める結果になります。COPM を実施する際に，評価表に記載されている作業の領域や作業例を一つずつ聞いているという作業療法士もいましたが，これは COPM の正しい使い方ではありません。作業を見つけなければ作業療法士として安心できないという気持ちは捨てましょう。COPM を使っても使わなくても，クライエントの視点からクライエントの作業を知ろうとする態度が不可欠です。どこで，どんなふうに行う作業なのだろう，どのようにできたら満足なのだろう，などと想像しながら，作業的存在としてクライエントを理解することが大事です。面接だけで想像できなければ，環境を見てみましょう。身近に色々な作業をする機会があれば，それぞれの作業に対するクライエントの反応から，徐々にクライエントの作業を理解できるようになります。

Q COPM の再評価はいつすればよいですか。

A 作業療法の成果が出た時です。初回の COPM で挙がった作業の問題が，どうもクライエントの作業ニーズではないと思えるこ

とはよくあります。そんな時は仕切り直して，再度 COPM を行いましょう。最初の COPM の第 4 段階を行ってもよいと思います。遂行度と満足度が全く変わっていなかったら，別の作業を挙げてもらいましょう。COPM を短期間で繰り返すことで，再評価の時期のめどが立つようになると思います。COPM は成果指標です。COPM をすることが第一ではなく，成果の上がる作業療法を実践することが第一です。作業療法の結果得られた成果を COPM で表現するのです。

　不定期ですが，COPM ニュースが発行され，COPM に関する情報が記載されています(http://www.npota.com/ot/copm/)。COPM 専用掲示板もあります(http://8113.teacup.com/copm/bbs)。

第 2 章

作業遂行分析

やってみないとわからない

1 クライエント中心の遂行文脈を理解する重要性

a セラピストがADLをクライエントの重要な作業と決めこむことの危険性

　作業療法士は，クライエントにとってしたい，しなければならない作業ができるようにしたり，そうした作業に結び付ける役割を担っています。クライエントにとってしたい，しなければならない作業の支援をしているかどうか尋ねられた時に，「食事や更衣が自立できるよう支援をしているので，クライエントにとってしたい，少なくともしなければならない作業の支援をしています」と答える作業療法士がいます。こうした作業療法士に，クライエント本人が，食事や更衣が一人でできるようになることを優先的に希望しているのかどうかを尋ねると，「クライエント本人には聞いていないけど，日常生活活動(activities of daily living；ADL)は優先順位が高いはずだし，本人がしたいかどうかはともかくとして，少なくとも一人でできるようになったほうがいい作業ですよね」と答えたりします。この発言から，この作業療法士にとってADLが，クライエントのしたい，少なくともしなければならない作業であると信じて疑わないことが感じられます。また，ADLは誰にとっても優先順位の高い作業で，ADLが自立していない人に対しては，何がしたいか，しなければならないかを改めて聞く必要はなく，ADLから作業支援を始めるのが当たり前という考えがあることもうかがわれます。そして，多かれ少なかれこの考えを持つ作業療法士たちは，ADLへの介入前に，手段的日常生活活動(instrumental activities of daily living；IADL)領域の作業への介入，ましてや仕事や学校，余暇に関わる作業に対して介入するという考えに至ることはないので，その領域の作業への介入に必要な情報収集をこの段階で行うこともないのがほとんどです。

　様々な文献[*1]が，クライエントにとって必ずしもADLが優先順位の高い作業ではなく，また一人でできるようにならなければならない作業ではないことを示しています。ポリオの後遺症で四肢麻痺のある青年の事例を紹介しましょう[*2]。

> 青年は，作業療法士からの食事動作獲得練習の提案を断り，食事や更衣などのADLは人に介助してもらい短時間で済ませるこ

[*1] 入院中に作業療法にてADL自立に向けた介入を受けたのに，退院後ADLを自分で行うことを中止していたこと[1]や，セルフケアではなく，仕事や車の運転など生活や人生にとってもっと満足が得られることを獲得したいという希望があること[2]を示す研究など，ADLありきの作業療法介入に問題があることを示す研究は多い。
1) Weingarden SI, et al：Independent dressing after spinal cord injury, functional time evaluation. Arch Phys Med Rehabil 70：518-520, 1989
2) Yerxa EJ, et al：Quality of time use by adults with spinal cord injuries. Am J Occup Ther 44：318-326, 1990

[*2] Roberts EV：A history of the independent living movement. A founder's perspective. Heller BW, et al(eds)：Phychosocial interventions with physically disabled persons, Rutger University, New Brunswick, 1989

とを選び，一人で大学へ通学する支援を主張しました。作業療法士は障害や発症時期から判断し，能力的に無理があると思いながらも，本人の強い主張もあり通学の支援をすることにしました。使える資源と自宅から大学までと大学構内の環境を調査し，実際にこの青年にやってみてもらい，調整を試みた結果，青年は通学が可能となりました。

この後，この青年が大学に通学できることで満足した生活をしているのを知り，この作業療法士は，自分が提案した食事動作練習に時間をかけないでよかったと，振り返っています。

別の事例として，脳卒中の後遺症で片麻痺となった高齢の男性の事例を紹介します。

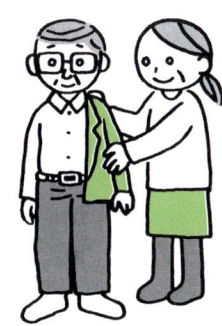

男性は食事以外の ADL が自立していなかったので，作業療法士はまず更衣への介入を行いました。自立までに時間がかかりましたが，作業療法室では実用的な範囲で自立となったことを確認しました。作業療法士が病棟に行った時，妻が面会に来ていて更衣の介助をしていました。そこで，妻にこの男性が更衣は実用的なレベルで自立していること，自身で行うことが身体を使うことにつながり，リハビリテーションにもなることを説明し，介助はなるべくしないよう指導しました。退院後，外来にて，自宅でも更衣を一人で行っているかどうか妻に確認したところ，妻は作業療法士に，「一人でしていません，病気になる前から，着替えはいつも私がついて行っていたので……」と答えました。更衣を一人で行うことがこの夫婦にとって不自然であることを，この時初めて作業療法士は知ったのです。

この事例では，たとえ ADL であっても，作業療法で時間をかけて支援したことが(クライエントからすれば，時間とお金をかけて支援を受けた内容は)，実生活には意味のない可能性があることを示しています。この更衣の自立にかけていた作業療法の時間をもっと別の作業の獲得に使っていたら，この男性の生活は少し別のものになっていたかもしれません。

b クライエントの作業の遂行文脈の理解と作業療法目標の決定

この 2 事例のいずれも，クライエントがしたい作業の遂行文脈を

表2-1　クライエントの作業遂行文脈を理解するための10側面

側面	鍵となる概念
1. 環境的	作業を一緒に行う人の有無(誰が一緒に行うかも含む)，作業に使用する材料や道具，作業を遂行する空間
2. 制度的	作業に関わる法律，政策，受けられるサービスの種類
3. 課題的	クライエント自身のしたい，する必要があると報告する作業，社会的にすることが期待されている作業，作業の特徴(例：複雑さ，工程数，必要な時間)
4. 社会(交)的	人間関係の範囲とその質
5. 文化的	遂行する作業の(例：作業選択，遂行方法，使用する道具や材料，場所などが決まる際の)文化的信仰，価値，慣習からの影響
6. 役割的	重視している役割，役割に関係している作業における論理的，時間的，社会(交)的遂行状況(適切さ)，役割に期待されている行動とクライエントの実際の行動の一致度
7. 時間的	一日のスケジュールや習慣，現在のライフステージ，過去にしていたこと，現在していること，将来したいこと
8. 心身機能的	作業遂行に関わる①処方箋やカルテから得られる心身機能障害の有無とその程度，②面接時の観察から得られる心身機能障害の有無とそのレベルの印象，①と②を統合して考えられる心身機能障害の回復の可能性
9. 動機的	クライエントの価値・興味・目標と作業との関係，将来の作業遂行におけるクライエントの作業の優先順位・希望・気になること(問題点)，その作業を行う内的動因
10. 適応的	問題解決のための環境調整を自ら行おうとする行動の有無とその程度，従来と異なる方法に対する柔軟さや受け入れ態度

把握する前に，作業療法士が介入する作業を決めようとしたところに問題があります。青年のケースの場合，通学という作業を行う上での遂行文脈に関わる情報を，介入を提案する前にもっと得ていたら，食事という作業の練習を提案しなかったかもしれません。また，通学を作業療法目標にするのは「無理」と判断せず，またクライエントの強い主張に負けた形で「通学ができる」ことを目標とするのではなく，はじめから協働的に「通学ができる」ことを目標に設定すれば，介入・支援のためのよりよい信頼関係を築けた可能性があります。高齢の男性のケースでも，更衣という作業の遂行文脈を介入前に情報収集していたら，更衣はこの男性にとって優先度の高い作業ではないことがすぐにわかったでしょう。これらのことから，たとえADLが自立していないクライエントであっても，ADL介入がまだなされていないクライエントであっても，作業療法目標を定める前に，クライエントの作業の遂行文脈について情報収集することの重要性を理解できると思います。

そもそも作業療法士はADLにとらわれるべき職業ではありません[*3]。他職種が仮にADLにとらわれていたとしても，クライエントが自分らしい作業を見つけ，その作業に結び付いていけるよう支

*3 「作業療法はその人らしい生活を支援する」と言った時には，誰も異議を唱えませんが，残念ながら施設や病院では，「生活」＝「ADL」，「生活を楽しむ」＝「レクリエーションゲームや手芸への参加」と事実上なってしまっている場合も少なからずあるようです。ADLとレクリエーションゲーム・手芸への参加というほぼ画一化された支援では，作業療法士がその人らしい生活を支援する専門家として公衆に認知されることは難しいでしょう。

援するという視点を失わず，クライエントの自分らしい生活の質の向上に貢献するのが作業療法士です．そのためには，作業療法を開始した時から終了するまで，継続してクライエントの作業遂行文脈を理解する努力が必要です．フィッシャー[*4]は**表2-1**に示す10側面の視点が[*5]，クライエントの作業遂行文脈を作業療法士が理解する時に役立つとしています．

クライエント中心の作業遂行文脈は外的側面と内的側面に分けることもできます．外的側面には，環境，制度，課題，社会（交），文化，役割，時間（例：一日における時間帯，季節）が含まれます．内的側面には，文化，役割，時間（例：年齢），心身機能，動機，適応が含まれます．内的か外的かという側面の捉え方も，作業療法士が収集した情報に偏りがないかを吟味する視点として役立つでしょう（文化，役割，時間は外的・内的両方に含まれます）．

> *4 Fisher AG（著），齋藤さわ子，他（監訳）：作業療法介入プロセスモデルートップダウンのクライアント中心の作業を基盤とした介入の計画と実行のためのモデル．日本AMPS研究会，2014（原著名は本書194頁に記載あり）

> *5 この10側面は，ある事柄をはっきりと区別するためにあるのではなく，自分が得た情報が偏って収集されていないかどうか，あるいは重要な情報を見過ごすことなく収集できているかを吟味するための概念です．

2 作業遂行と心身機能障害との関係

多くの人は，病気がなければ，あるいは手足が動けば何でもできる，逆に病気がある限り，あるいは手足が不自由だと何もうまくできない，できるわけはないと思っています．要素還元主義的な医学モデルの枠組みで考えている医療従事者も，何かがうまくできないのは症状に起因する心身機能の低下によるもの，心身機能障害が軽減されないと何もうまくできるようにならないと考えます．うまくできなくなったことを再びできるようにするためには，まずは症状・心身機能障害を取り除く・軽減することに重点を置きます．そして，心身機能障害が改善されないと作業がうまくできないのは当然で，仕方のないことだと判断します．しかし，何か（作業）がうまくできることと，心身機能障害の程度が一致しないことは，多くのエビデンスが示しています．例えば，ADLやIADL能力と心身機能は，肯定的な相関はあるが低い（r=.30〜.50）ことが多くの研究で明らかにされています[*6]．

作業ができることと心身機能障害の程度が，なぜ一致しないのかについて，ここではフィッシャーの概念モデル（**図2-1**）[*4]を用いて整理してみます．

作業ができるかどうか，つまり作業遂行がうまくいくかどうかは，課題（作業），人，環境の相互作用によって変化します．その課題はどのように為されるべきかという観念，できるようになりたい

> *6 身体機能とADLやIADLの相関については，例えば，Bernspång ら[1]，Jongbloedら[2]，Judgeら[3]，Pincusら[4]が示しています．認知機能とADLやIADLの相関については，Reedら[5]，Skurlaら[6]，Teriら[7]が示しています．AMPSのプロセス技能能力は，しばしば認知機能の評価だと間違えられることがありますが，その相関は，例えばMMSE（Mini-mental State Examination）だと0.38〜0.67であり[8-10]，高いとはいえません．また，他の認知機能評価との相関も，0.06〜0.66[8,10,11]にとどまります．ちなみにAMPSの運動技能能力と認知機能との相関は0.0〜0.57[8-11]です．
>
> 1) Bernspång B, et al：Motor and perceptual impairments in acute stroke patients：effects on self-care ability. Stroke 18：1081-1086, 1987
> 2) Jongbloed L, et al：Factors associated with independent meal preparation, self-care and mobility in CVA clients. Can J Occup Ther 55：259-263, 1988
> 3) Judge JO, et al：The relationship between physical perfor-

4) Pincus T, et al : Self-report questionnaire scores in rheumatoid arthritis compared with traditional physical, radiographic, and laboratory measures. Ann Intern Med 110：259-266, 1989
5) Reed BR, et al : Mental status as a predictor of daily function in progressive dementia. Gerontologist 29：804-807, 1989
6) Skurla E, et al : Direct assessment of activities of daily living in Alzheimer's disease-a controlled study. J Am Geriatr Soc 36：97-103, 1988
7) Teri L, et al : Behavioral disturbance, cognitive dysfunction, and functional skill—prevalence and relationship in Alzheimer's disease. J Am Geriatr Soc 37：109-116, 1989
8) Mori A, et al : Characteristics of Assessment of Motor and Process Skills and Rivermead Behavioral Memory Test in elderly women with dementia and community-dwelling women. Nagoya J Med Sci 69：45-53, 2007
9) Doble SE, et al : Measuring functional competence in older persons with Alzheimer's disease. Int Psychogeriatr 9：25-38, 1997
10) Bouwens SF, et al : Relationship between measures of dementia severity and observation of daily life functioning as measured with the Assessment of Motor and Process Skills (AMPS). Dement Geriatr Cogn Disord 25：81-87, 2008
11) Marom B, et al : The relationship between the Assessment of Motor and Process Skills (AMPS) and Large Allen Cognitive Level (LACL) test in clients with stroke. Phys Occup Ther Geriatr 24：33-50, 2006

(前ページから続く)mance measures and independence in instrumental activities of daily living. J Am Geriatr Soc 44：1332-1341, 1996

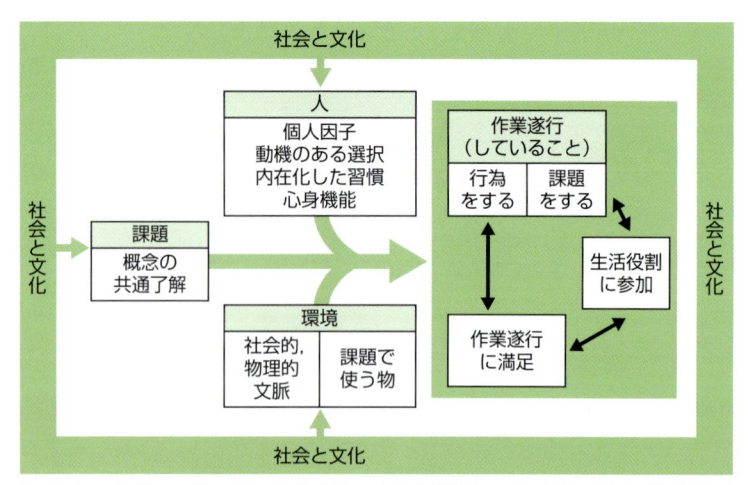

図2-1　ある人が課題をする際の，作業遂行中の人と環境間における相互作用の概念図

〔Fisher AG：Occupational Therapy Intervention Process Model：A Model for Planning and Implementing Top-down, Client-centred, and Occupation-based Interventions. Three Star Press, Fort Collins, CO, 2009, 齋藤さわ子，他（監訳）：作業療法介入プロセスモデル―トップダウンのクライアント中心の作業を基盤とした介入の計画と実行のためのモデル．日本AMPS研究会，2014より〕

などという課題を遂行する人のその課題に対する思いの程度，その人がこれまでにどの程度その課題を遂行してきたかに関わる習慣化の程度，その人の持つ心身機能の状態，その人はどこで誰と何を使ってその課題をするのかという遂行状況が複雑に絡み合って，うまく作業遂行できるかどうかの程度が変化していくのです。さらにこれらは，社会や文化によって影響されます。例えば，その課題を遂行する役割を担うのにふさわしいのは誰か，課題を遂行する時にどう振る舞うべきか，課題を行う手順や期待される仕上がりの程度，課題が遂行されるべき環境あるいはその課題を遂行するのに必要とされる環境とは何か，課題を行う意味と価値は何か，どのくらいの頻度でその課題を行うべきか，どの程度できないとうまくできたことにならないかといった基準は，その人の暮らす文化や社会に影響されて決まっていくものです。つまり，作業遂行がうまくいくかどうかは，このように様々な要因が複雑に絡み合って決定されていくのであり，人の心身機能の程度は，作業遂行の質を決定する重要な要因であるものの，要因の一つでしかないため，心身機能障害の程度だけで作業遂行の質が決まるわけはないのです。だからこそ，たとえ医療分野で働く作業療法士であっても，作業療法を開始した時からクライエントの作業遂行文脈を理解する努力を惜しんではならないといえます。

3 目的指向的行為と遂行技能

　人の作業遂行は目的指向的行為がつながっていくことで成り立ち，それぞれの行為がうまくなされれば，作業がうまくできる(作業遂行の質が高い)という結果を生みます。目的指向的行為とは，作業の目的に向かって行われる行為のことです。カップ麺を箸で食べるという作業を例にとって考えてみましょう(図2-2)。箸を見つけ出し，箸に向かって右手を伸ばし，箸をつかみ，箸を持ち上げ，箸を持ち直し，カップに左手を伸ばし，カップを左手で支え，箸を持った右手を麺に伸ばし，箸で麺をつまみ，麺を持ち上げ，体をカップのほうへかがませ近づけ，麺を口に持っていく……(続く)。

　作業中の，こうした目的指向的行為一つひとつについて，ぎこちなさや身体的努力と疲労はないか，時空間や物の使用が効率的か，安全か，援助が不要かという観点から得点化し，その人の課題遂行技能の質を把握し能力測定値を算出する，国際的に標準化された評価法に，運動とプロセス技能評価(Assessment of Motor and Process Skills：AMPS，アンプス)，学校版運動とプロセス技能評価(スクールAMPS)があります[*7]。

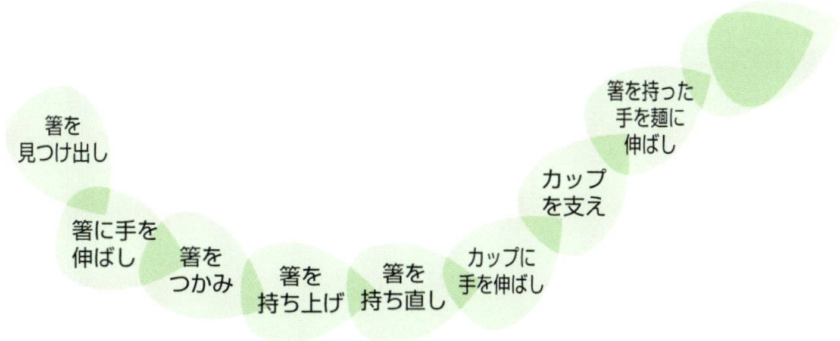

図2-2　「カップ麺を箸で食べる」作業の運動とプロセスに関わる目的指向的行為のつながり

　「学食でカップ麺を友人と一緒に食べながら旅行先を決める」という社会交流が必要な作業であれば，友人とよい雰囲気で遂行することが必要となりますが，この作業は，以下の例(図2-3)のような，社会交流に関わる目的指向的行為がつながって達成されます。まず，友人に適切な距離から適切な声の大きさで「お待たせ」と声をかけ，友人からの「売店，混んでたの？」という話しかけに，友人の前の席に座りながら，「そうなんだ，混んでてさぁ」と応え，友人の方

[*7] AMPSはADL/IADL遂行能力の評価法で，スクールAMPSは保育園(幼稚園)から小学校程度で遂行される学校教科課題遂行能力の評価法です。評価手順はいずれも，以下の通りです。①クライエントの遂行上問題となっている課題をインタビューで明らかにし，②インタビュー結果を踏まえて作業療法士と協働しながら，評価法の課題リストからなじみがあり適切な難易度の課題をクライエント(スクールAMPSの場合は教師の場合も)に二つ選択してもらい，③その選択課題を遂行しているところを観察し，④16の運動技能項目と20のプロセス技能項目で採点し(付録参照→189頁)，⑤コンピュータソフトに採点結果を入力し，⑥遂行の質と能力測定値を出す。
AMPSは現在125の選択課題があり，スクールAMPSは，27以上の選択課題があります。今後も選択課題は増える予定です。
実際に作業(クライエントが日常行う課題)を用いて評価を行うので，AMPSやスクールAMPSを使用することは，作業を基盤とした作業療法実践を行っていることになります(Fisher AG, et al：Assessment of Motor and Process Skills. Vol.1：Development, Standardization, and Administration Manual, 7th ed., Three Star Press, 2010.
Fisher AG, et al：Assessment of Motor and Process Skills. Vol.2：User Manual, 8th ed., Three Star Press, 2014.
Fisher AG, et al：School AMPS：School Version of the Assessment of Motor and Process Skills. 2nd ed., Three Star Press, Fort Collins, CO, 2007)。

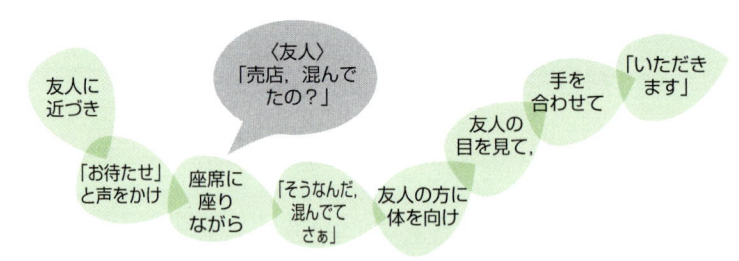

図2-3 「カップ麺を友人と食べる」作業の社会交流に関わる目的指向的行為のつながり

に体を向け，友人の目を見て手を合わせ，友人に聞こえる適切な声の大きさで「じゃあ，いただきます」と言い……（続く）。

作業遂行中の，こうした目的指向的行為一つひとつについて，礼儀正しいか，相手を尊重しているか，タイミングがよいか，適切かという観点から得点化し，その人の課題遂行技能の質を把握し能力測定値を算出する，国際的に標準化された評価法に，社会交流評価（Evaluation of Social Interaction；ESI，イーエスアイ）があります[*8]。

このように，作業遂行は目的指向的行為がつながってできているので，たとえ一つでも目的指向的行為を行うことができなければ，その人は，その作業をうまく進められなくなるか，中断せざるを得なくなります。また，いくつかの目的指向的行為を行うことはできてもうまくできないと，遂行中にかなりの努力を要したり，時間がかかったり，気まずい雰囲気となります。この結果，作業はできても実用的でないので今後は行わない，と判断されることもあります。したがって，作業遂行の問題（作業遂行が続けられない，作業がうまくできない）を解決するとき，どの目的指向的行為が（うまく）できないのかに着目することが不可欠であるといえます。

この目的指向的行為は，観察可能な作業遂行の最小単位です。この目的指向的行為を観察した時，私たちはその人の作業を遂行する技能の高さ（有能さ）を判断できるので，この目的指向的行為は，遂行技能とも呼ばれています。つまり，「目的指向的行為がうまくできた」を，言い換えると「遂行技能が高かった」となります。作業をうまく遂行するには，有能な技能を必要としますが，それは自然に身についているものではありません。技能は学習（作業経験や練習）を通して習得されるものです。

ある作業をうまくできるかどうかは，様々な要因が複雑に絡み合って決まることは既に述べました。遂行技能の習得も同様に様々な要因が複雑に絡み合ってなされていきます。単純に心身機能障害

[*8] ESIは作業中の社会交流遂行能力の評価法です。評価手順はいずれも，以下の通りです。①クライエントの遂行上問題となっている課題をインタビューで明らかにし，②インタビュー結果を踏まえて作業療法士と協働しながら，評価法の課題リストからなじみがあり適切な難易度の課題をクライエントに二つ選択してもらい，③その選択課題を遂行しているところを観察し，④27の技能項目で採点し（付録参照→191頁），⑤コンピュータソフトに採点結果を入力し，⑥遂行の質と能力測定値を出す。
ESIは現在21の選択課題があります。今後も選択課題は増える予定です。
実際に作業（クライエントが日常行う課題）を用いて評価を行うので，ESIを使用することは，作業を基盤とした作業療法実践を行っていることになります（Fisher AG, et al：Evaluation of Social Interaction. 3rd ed., Three Star Press, Fort Collins, CO, 2014）。

がなく，高い心身機能を持っていれば，自然と高い遂行技能が身についているわけではないのです。例えば，料理をほとんどしたことのない20代の健康な成人より，毎日食事を作っている80代の女性のほうが，通常は料理を早くうまく作ることができます。同様に，脳血管障害のため片麻痺の後遺症のある40代の女性のほうが毎日家族のために食事を作っているので，料理をうまく作ることができます。心身機能の測定をすれば，20代の健康な成人のほうが勝っているはずなのに，うまく料理ができないのは，料理を作る経験が乏しい（練習をしていない）ために，料理を作る遂行技能が低いままとなっているからです。

4 遂行技能習得は課題特異的

　遂行技能は課題特異的に学習されることがわかっています。つまり，ある作業がうまくできるからといって，他の作業も最初からうまくできるわけではないということです。例えば，野球のイチロー選手は，野球をすることについてはプロの野球選手の中でもかなり秀でていますが，プロのサッカー選手としては通用しません。イチロー選手もサッカーがうまくなりたければ，サッカーの練習をしてサッカーをするのに必要な技能を習得する必要があるのです。身近な作業でも同じことがいえます。以下に示すリズさん（仮名）の「食事をする」という作業を通して具体的に考えてみましょう。

> 　米国人のリズさんは日本に来るまで一度も箸を使ったことがありませんでした。ある日，友人とカップ麺（うどん）を箸で食べることになりました。リズさんは健康な成人で，毎日うまく食事を食べ，いつもの食事であれば高い技能を持っていました。また，箸を操作する十分な心身機能はあり，箸の使い方を教えてもらったので頭ではどう使えばよいか理解はできたのですが，うまく食べることはできませんでした。リズさんは，練習して（何度も食べて）カップ麺のうどんを箸でうまく食べられるようになりました。しかし，友人に連れて行ってもらったレストランの和定食に付いていたサバの煮付けの身を箸でほぐし骨を取り除きながら食べることがうまくできませんでした。

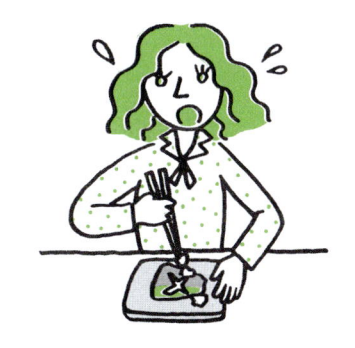

　このように，同じ「食事をする」という名前の作業であっても，

「箸で食事をする」と「フォークやスプーンで食事をする」では，必要とされる遂行技能が異なるため，箸を使ったことがないリズさんは，どれだけうまくフォークやスプーンで食事をすることができても，箸ではうまく食事ができなかったのです。さらに同じ「箸で食事をする」という作業であっても，「箸でカップ麺のうどんを食べる」ことと「箸でサバの煮付けを食べる」ことでは必要とされる遂行技能が異なるため，リズさんはうどんを箸でうまく食べることができるようになっても，サバの煮付けはうまく食べることができなかったのです。この例では，道具や材料の違いで必要とされる遂行技能が異なることを示していますが，材料や道具だけではありません。いつもの道具でいつも食べている物(材料)を食べていたとしても，いつもと違う場所，いつもと違う人と，いつもとは違う手順で，いつもと違う時間など，状況が変わると，うまく食事ができなくなることも少なくありません。つまり，課題(ある作業を，ある状況下で行うこと)ごとに特異的な遂行技能が習得されるのです[*9]。

5 作業遂行能力向上への効果的な分析・評価と介入

ひと昔前の医学モデルに基づく作業療法実践が盛んだった頃は，心身機能中心に評価・介入し，若干の住居環境の情報をもとに「クライエントの心身機能障害のレベルから，どの作業がどの程度可能であるか"予測"し，その的中率の高さが作業療法士の能力の高さの一指標だ。そこが作業療法士の理学療法士とは異なる専門性だ」と話す作業療法士が領域に関わらず少なからずいました[*10]。様々な要因の相互作用により作業遂行の質が決定されていくにもかかわらず，なぜ心身機能のレベルと若干の住居環境の情報だけで，作業がどの程度可能かどうかを"予測"する離れ業ともいえる技術を高めていたのか，なぜその的中率が作業療法士の能力の高さの指標となるのか，今となってはおかしな話になってしまいました。

ほぼ心身機能にしか評価・介入しないということは，心身機能が仮に回復したとして，その回復した心身機能を生かした遂行技能の習得への支援を積極的にしていないということです。つまりこれは，クライエントの作業遂行能力を最大限に引き出す支援をしていないことになります。クライエントの作業遂行能力を最大限に引き出すのが作業療法士の役割の一つです。最大限に作業遂行能力を引き出す支援をしない状態で，心身機能の評価結果から作業遂行能力

---

*9 似た作業の経験を積んでいると，うまくできることもあります。それはその人に，ある作業で習得した技能を別の作業にうまく転移させる能力がある場合に起こります。しかし，うまく転移できる能力がどの程度あるかどうかは，作業を用いた評価をする前に知ることは困難です。作業名が同じだから，似た作業をしたことがあるからといって，その人がうまくその作業を遂行できるとは限らないということを，作業療法士は知っておく必要があります。

*10 心身機能に焦点を当てていると，いつの間にか作業機能の向上ではなく，心身機能の向上のみを目指すようになり，作業を用いた介入よりも，身体障害のあるクライエントにはマニュアルセラピーや物理療法(例：ホットパック)を，精神障害のあるクライエントには精神療法や心理療法を用いた介入技術が魅力的に感じるようになるようです。一方でそうした技術を多用していると，他職種との区別がつかなくなり，職業的アイデンティティが危うくなるので，退院後の作業遂行能力を予測する「離れ業」を磨くことを通して，他職種との専門性の違いを見いだそうとしていたのかもしれません。筆者は，マニュアルセラピーや物理療法にはそれほど興味はありませんでしたが，新人の頃，心身機能のみから作業遂行能力を予測するのは困難と感じていただけに，この「離れ業」が高度な技術に思えて何となく魅力を感じ，私もできるようになれたら……と思っていました。

を予測し，その的中率を競うことは現代の作業療法士にあってはなりません．クライエントの今の作業遂行能力と問題となる目的指向的行為を確実に把握(分析・評価)し，その問題の原因を多角的に解釈し，作業遂行能力の向上のため(進行性の場合には維持も含む)最も効果的な介入法を選択し，作業遂行上で結果を出せることが作業療法士の他職種とは異なる専門性であり特有性です[*11]．

a 心身機能評価結果から作業遂行能力を予測する不確かさ

ある人がある作業を遂行する際の問題となる目的指向的行為を確実に把握するには，観察による作業遂行分析を行う必要があります．作業遂行分析とは，クライエントのしたい作業の現在の遂行の質を捉え，その作業を遂行する上で問題となる目的指向的行為(低い遂行技能)はどれであるのかを明確にする分析のことです．

人は人生を通して，自分のしたい，しなければならない様々な作業の経験をし，その作業を遂行するための技能を身につけています．作業を遂行する技能は，課題特異的に習得されますが，道具や材料，行う空間，行う文脈などが似ていると，他の課題で習得された技能がその課題で使えることもあります．しかし，ある課題遂行で身につけた技能をどのように他の課題で使用できるかは，過去に，その人がどのような課題をどこでどのようにどれだけ行ってきたかなどによって異なります．仮にこれらの情報を知っていたとしても，他の要素機能と統合させ，うまくできるかどうかを考え，遂行した場合にどの目的指向的行為に問題が生じるかを予測しますが，的中させることは到底できません．作業療法士は多くの場合，健康な人ではなく疾患による症状のある人，疾患の後遺症として障害がある人の支援をします．症状や障害がある状態は，これまで身につけてきた遂行技能をどのように作業遂行に用いることができるかについての予測をさらに困難にします．的中率が低い予測を行うということは，間違った介入法を選択することにつながるので可能な限り避けるべきです．

b 確実に作業遂行能力を把握する作業遂行分析

確実にかつ正確に作業遂行能力と問題となる目的指向的行為(つまり，技能レベル)を把握するためには，実際に遂行しているところを観察し，作業遂行分析をすることが一番の方法といえます．筆者が実践でこのことを実感した2事例を紹介します．

[*11] 作業療法の歴史を振り返ると，当初は作業に焦点が当たっていましたが，1970年前後には心身機能に焦点が移ってしまいました．脳卒中患者を対象とする作業療法士は，介入時間の66%を，作業ではなくマニュアルセラピーなど準備活動のために使っているという報告があります．一方理学療法士は，介入の半分以上をクライエントが作業をすることに使っているそうです．それは，作業をすることが脳卒中患者の運動回復を促すという研究結果(エビデンス)が増えているからです．本来の作業療法の専門性が科学的に裏付けられた現在，作業療法士がリーダーとなって，より一層効果が期待できる作業を使った治療を実践する責任があります．それは，単純な課題の反復ではなく，クライエント中心の遂行文脈における作業遂行による治療です(Gillen G：A fork in the road：an occupational hazard? Am J Occup Ther 67：641-652, 2013)．

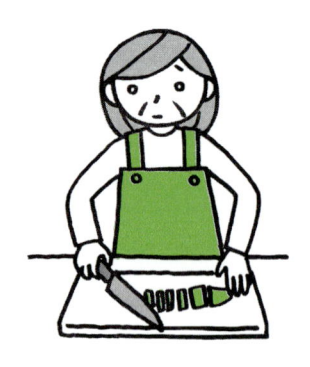

田中花子さん（仮名，62歳女性）は下着販売の社長をしていました。身体の左側が動かなくなり，救急病院に入院後，脳梗塞の診断を受けました。2週間後，回復期病院に転院しました。この時左側の麻痺の回復状況は，肩関節屈曲120度，外転120度程度で，自動関節可動域制限と動きの鈍さはあるものの，上肢，下肢，手指ともに，自由に動かすことが可能でした。感覚低下はなく，標準化された高次脳機能スクリーニングテストの結果も正常範囲でした。

　担当のリハビリテーション医は，画像診断上の経過もよいし，高次脳機能スクリーニングテストで問題がなく，問題行動もなく，左側の回復が良好であること，身体の右側には問題がないことから，車の運転を希望する田中さんに，運転も問題ないだろうという見解を伝えていました。田中さんは，早く退院する予定でいること，手が少し動かしにくいけれど入院生活では何でもできるので困っていないこと，買い物や仕事上で車の運転が必要だが，医師も大丈夫だと言ってくれているし自分でもできると思っていること，2，3カ月は仕事を休み主婦業だけしながらゆっくりするつもりであることを作業療法士に語りました。この初回評価で，作業療法士は，田中さんに，手の動かしにくさが気になっているようなので，自宅で田中さんが料理などの家事をする時や車の運転の時に，左側の身体の動かしにくさなどが現時点でどのような影響があるかを評価するために作業遂行分析を提案したところ，田中さんはよく作るという「野菜炒め」で行うことを同意しました。野菜炒めを作ってみると，ニンジンをスライスする時，左側へいけばいくほど分厚くなっていき，最後のピースは1cmほどの分厚さになりました。左側に置いてあるフライパンにニンジンを移す際に，初めて本人はまな板の左側にあるニンジンがスライスされていないことに気が付き，驚く様子が観察されました。その後，キャベツを切った時にも，左側のキャベツはかなり大きいままで切るのをやめ，左側にあるフライパンに移す時に，大きいままで適切な大きさになっていないキャベツに気付き，ここでも驚いていました。

　遂行後，田中さんは「何か私，おかしいわ。ちゃんと野菜が切れていないことに気が付かないなんて。料理する時，相当気を付けないと。病気の影響は手が上がらないだけじゃないみたいね。これじゃあ，車の運転は当分しないほうがいいわ。今週末，外泊する時一人で運転しようと思っていたけど，やめることにしま

す．今日，評価してもらってよかった．事故を起こす可能性があったわ」と語りました．翌日のドライビングシミュレーションのテストでも，左側の縁石にかなりの頻度でぶつかり，ぶつからないようにする行動変容も10分間の練習では難しいことが明らかになりました．

　田中さんは，高次脳機能スクリーニングテストでは問題なく，入院患者として行う必要のある作業は一人で問題なく行えていました．しかし，机上のテスト[*12]や病棟で可能な活動からは，田中さんが行いたいと思っている料理や運転など，より複雑な作業を行う際の遂行能力や具体的な問題となる目的指向的行為を，田中さん自身，田中さんの家族，そして担当医も予測できなかったのです．作業療法士が評価で行った作業遂行分析がなければ，外泊時や退院後に起こり得る問題に気が付かなかったのです．"やってみて，初めてわかる"ということです．

　飯塚博さん(仮名，28歳男性)は一人暮らしをしており，会社員でした．階段から落ち，受傷(頭部)し，救急病院を経て3週間後，リハビリテーション病院へ転院してきました．手足を含め身体に異常なく，飯塚さんは入院時から医師にどうして入院しなければならないか全く理解できないと強く主張していました．医師も受傷の経緯やCT所見などから様子をみるべきだと説明し，家族は何か心配なので入院して様子をみてほしいと思っていました．飯塚さんは初回の作業療法でも，作業療法士に自分の入院は必要ないので，それを証明したいと述べていました．退院後すぐは家族が心配するので両親の家で過ごすが，早いうちに自分のアパートに戻るつもりであるとのことでした．仕事については，少し様子をみて，適当な時期に復帰するつもりだと述べました．

　作業療法士は，飯塚さんが受傷前にしていた一人暮らしに関わる作業が問題なくできるかどうかを作業療法評価で確認できること，また，問題なくできれば，少なくとも両親の家への退院は作業遂行上は問題ない可能性が高いという作業療法士の意見を医師に伝えると説明しました．飯塚さんは一人暮らしの可能性を示せるのであればしてみたいと，AMPSの実施に同意し，よく作っていたチャーハンを作るという課題で観察評価を行うこととなりました．遂行中，手順の誤りがあり何度もやり直す必要があり，また，油を多めに入れフライパンを揺するうち，フライパン内の

> [*12] 机上のテストはほとんどの場合，2次元のテストです．作業遂行分析は3次元のテストであり，しかも時間経過とともに使用する道具が変わったり材料の形が変わっていき道具や材料の置かれる位置も変化し，それに合わせて自分自身の姿勢や動きも変わっていくとても複雑な様相を捉えるものです．日常生活は2次元で行われることはないので机上の2次元のテストよりはるかに日常生活の問題を捉えるのに優れていると考えられます．

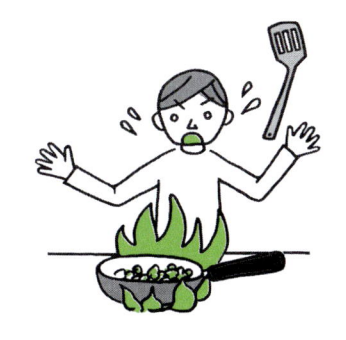

油に火が移りフライパンから火が出ても自分で対処できず，作業療法士の介入が必要でした。終了後，作業療法士に「チャーハンなんてほとんど作らないし，こんなことが起こったって別に関係ない」と強い調子で述べました。作業療法士は，受傷後初めて行ったことなので，うまくいかなくても作業療法で改善し得ることを伝えましたが，不機嫌に無言で自室に戻っていきました。しばらくしてから，作業療法士は飯塚さんの病棟での様子を看護師に確認すると，「作業療法から帰ってきたら急に，少しこのまま入院してリハビリテーションを受け様子をみることにしたと言ってきた」とのことでした。次の日の作業療法で，作業遂行能力測定値とその解釈，AMPS課題難易度を踏まえた他の課題を遂行した場合の問題の生じる可能性の程度，問題となった行為を伝えると「まさかこんなに，しっかり評価をしてもらえるとは思っていなかった。自分の問題点がみえてきた。仕事にも難なく戻れると思っていたが，自分の仕事は絶対に手順を間違えてはいけないので，昨日の自分の様子では職場に迷惑をかける。慎重に一人暮らしや職場復帰の時期を検討しようと思う」と述べました。

　実際に入院をどの程度する必要があるかどうかは別として，飯塚さんは実際にチャーハンを作るという作業を遂行したことで，自身の作業遂行能力の低下に直面し怒りに近い感情を表したものの，自分の作業遂行上の問題と，一人暮らしをすること，仕事に復帰することについて，より現実的に考えられるようになりました。周囲のアドバイスにも聞く耳をもてるようになりました。本人も作業療法士も，作業遂行分析前は，作業遂行上どの程度の問題があるのかわかりませんでした。やってみて初めて，遂行上の問題が仕事にどのような影響がありそうかなどの一歩進んだ情報を，作業療法開始2日目でお互いに共有できたのです。

　これらの2事例を通して，作業遂行分析の実施は，問題となる目的指向的行為を把握し，どの行為に取り組むことで作業がうまくできるようになるかを明確にすることができる以外にも，メリットがあることがわかります。ほとんどの人は，病気やけがをして，障害がある状態で，自分がどの作業をどのぐらいうまくできるかというのはわからないものです。この2事例は自身の作業遂行能力を過大評価していました。クライエントにとって，実際に遂行してみることは，その遂行結果に基づき，実生活上で，現在自分が何をどの程度できるのかの現実検討能力を高めることになります。逆に，障害

があることで有能感が低下し，自分の作業遂行能力を過小評価している人も少なくありません。作業遂行分析のため実際にやってみたところ，自分にとって大事な作業ができることがわかれば，人はその作業の再参加に至ることもあります[*13]。作業遂行分析を実施することは，クライエントに安全に作業遂行経験を提供するため，クライエントの作業への現実検討能力を高め，作業の再参加を促し，具体的に自分がどのような作業をしながら生活を送ることができそうかという作業的将来展望を作り上げるきっかけとなる介入ともいえます。さらに作業遂行分析中は，危険性があったり著しく課題の進行が遅れるようなことがない限り，作業療法士はクライエントの遂行を見守る立場で評価するので，クライエントは遂行中問題が生じた時に自分自身で問題を解決することになります。作業療法には時間的にも制度的にも環境的にも制約があるので，クライエントがしたい，しなければならない作業の全てに介入することはできません。専門家がそばにいなくてもクライエントが自分自身で作業遂行上の問題を解決できる能力を身につけられるように支援するのも作業療法士の役割です。クライエントにとって初回評価での作業遂行経験は，クライエントが自分自身の問題解決能力に気が付き，生活をする上での能力を伸ばす必要性を認識できる機会になります。つまり，作業療法士にとってはそれを認識してもらうための介入にもなるのです。

> [*13] 脳卒中発症後に中断された作業がどのように再開されたか(福田久徳，他：病院の作業再開を可能にした背景．作業療法 30：445-454, 2011)，作業をすることで作業遂行がどのように発展したかについての報告があります(福田久徳，他：脳卒中者の作業と作業遂行の発展プロセス．作業療法 32：221-232, 2013)．

c 作業療法介入を同時に可能とする作業遂行分析

作業遂行分析は時間がかかり，評価だけでそんなに時間がとれないからできない，と言う作業療法士がいます。確かに，臨床実践上は，学生時代の実習のように一人のクライエントの評価にそれほど時間がかけられないのが現状です。仮に，その作業療法士が心身機能の評価にそれなりの時間をかけていたとしたらどうでしょうか[*14]。心身機能評価では，それが作業の可能化に結び付くような作業療法介入に至ることはありません。しかし，クライエントにとってみれば，他職種でも行える作業の可能化に結び付かない心身機能評価に時間を費やすよりも，作業の可能化のための評価であり介入となる作業遂行分析に時間をかけるほうがよほど有意義だと思えるのではないでしょうか。作業療法士は，クライエントの作業の可能化に向けて，どの作業療法評価に時間を費やすのが最も多くの情報を収集でき，最も効果的であるのかを吟味する必要があるのです。

> [*14] とにかく評価には時間がかけられないといって，心身機能の評価どころか，ほとんど何の評価もせずに，疾患に基づき機械的に作業療法プログラムを決めていくのは専門家として論外です。クライエントは作業療法介入で何に効果があったか，なかったかを知る権利がありますし，作業療法士は専門家としてクライエントに示していかなければならないのです。

6 作業を用いた観察評価を実施する作業療法士と環境的制約

　クライエントの生活に意味のある作業療法目標を立てる際には，クライエント中心の作業遂行文脈を理解するための情報収集が重要だと前述しました。作業遂行分析を実施する際も，その作業を行うのに，どのような材料や道具を用いて，どのような空間で，誰と一緒に，といったクライエントの作業遂行文脈をしっかりと把握していることは重要です。それに基づきクライエントにとって自然な環境や状況を再現できればできるほど，クライエントの実生活に即した分析結果につながります。

　「クライエントの作業の可能化の支援を行う」という視点からみると，ほとんどの作業療法士は，様々な環境・文化・社会からの制約を受けながら実践を行わざるを得ない状況にあります。つまり，クライエントがしたい作業の遂行観察を，本来その作業が行われる環境や状況で実施できないことも多いということです。だからといって，心身機能などある特定の作業を構成する要素の状態から，的中率の低い予測を立ててよいという理由にはなりません。様々な理由から，その人が本来その作業を行う環境や状況で実施できないとしても，可能な限り本来その作業が行われる環境や状況に近づける努力は重要です[*15]。例えば，クライエントにいつも使用している自分の道具を持ってきてもらう，道具の置き場所の高さや家具の配置(例：シンクとダイニングテーブルの距離)をその人の実生活での環境に近づける，クライエントがその作業をする時に通常使用する材料を用意する，クライエントがいつも行っている時間帯に行うなどです。環境や状況を近づければ近づけるほど，その作業を実生活で行う能力と問題となる目的指向的行為の的中率は高まり，作業療法士は具体的で効果的な介入計画を立てられる可能性を高めることができるのです。

7 簡単すぎる課題を用いた評価の問題

　作業遂行分析をする際には，適切な難易度の課題をクライエントとともに選択できることが重要です。作業を用いた評価・介入経験・技術が少なく，作業の知識も十分でない作業療法士は，簡単すぎる課題をクライエントにしてもらう傾向にあるようです。簡単すぎる課題を評価で用いる利点・欠点をまとめてみました(表2-2)。

[*15] 環境の違いにより，クライエントの発揮できる作業遂行能力が異なることは，研究でも示されています。自宅と自宅でない場所(例：OT室)で，どの程度発揮できる能力が違うかに関するAMPSを使用した三つの研究[1〜3]を合わせた結果は，運動技能とプロセス技能を合わせて考慮すると，研究協力者のうち約80％がほぼ同じ能力でした。技能別にみてみると，プロセス技能能力では，20％の人は自宅のほうが高く，逆に5％は自宅のほうが低いことがわかりました。運動技能能力は5％の人は自宅のほうがAMPS運動技能能力測定値が高く，低い人は誰もいませんでした。欧米での研究ですので，屋内の段差が多い日本で同じ結果が出るかどうかはわかりませんが，いずれにしても約20％の人が環境の違いで発揮できる能力が違うということは，環境の違いを十分に考慮して介入すべきであるということがいえます。

1) Darragh AR, et al : Environment effect on functional task performance in adults with acquired brain injuries : Use of the Assessment of Motor and Process Skills. Arch Phys Med Rehabil 79 : 418-423, 1998
2) Nygård L, et al : Comparing motor and process ability of persons with suspected dementia in home and clinic settings. Am J Occup Ther 48 : 689-696, 1994
3) Park S, et al : Using the Assessment of Motor and Process Skills to compare occupational performance between clinic and home settings. Am J Occup Ther 48 : 697-709, 1994

表 2-2　簡単すぎる課題を評価で用いる利点と欠点

	クライエントにとって	作業療法士にとって
利点	・その課題を容易に自立して行えることが確認できる ・自身の作業遂行能力低下に直面しないでいられる	・その課題を容易に自立して行えることが確認できる ・クライエントの失敗体験により気分が落ち込む可能性を回避できる ・問題となる目的指向的行為がほとんどないので、その遂行評価結果に基づき、介入・指導を行う必要がない
欠点	・どの程度の難易度の課題を遂行する時に、遂行全体として、どの程度の危険性、効率性、身体的努力量が生じるかの自らの判断基準となる遂行経験とならない ・評価を実施したのに、自身の作業遂行能力を高めるのに、どのような治療・介入が必要であるか評価結果をもとに知ることができない ・作業遂行上、問題となる目的指向的行為を認識することがないため、自分自身を過大・過小評価したままとなる	・どの程度の課題を遂行する時に、目的指向的行為にどのような問題が生じるかの基準となる評価とならない ・問題となる目的指向的行為が明らかにならないため、どの行為に治療・介入を行えば、効果的に作業遂行能力の向上が図れるかなどの、作業療法プログラムに必要な情報が得られない。このため、クライエントにも、評価に基づいた適切なプログラムを提案できない ・クライエントが自らの作業遂行能力について、過大あるいは過小評価したままとなり、適切な作業のニーズを語ることができないため、適切な作業療法目標を協働して立てることができない

　確かに、クライエントが落ち込む可能性を想定していることは重要です。しかし、評価をする意味を伝え、うまくできないからこそ作業療法士がいて、うまくできるように効果的に治療・介入・支援を受けるために作業療法があることをきちんと伝え、適切に作業療法実践を行えば、クライエントがひどく落ち込むことはまずありません。そもそも、作業遂行した後にクライエントが落ち込むということは、その課題がクライエントにとって意味があるからです。どうでもいい課題であれば落ち込むようなことはありません。作業（人がしたい・しなければならないこと）を扱うということは、人の感情を扱うということでもあります。感情を回避するのではなく、作業遂行に伴い落ち込みそうになった時にどのようにサポートするかの知識と技術を持っているのが作業療法士です。作業療法中には自身の作業遂行能力の低下に直面せず、作業療法士がいないところで、クライエントが作業を遂行し自分の能力の低下に直面するということがあってはなりません。作業療法士がいるところで直面し、気分の低下を最小限に抑える適切な介入・援助を受けて、よりよい生活をするために作業の再獲得を目指すのがあるべき姿です。遂行に何らかの援助や困難がある難しい課題で作業遂行分析を実施し、より多くの情報を収集することができるようになる技術を磨きましょう。

8 AMPS，スクール AMPS および ESI Q&A

① AMPS・スクール AMPS・ESI の課題に関する質問

Q 課題リストにあるどの課題も，クライエントは自立して遂行することができないことが予測されます。その場合でも，実施できますか？

A 実施できます。簡単すぎる，難しすぎる課題をしてはいけないことになっています。適度に困難な課題で実施することで最も信頼性の高い能力測定をすることができます。難しすぎてはいけませんが，介助が必要な課題はむしろ適切な課題と考えられます。

Q クライエントがしたい・してもよいと思える作業が，課題リストにありません。課題リストにはなくても，クライエントがしたい作業で AMPS・スクール AMPS・ESI の評価はできますか？

A 能力測定値を出す目的の評価はできません。これらの評価法は標準化された評価法なので，信頼性のあるクライエントの遂行能力測定値を出すためには，課題リストの課題を使用する必要があります。しかし，能力測定値は出せませんが，どの技能に問題が生じているのかを明らかにする作業遂行分析は，どんな課題でも技能項目を用いて行うことができます。また，多くの人が使えそうな課題であれば，日本 AMPS 研究会に，今後課題リストに入れてほしいと要望を出すと，その課題が将来的に課題リストに入る可能性もあります。

Q AMPS には現在 125 の課題があると聞きました。そんなにたくさんクライエントにできるかどうかを質問するのは時間がかかるので，実用的な評価法だと思えません。

A AMPS は AMPS 課題リストから，クライエントになじみがあり，したい・してもよい課題を 2 課題選んでもらい，それを実際にしてもらうことによって能力測定値が出せるこれまでにない革新的な評価法です。125 課題全てを観察したり，記入したりして結果を出す評価法ではありません[16]。

*16　AMPS 課題はマニュアルが改訂される度に増えています。より多くの課題があれば，より多様なクライエントにとってなじみのある課題を選ぶことができるようになります。

② AMPS および ESI と COPM の連携に関する質問

Q COPM を実施したところ，AMPS/ESI 課題リストにある課題にクライエントが問題を感じていることがわかりました。

AMPS/ESI インタビューを抜かして，COPM の結果に基づき，COPM で挙がった課題を AMPS/ESI で使用してもよいですか？

A 既にクライエントが問題に感じている作業が明らかにされ，その作業が AMPS/ESI 課題リストにあるのであれば，最初から AMPS インタビューを行う必要はありません。この場合，COPM は AMPS インタビューの一部として考えることができます。クライエントに，COPM で挙げられた作業を用いて AMPS にて遂行分析評価をしたいことを伝え，同意が得られれば AMPS を実施できます。

Q COPM を実施したところ，クライエントにとって重要である作業が AMPS/ESI 課題リストにはないことがわかりました。それでも，AMPS/ESI を実施してもよいですか？

A クライエントにとって重要な作業への介入を重視するのであれば能力測定値は出せませんが，その重要な作業を用いての作業遂行分析が可能であるなら当然それを優先すべきです。作業遂行分析の時には，AMPS/ESI の技能項目が参考になるでしょう。能力測定値を作業療法の成果の一部として示したいという作業療法士の意向や，優先順位の高い作業が作業療法室では遂行不可能な場合は，クライエントと相談して，「優先順位は高くない課題であっても，能力測定値や問題となる行為を把握するためであれば遂行してもよい」という同意が得られれば，AMPS/ESI を実施してもよいでしょう。

③ AMPS と ADL 課題(食事，整容，更衣，トイレ，入浴)に関する質問

Q 普通，ADL 評価法といえば，少なくとも食事，整容，更衣，トイレ，入浴の五つの活動を含む評価であるのに，どうして AMPS は ADL 評価法といっているにもかかわらず，トイレの課題がないのですか？

A AMPS の課題は，そのクライエントにとって適切な難易度を持つ課題を使用していれば，長くても 20 分以内に終了するように作られています。つまり，AMPS は 2 課題行う必要があるので 40 分以内(2 単位)で終わらせることができます。また，クライエントの意思で行為を進ませることができる課題であることが前提です。便意や尿意は生理的なもので，人の意思で行為を進ませることができません(例えば，先ほど便や尿が出たばかりの時に自分の意思でまた出すことはできません。したくもないのに排便をしてくださいといって便が出るものではありません)。特に便意はすぐに

出る人もいますが，30分かかる人もいます。さらに，AMPS は観察評価ですので，尿や便が出るまで人がすぐそばに立っていて観察しているという状況はあまりにも不自然です。また，AMPS は課題遂行中のシミュレーション（例：便は出ていないのに，出たことにして，紙で拭く）は行ってはならないことになっています。なぜなら，例えば，本当に便が出る時の人の行為と，出ていない時の行為はかなり違う可能性があるからです。このことから，AMPS にはトイレの課題がないのです。

Q AMPS にはシャワーを浴びる課題がありますが，日本人になじみのある浴槽に入ることを含めた入浴の課題がありません。どうしてですか？ 外国人向けだからでしょうか？

A 外国人向けだからではありません。浴槽に入る課題がないのは，浴槽で温まる習慣のある人の浴槽に入っている時間が幅広いからです。AMPS では，いつもしているように課題を遂行してもらいます。日本人の誰もが浴槽には5分程度しか入らず，しかも1回しか入らないのであれば，AMPS 課題として成り立ちます。しかし例えば，洗体をして，浴槽に入って温まり，髪の毛を洗って，浴槽に入って温まった後，入浴が終わる。つまり2回浴槽に入るとなると，健康な人でも20分以上かかることも多いのです。浴槽にはいつも2回入るという人も少なくありません。AMPS は健康な人ならおおむね20分以内でできる課題にしています。2課題する必要がある評価法で，1課題40分以上かかるような評価法を使用する人はいません。評価効率も作業療法士にとっては重要です。

Q AMPS は ADL 評価法といっているのに，トイレと浴槽を用いた入浴を評価できないとなると，ADL 評価としての意味がないのではないですか？

A AMPS 以外の ADL 評価法はほとんどの場合，自立度あるいは介護度を判定することを目的としています。作業療法士が，ADL 能力を示す能力測定値と各 ADL 項目の自立度あるいは介護度だけを知っていれば実践できる職業であれば，AMPS は ADL 評価法としての意味がないのかもしれません。しかし，作業療法士は，ADL 能力と各項目の自立度や介護度を知っても，具体的にどの行為に問題があったかがわからなければ具体的な介入計画を立てることはできません。AMPS を実施すれば，課題遂行中のどの行為に問題があるか，その問題の程度を評価結果で明らかにできま

す。また，AMPS では，能力測定値からどのような介入モデルを使用したほうがよいのかの指針や，健康な人で同じ年齢の人の ADL/IADL 能力測定値との比較（ADL 発達年齢），一人で地域で誰の援助もなく自立可能かどうかの根拠を示すことも可能です。各 ADL 項目の自立度や介護度を評価する ADL 評価は他職種でも可能です。作業療法士の ADL 評価は，ADL 向上を狙うのに具体的にどのような介入をするべきかの示唆を得られる内容であるべきです。さらに，120 以上ある課題の難易度も示されているので評価で実施した課題の難易度と他の ADL 課題の難易度を比較することで，実際に観察していない課題であっても，どの程度遂行可能かの予想をつけることは容易にできます。

Q ADL も自立できていないクライエントの場合は，AMPS 課題リストの中から ADL 課題を選んで評価するのですか？ ADL が自立していないのに，IADL 課題で評価する意味はありますか？

A AMPS では，ADL が自立していなくても IADL 課題を選んで評価して構いません。上下衣の着替えやシャワーを浴びるよりも多くの IADL 課題は容易です。ADL，IADL に関わらず，クライエント本人がしたい・してもよいと思える，難易度の適切な課題を 2 課題選んで遂行してもらうことが重要です。

　ADL と異なり，IADL 課題の自立は，それが簡単な課題であっても人の役に立つ，家族や職場の中で何かの役割を担えることにつながる場合があります。例えば，お茶を入れる，冷蔵庫から飲み物を取り出すという IADL 課題の自立は，家族にお茶を入れてあげたり，飲み物を友人に出してあげることができるということになるので，いつも世話になる・ケアを受けるという役割だけでなく，人の世話をするという役割を担えるようになります。それがきっかけでクライエントが家族における自分の存在意義を感じ始めることもあります。AMPS での IADL 課題の評価は，ADL にこだわらず自分がしたいことをこれまでささいなことだと考えていた作業の中からクライエント本人が吟味できるようになるきっかけとなったりします。ADL が自立していなくても，IADL 課題を選んで遂行してみることは，クライエントの作業の視点を広げるのにむしろ良いことも多いのです。

④ AMPS の IADL 評価として使用することに関する質問

Q AMPS は IADL 評価でもあると聞きましたが，IADL 評価法は，通常男女差があるといわれています。AMPS も他の評価法と同様に男女差が能力測定値にありますか？

A AMPS は，本人になじみがあり，したい・してもよいと思える課題で評価するので，他の IADL 評価法のように男女によって能力測定値が異なることはありません。

⑤ AMPS の信頼性，妥当性に関する質問

Q AMPS は作業療法士によって開発された評価法なので，医師が作った評価法と比べて信頼性や妥当性が低いに違いないと他職種から言われましたが，そうなのでしょうか？

A AMPS 第 7 版[17]の時点で，AMPS の標準化は，1 万 3070 人の評価者と 14 万人以上の対象者に基づいています。評価者と対象者は 20 カ国以上から収集されています。このデータのうち約 1 割が日本人評価者と対象者データです。これほど大規模なデータをもとに標準化されている評価法は世界的にも類をみないと言っても過言ではありません。信頼性と妥当性の研究も多く，時代が変わっても妥当性があるかどうかを含めて現在も引き続き研究され，どの研究も AMPS の信頼性・妥当性の高さを示しています。作業療法士が作った評価法だから信頼性・妥当性が低いと思われること自体がとても残念なことです。私たち作業療法士は，作業療法士が開発した評価法や介入法をしっかりと捉え，良いものはしっかりと自らの領域と公衆に広く伝えていくようにしていきたいものです。ちなみに，2000 年から始まった AMPS 講習会ですが，2013 年までに，合計 1,814 人の作業療法士が参加しています。日本の作業療法士の人口を考えてみると 5％強というところです。

⑥ スクール AMPS に関する質問

Q スクール AMPS は，小学校や中学校など学校に通っている子どもしか評価できないのですか？　保育園やデイセンターなどに通う未就学児は対象になりますか？

A 学校だけでなく，幼稚園，保育園，デイセンターなどに通っている子どもであれば評価ができます。

日本 AMPS 研究会のウェブサイトから作業遂行分析やトップダウンアプローチなどについての最新情報が入手できます(http://amps.xxxxxxxx.jp/)。

---

[17] Fisher AG, et al : Assessment of Motor and Process Skills. Vol.1 : Development, Standardization, and Administration Manual. 7th ed., Three Star Press, Colorado, CO, 2010

第 3 章

代償モデル

環境を変える

1 治療優先という考え

　病気を治すことを治療といい，医学的に治療することを医療といいます。医療は新しい診断と治療の方法を開発することで発展し続けています。そのため現代人には，治療優先という考えが染みついているのです。医療分野は，内科，外科，精神科など人間の身体のどこを診るかによって分かれています。さらに循環器，消化器など臓器別に専門分化されます。このように医療界では，部分に分けて考えることが基本になります。朝起きて気分が悪く，吐き気がする場合に，どこの診療科に行くかを決めなければなりません。前日食べ過ぎたり飲み過ぎたりしたなら内科へ行くだろうし，頭をぶつけていたら脳外科へ行くでしょう。症状のもとになっている身体部位を予測して医療機関を訪ねなければなりません。かかりつけ医がいれば，医学的知識のない患者に代わって病気の原因を特定してくれるでしょう。つまり医療の基本的考え方は要素還元主義[*1]です。作業療法も要素還元主義の影響を大きく受けてきました。

　問題の原因がどこにあるかを評価し，その原因にアプローチすることこそが正しいと考えている人が，まだ大勢います。どこの筋緊張が異常かを評価して正常な筋緊張になるようにする，精神症状の種類と程度を評価して精神症状を緩和する，といったことが行われています。この場合の治療目標は，正常範囲からの逸脱をできる限り範囲内へ戻すことです。これは標準範囲内の心身機能を正常と見なし，それ以外を異常と捉え，医療の目標は異常性の軽減だという前提から生まれた考え方です。そして，その異常性をどれだけ知っているかが医学的知識の量であり，異常性の軽減につながると信じる介入をするのが，治療者の役割であると考えているのです。この考えの人は大勢います。これは，特定の範囲内では正しいでしょう。しかし，クライエントにとっての意味のある作業の実現を目標とする作業療法においては，正しくないのです。

　人を正常にしようとするのは治療です。人が正常にならなくても問題を解決するのが代償です。目標を活動の自立や社会参加とするなら，治療よりも代償のほうが早期に成果が上がります。精神科医療が入院治療から地域生活支援に移行したのは，入院患者として治療するよりも，生活する環境も含めて治療プログラムに組み込むほうが効果的だと考える人が増えたからです。就労支援が一般職業適性検査やワークサンプリング評価をするのをやめて，ジョブコーチ

[*1] 要素還元主義（reductionism）とは，部分の集合が全体であると捉える考え方です。人間を脳と内臓と四肢といった部分の集合体だと考えるので，どこが病気なのかを調べて，病気の部分を治療することになります。作業療法では，伝統的に問題を身体と精神に分けて考えていました。その後，運動機能，認知機能，心理社会機能などに分けるようになりましたが，作業の問題を考える上で，要素還元主義は不適切だという主張が強くなっています。

と一緒に実際に職場に出ることになったのは，どんな仕事でもうまくできるようトレーニングするよりも，実際に仕事をしながら必要な援助を受けたほうが仕事ができるようになったからです。高齢者の病気を早期発見，早期治療しても，高齢者は病気をしない若者にはなりません。幼少期から歩行訓練を続けた脳性麻痺の人たちは，学校や社会で積極的に参加していく時には車いすを使っています[*2]。バリアフリーの建物，自助具や福祉機器，多様性を受け入れる社会があれば，どのような人でも，自分にとって意味のある作業をしながら，社会の一員として豊かな人生を送ることができるのです。

[*2] 脳性麻痺児のために熱心に行われてきた機能訓練が，自立生活や社会参加に役立つわけではありません。熊谷晋一郎：リハビリの夜．シリーズ ケアをひらく，pp.152-172，医学書院，2009

2　代償のほうが効率的

　リハビリテーションの歴史の中では，多くの代償法が開発されてきました。装具やスプリントがよい例でしょう。切断した人が義肢を装着すれば，日常生活での不自由がなくなり，職場で仕事ができます。脊髄損傷で歩けない人が車いすを使えば，自由に移動できます。多くの日常生活活動（activities of daily living；ADL）評価では，杖歩行のほうが車いすよりも自立度が高いと判断されていますが，旅行が目標ならば，不安定で疲れやすい杖歩行よりも車いすを使って移動するほうがよほど自立します。手関節をやや背屈位に固定するコックアップスプリントは橈骨神経麻痺の時にも使いますが，手首を動かすと痛い時にも便利です。手首を動かさなくても，その人の生活の中での作業ができるようになります。3種類のスプリントを使うピアニストの事例があります[*3]。一つ目は，関節をしっかり固定するための厚手の素材を使ったスプリント，二つ目は，ピアノの練習の時に使う薄手の青色のスプリント，三つ目はピアニストとしてステージに立つ時のドレスに合う黒色のスプリントです。装具やスプリントは，それぞれのクライエントに合わせて作製されるのでクライエント中心です。さらに，クライエントがどのような作業をどのように行うのかによって，素材やデザインを決めるなら作業中心ということになります。

　病院を退院する前や介護保険サービスで行われる住宅改修も，代償法の一つです。病院では歩行訓練をしながら，家屋内の通路を広げ段差をなくすように住宅改修をすることがよくあります。最大限の機能回復と住宅改修による物理的環境の調整が共存しているわけです[*4]。精神疾患や広汎性発達障害の人たちに対しても，社会的不

[*3] エリザベス・タウンゼント，他，望月マリ子（訳）：個人の変化の可能化．エリザベス・タウンゼント，他（編著），吉川ひろみ，他（監訳）：続・作業療法の視点―作業を通しての健康と公正，pp.179-180，大学教育出版，2011

[*4] 心身機能障害の軽減を専門職の優秀性の基準とすることと，心身機能障害の残存を前提として住宅改修などの代償を選択することを同時に行うことの矛盾を指摘する人がいます。

適応の原因となる行動を抑制するような薬物治療や心理療法などを行う一方で，家族や社会が病気を理解できるような教育を行います。クライエントを取り巻く関係者に病気の理解や対応法の習得をしてもらうというのは，社会的環境の調整をしていることになるのです[*5]。

治るなら治療を，治らないなら代償を，という考えを持っている人はとても多いと思います。そして，手間暇かけて効果が期待できない心身機能の治療に取り組んで成果が上がらないことを確認してからしか代償を考えてはいけないと思い込んでいる人もいるのです[*6]。さらに，代償を考えることを「諦め」，「治療放棄」，「専門職としての役割放棄」などと見なす人さえいます[*7]。しかし，治るか治らないかに関わらず，代償はいつでも誰にとっても即効性があるのです[*8]。

[*5] 心身機能と環境との相互関連性を重視する立場では，活動制限や参加制約の問題の原因が，心身機能障害にあるとは考えません。

[*6] 筆者の所属する大学の作業療法学科の学生でも，治療優先の認識から抜け出せないことがよくあります。

[*7] 臨床実習先で指導者からこのように言われたと報告する学生も少なくありません。

[*8] フィッシャーはリハビリテーションの早期から代償モデルを選ぶことを推奨しています。Fisher AG：Uniting practice and theory in an occupational framework. Am J Occup Ther 52：509-521, 1998

3 適応ストラテジー

代償の方法には，色々な適応ストラテジーが含まれます。人と環境とがうまく合うようにする方法を適応ストラテジーといいます。様々な適応ストラテジーを知っていると，作業をうまくできる見通しも広がります（**表3-1**）。

表3-1 適応ストラテジー

	道具を使う	やり方を変える	環境を調整する
概要	便利な道具を使うことにより，心身機能障害があっても作業をできるようにする	手順の簡略化，工程の省略，順序の変更などにより，作業をできるようにする	物理的環境や社会的環境の調整により，作業をできるようにする
例	・眼鏡，補聴器 ・移動せずに操作するリモコンスイッチ ・スプリント ・自助具 ・福祉用具	・インスタントや冷凍の食品 ・シェアハウス ・パンツとズボンを一緒にはく ・音声入力	・エレベーター ・福祉車両 ・健康教育 ・疾病教育 ・介助者教育 ・福祉情報の広報

a 道具を使う

近視や老眼は，眼鏡をかけることでよく見えるようになります。片手で物を操作する時には，滑り止めマットや万力を使うことで，物を固定することができます。また，リーチャーを使って，手の届かない場所から物を取ることができます。このように，自助具，補

助器具，福祉用具などと呼ばれる便利な道具を使うことで，すぐにできるようになる作業はたくさんあります。

　新しく珍しい道具は，使う人が増えると道具の種類が増え，高い性能を備え，安価になります。例えば車いすの場合，最初は言葉通り「椅子」に車が付いた物でした。座ることが主な機能だったのです。それが次第に車いすを使ってバスケットボールをしたり，マラソンに出たりする人が登場すると，新しい形状の車いす[*9]が開発されました。さらに様々な仕事ができるように，座面の高さを調節できたり，階段昇降ができるようになりました。さらに車いすのまま自動車の運転ができるようにもなったのです。車いすは，もはや「椅子」ではなく移動に不可欠な「靴」のような存在といえるでしょう。

　記憶を代償する道具も色々あります。スケジュール帳に書き込んだり，To Do リストを作成したり，携帯電話やスマートフォンのアラーム機能を使ったりして，会議や約束に遅れないようにしている人も多いでしょう。薬の飲み忘れを予防するために，薬用袋付きカレンダー，週間ごとのピルケースなども販売されています。

> [*9] 「車椅子」ではなく「車いす」と記載するのは，動かない椅子のイメージを払拭したいからです。

b やり方を変える

　鉛筆で紙に文字を書けない時には，コンピュータのキーボードを操作したり音声で入力したりすることで文書を作成できます。インターネットの普及に伴い，外出することなく買い物をしたり，仕事をしたりできるようになりました。電子メールを使えば，聴覚障害があっても不自由なくコミュニケーションがとれます。コンピュータ画面読み上げソフトを使えば，視覚障害があってもインターネットを利用することができます。靴ひもが結べなければスリップオンの靴を履けばいいし，車が運転できなければ運転手を頼むことができます。物事には幾通りものやり方があります。

　自宅で夫の介護をする妻がいました。部屋には夫が寝ているベッドとテレビがあり，食事介助も排泄介助も同じ部屋で行っていました。ベッド上で排泄介助をするため，外出時間は2時間以内に限られていました。そんな時，作業療法士がその夫にCOPMを実施すると，トイレで排泄したいと言いました。作業療法士と妻は狭いトイレで，効率的に排泄介助をする方法を検討しました。そして，夫の希望がかないました。さらに，トイレ内で排泄介助ができるようになった妻は，夫とともに時間を気にすることなくトイレのある所ならどこへでも外出できるようになったのです。心身機能障害は変

わっていません。やり方を変えただけで，夫も妻も満足する成果が得られたのです。

c 環境を変える

　作業する環境に道具を持ち込むというのも，環境を変えることの一つですが，建物や道路など大規模な物理的環境を変えることで，不可能だった多くの作業が可能になります。2006年に「高齢者，障害者等の移動等の円滑化の促進に関する法律（バリアフリー新法）」が施行されました[10]。駅やバスターミナルなどの公共建造物，車両などの交通機関を，誰もが利用できるようになることを目指しています。

　部屋の模様替えをするというのも，物理的環境を変えることです。よく使う物は，近くの手の届きやすい所に置く場合もあるでしょう。筆者がいつも困っているのは，本の整理法です。たくさん収納できるようにするためには大きさを基準にしなければなりませんが，種類別でないと探すのが大変です。一つの原稿を書くために必要な本を何冊か取り出した後，別の仕事のために必要な本を取り出してしまい，本棚には無秩序に本が並ぶことになってしまいます。そのため，しょっちゅう本を探しています。機能的に本を配置することができるようになりたいものです。物理的環境が作業をうまくできるかどうかに影響を与えることは明らかです。

　絵や写真を飾ったり，お香をたいたり，音楽をかけたりすることもあるかもしれません。これは視覚，嗅覚，聴覚といった感覚器官への刺激を与える環境にしているのです。環境を変えることで，そこにいる人の状態が変わり，作業がうまくできることを期待しているわけです。これは，人と環境との相互関連性を認めていることになります。

　作業がうまくできるかどうかは，社会的環境によっても決まります。視力障害を代償する眼鏡に比べ，聴力障害を代償する補聴器は普及していませんでした。新聞を読んだりテレビを見たりするために，視力が不可欠だからでしょうか。難聴になって他人の話が聞こえなくても，自分が話せれば不自由を感じないのかもしれません。あるいは，歴史的な聾唖といわれた時代の偏見や差別が影響している可能性もあります。しかし，最近眼鏡店で補聴器も扱うようになり，以前よりも補聴器が普及してきたように思います。補聴器の小型化，優れたデザイン性，フォローアップサービスの充実が，補聴器の普及を推進しているようです。眼鏡と同じように，補聴器など

[10] 国土交通省：建築物におけるバリアフリーについて＜http://www.mlit.go.jp/jutakukentiku/build/barrier-free.html＞（2014年1月14日）

の全ての補助器具を使用することを社会の人々がすんなり受け入れるようになれば，こうした器具はさらに便利に，スタイリッシュに，また安価になることでしょう。残念ながらまだ現在は，補助器具を使うことが障害者としてのレッテルを貼られることになったり，奇異な目で見られることになったりする可能性があります[*11]。

高齢になって目がかすむのも耳が遠くなるのも当たり前と思っている人が多く，視力低下や聴力低下を代償しようと思う人が少ない社会では，眼鏡や補聴器は普及しません。眼鏡や補聴器を着けていることが障害者であるというレッテルとなり，偏見による差別を受けるような社会では，利用しようという人は増えません。多様性を受け入れない社会では，「普通」に見られることが重要になります。しかし，人は一人ひとりみんな違うという前提を共有して，多様性を歓迎する社会では，こうした器具が普及するでしょう。そして，どうしたらみんなが意味のある作業ができるようになるかを一緒に考え，未来を創造していくことになるでしょう。

作業療法士が住宅改修に関わる場合，物理的環境を変えて作業を可能にしているといえます。介護者や学校の先生に，クライエントがどうしたら作業ができるようになるかを教育する場合は，社会的環境を変えて作業をできるようにしているといえます。

知的障害者の作業所の職員が，20代のクライエントのことを「他の通所者よりも障害が軽度だからもっとできるはずなのに残念だ」と言っていました。そして作業療法士に，どこが問題なのか，どうすればもっとできるようになるかを解明してほしいと迫っていました。作業療法士が発達検査やAMPSの評価結果から，作業遂行能力が定型発達の5歳児レベルであることを伝え，「多分，今までもこれからもこのくらいのレベルなのだと思います。ベテランの5歳という感じでしょうか」と言いました。するとその職員は，「なるほどベテランの5歳ですか。そう思うと納得します」と言い，穏やかな表情になりました。職員の接し方が変わったことで，このクライエントは落ち着いて作業ができるようになりました。

> [*11] 社会的に不利を被るような状態になることを導く象徴をスティグマといいます。車いすは障害者のスティグマだったので，人々は車いすに乗るよりも杖歩行を選ぶのです。杖歩行が不安定でも疲れても，社会の人々から障害者として見られたくないという気持ちがあるのでしょう。

4　事例：保育園での作業

代償モデルを用いて，課題の難易度とやり方，および教室内の物理的・社会的環境を変更することによって，作業遂行が向上した保育園児の事例を紹介します。

a クライエント中心の遂行文脈の確立

　A君は4歳の男児で，保育園に通っていた。半年前に注意欠如・多動性障害（ADHD）[*12]の診断を受けていた。毎日8時半に登園し，園庭での遊び，お絵かきなどの制作，給食，歯磨き，着替え，昼寝，朝の会や帰りの会などを行い，17時まで過ごしていた[*13]。好奇心旺盛で，初めてのことでも積極的に参加する園児だった。

　A君が所属する年中クラスには12人の園児が在籍していた。そのうちA君以外にも3名が発達障害の診断を受けていた[*14]。4月から実務経験2年目の20歳代の保育士がこのクラスの担任をしていた。担任は園児たちを課題に集中させたり次の課題に移したりすることができず，クラス運営に困っていた。担任は勉強熱心で，保育士としてもっと成長したいと思っていた[*15]。教室内には手洗い場や各園児の道具を入れるロッカー，ごみ箱があった[*16]。机と椅子は教室の隅に片付けてあり，制作や給食の時に出して使用されていた。4人が一つの机を使い，制作や食事をしていた[*17]。

　園には2週間に1回勤務する作業療法士がいた。作業療法士は園内の全てのクラスに関わり，各担任の相談に応じていた。

b 作業遂行の強みと問題の明確化

　6月下旬に，作業療法士は担任からA君についての相談を受けたため，担任にCOPMを実施した。その結果，A君の作業の問題として，片付けること，友達と仲良く遊ぶこと，制作課題を上手に行うこと，朝の会や帰りの会で話を聞くことが挙がった[*18]。

　担任は，A君が着替え，歯磨き，給食を食べることは一人で行えるが，脱いだ洋服をたたまなかったり，シューズや制作の道具を片付けなかったりすると語った。担任は，A君は友達と遊ぶことが好きで，自分から友達を誘って遊んだり，友達の輪に入っていくことができると話した。しかし，A君が道具を独占したり，順番を守らなかったりするため，他の園児がA君と遊ぶことを敬遠することがあるとのことであった。また担任は，A君が以前には他の園児を押してしまうことがあったと話した。制作については，A君が課題に集中している時は早く作品を完成させることができるが，課題から気がそれたり，説明通りに作れないことがあるとのことであった。朝の会，帰りの会では，他の園児とふざけて，担任の話を聞いていないことがあると話した。遂行スコアは3.8点，満足スコアは3.3点であった。COPMの結果を**表3-2**にまとめた。

[*12] Attention Deficit Hyperactivity Disorder（ADHD）は，多動，不注意，衝動性の症状が出現する発達障害で，クライエント中心の遂行文脈の心身機能的側面になります。

[*13] 保育園で行われている活動は，クライエント中心の遂行文脈の課題的側面になります。

[*14] ADHD，学習障害などの出現頻度は8〜9％なので，このクラスには発達障害児が多いといえます（厚生労働省：軽度発達障害児に対する気づきと支援のマニュアル．2007）。

[*15] 保育士，同級生，関わっているセラピストは，クライエント中心の遂行文脈の社会的側面になります。

[*16] 机や椅子，その配置は，クライエント中心の遂行文脈の物理的側面になります。

[*17] 保育園でのスケジュールや規則はクライエント中心の遂行文脈の制度的側面になります。

[*18] この事例では，保育士が作業療法サービスを求めています。クライエントは保育士であるため，保育士にCOPMを実施します〔Law M，他（著），吉川ひろみ（訳）：COPM—カナダ作業遂行測定．第4版，大学教育出版，2007〕。

表 3-2　COPM の初回評価結果

	重要度	遂行度	満足度
片付けをする	9	3	3
友達と仲良く遊ぶ	8	4	4
制作を上手に行う	7	4	3
朝と帰りの会で話を聞く	8	4	3

遂行スコア：15/4 ＝ 3.8，満足スコア：13/4 ＝ 3.3

c 課題遂行の観察と遂行分析

　7月上旬に，保育園でのA君の制作と片付けの様子を観察するために，スクール AMPS を実施した．紙に描いてあるスイカの模様をクレヨンで塗る，スイカの実と模様を切って貼るという二つの課題を行っている様子を観察したところ，軽度の身体的努力と重度の効率性の低下がみられた．また，はさみで遊ぶといった少し危険な場面があり，両課題で保育士の簡単な支援を繰り返し必要とした．運動技能は 1.87 ロジット，プロセス技能は −0.05 ロジットであった．A君が完成させた作品を図 3-1 に示した．両課題を通して観察された具体的な問題点は，次の3点であった．

① ロッカーの中や机の上が道具・材料で散らかっており，ロッカーの中の道具を見つけられなかったり，机の上から切ったものが落ち，保育士の介助を2回必要とした．
② スイカの模様を塗り始めなかったり，他の子とはさみや材料で遊び始めてスイカの模様を切り始めなかったりしたため，保育士からの支援を3回受けた．
③ 片付けの時にごみをごみ箱に捨てに行った途中で他の子と遊び始め，課題の遂行が遅れた．

　課題終了後，A君に制作の感想を聞くと，A君は「(制作は)楽し

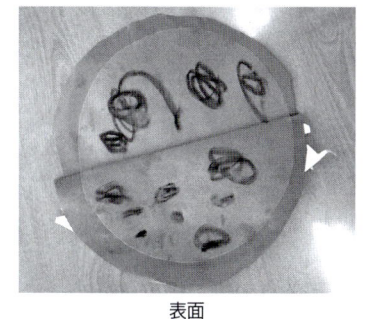

表面　　　　　　　　　　　裏面
図 3-1　A君の作品

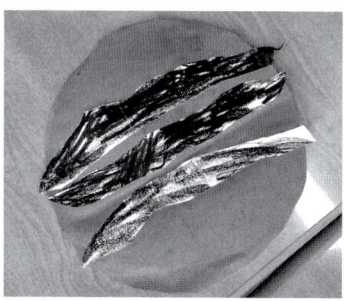

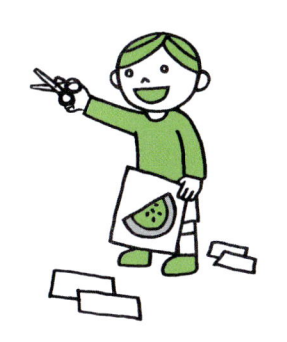

かった」「片付けが遅くなった。家でも先生にもよく片付けしなさいって言われる」と話した[19]。

d 原因の明確化と解釈

7月下旬に，スクールAMPSの結果を保育士に伝え，A君が制作と片付けがうまく行えない原因を保育士と一緒に考えた[20]。

一つ目の問題点として挙がったロッカーの中の道具を見つけられなかったり，材料を机から落としたりするのは，ロッカーの中が整理されていないこと，使える机のスペースが狭いこと，使う道具や材料が多いことが原因として考えられた。

二つ目の問題点として挙がった次の工程を始めない原因については，A君が担任の口頭での説明を十分に理解できていないこと，よくふざけ合うB君が隣にいることが考えられた。

三つ目の問題点として挙がったごみ捨ての途中で遊んでしまうことについては，ごみ箱が遠くにあり，移動距離が長いことが原因であると考えた。

e 介入モデルの選択

スクールAMPSの結果から，運動技能が1.0ロジット以上，プロセス技能が0.0ロジット付近であること，今後の発達が期待できることから，回復モデル，習得モデル，代償モデルの全てを選択することができた。しかし，担任が園児のために保育のやり方や教室の環境を変えていきたいと希望しており，それらを変えることで他の園児の作業遂行にも良い影響を及ぼすと考え，代償モデルを用いる介入を試みることにした。

f 介入計画の立案と実施

原因について話し合った後，A君の問題を改善するための具体的な適応ストラテジーを担任と一緒に考えた。そして，日常の保育の中で担任が計画したストラテジーを実行した。担任は，A君にやり方や環境を変えることの必要性を伝えたり，新しい方法を教育したりした。作業療法士は，2週間後に担任が実践した方法の効果について話し合い，ストラテジーの追加や修正を行った。8月と9月に1回ずつ，作業療法士と担任はストラテジーの効果の検討，追加，修正を繰り返した。

一つ目の問題点に対しては，A君がロッカーの中の道具を見つけやすいように，保育士はA君にロッカーを整頓する必要性を伝

---

[19] この言葉から，A君は片付けをするよう期待されていることを知っていると考えられるので，A君も作業療法サービスのクライエントとなる可能性があります。

[20] これは，作業療法士と保育士の協働になります。

え，一緒にロッカーを整理し，道具の置く場所を決めた。また机から道具や材料を落としにくくするために，切った材料は道具箱のふたに入れるという新しいやり方を，担任が課題開始前にクラスの全園児に伝えたり，課題中にA君に繰り返し教えた。担任は，一つの課題が終わった後すぐに次の課題に移るのではなく，使い終わった不要な道具と材料を一度片付ける機会を作り，机の上に道具が散らからないようにした。さらに，机の数を増やし，園児1人当たりが使えるスペースを広くした。

二つ目の問題点については，A君が次の工程を理解しやすいように，担任は口頭だけで課題を説明するのではなく，ホワイトボードや見本を使って視覚的に説明するようにした。また課題中に他の園児と遊び，課題からそれないように，よくふざけ合うA君とB君の席を離した。

三つ目の問題点に対しては，ごみ箱を増やし，一つをA君の近くに置くことで，A君がごみ捨てをスムーズに行えるようにした。

担任とA君が実行したストラテジーを表3-3にまとめた。また教室の環境の変化を図3-2に示した。

表3-3　実行したストラテジー

観察された問題	原因	取り組み	実施者
ロッカーの中の道具を見つけられない	ロッカーの中が道具で散らかっている	ロッカーを整理し，道具の置き場所を決める	担任，A君
机から材料を落とす	使える机のスペースが狭い	机を増やす	担任
	使う道具や材料が多い	切った材料を道具箱のふたに入れる	担任，A君
		使い終わった道具と材料を片付ける機会を作る	担任
次の工程を始めない	口頭のみでは説明を理解できていない	ホワイトボードや見本を使い，手順を視覚的にも説明する	担任
	ふざけ合う園児が隣にいる	席替えをする	担任
ごみ捨ての途中で遊ぶ	ごみ箱が遠くにある	ごみ箱の数を増やし，近くに置く	担任

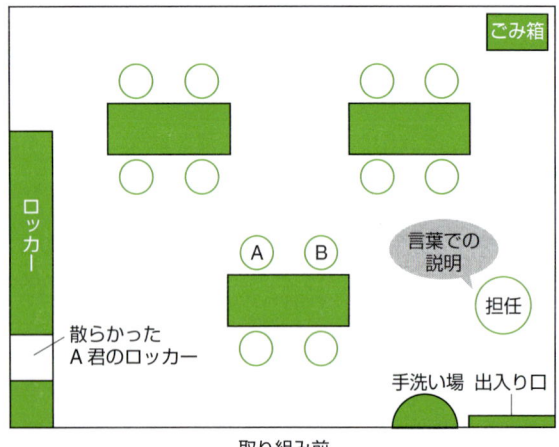

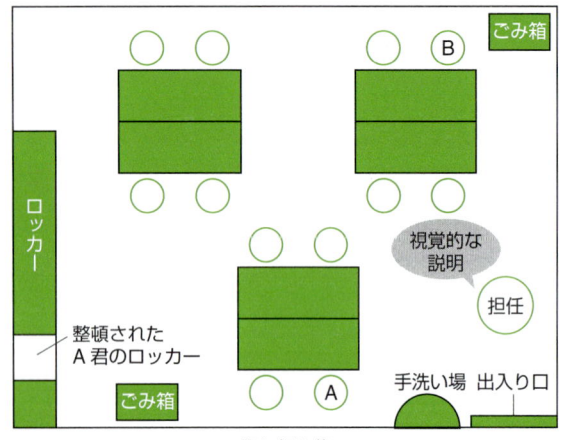

図3-2 教室の環境の変化

g 再評価

　3カ月後の10月上旬に，スクールAMPSの再評価を行った。紙に描いてあるドングリの形を切って貼る，ドングリの顔や帽子の模様を描くという二つの課題を行っている様子を観察した[21]。

　初回評価と同様に軽度の身体的努力はみられたが，効率性の低下は中程度になり，軽減した。自立性も向上し，1課題目のみに担任の支援が一度だけ必要であった。危険な場面はなくなった。運動技能は2.17ロジット，プロセス技能は0.48ロジットであった。運動技能は0.3ロジット，プロセス技能は0.53ロジット向上した。初回評価時に観察された問題点については，次のように変化した。

　①自分でロッカーの中の道具を見つけることができ，机の上は道具で散らかっていたが，材料を床に落とすことはなかった。

*21　これらの課題は，スイカとドングリの違いはありますが，スクールAMPSでは初回評価で用いたのと同じ課題を実施したことになります。

②工程を始める際に保育士への確認が必要であったが，道具や材料で遊ぶことはなくなった。

③よそ見をして片付け始めは遅かったが，片付けの途中に遊ぶことはなく，適度な時間で課題を終わらせることができた。

課題終了後に，A君は「早く作れた」「片付けもちゃんとできた」と語った[*22]。

同日に，COPMの再評価を行った。担任は，A君が脱いだ洋服をたたんだり，使った道具を片付ける習慣が身についたと話した。友達と遊ぶことについては，A君はいまだに道具を取り合ったり，けんかになることがあるとのことであった。制作について担任は，A君が他の園児と遊んで，課題に戻れなくなることはなくなったが，次の工程を始める際にやり方を確認したり，手順を間違えることがあると語った。朝の会，帰りの会では，A君が他の園児とふざけることが少なくなったとのことだった。遂行スコアは7.3点，満足スコアは7点であり，初回評価から遂行スコアは3.5点，満足スコアは3.7点向上した。COPMの再評価の結果を**表3-4**にまとめた。

> [*22] AMPSは客観的評価ですが，課題遂行後のクライエントの言葉から，クライエントの満足など主観的側面を知ることができます。

表3-4　COPMの再評価結果

	重要度	初回評価 遂行度	初回評価 満足度	再評価 遂行度	再評価 満足度
片付けをする	9	3	3	10	10
友達と仲良く遊ぶ	8	4	4	4	4
制作を上手に行う	7	4	3	7	6
朝と帰りの会で話を聞く	8	4	3	8	8

初回遂行スコア：15/4＝3.8，再評価遂行スコア：29/4＝7.3，遂行スコアの変化：7.3－3.8＝3.5
初回満足スコア：13/4＝3.3，再評価満足スコア：28/4＝7.0，満足スコアの変化：7.0－3.3＝3.7

担任は，「いつもと違う流れの時は，みんながこちらを見てから説明したり，ホワイトボードや絵カードで目から知らせていくようにしている」と話し，制作の場面以外でも，指示の出し方を変更していた。さらに，「園児にとってよい環境を工夫できるようになった」「ダーッて流れるような保育じゃなくて，落ち着いて丁寧な保育ができるようになってきた」と話し，保育士としての成長を感じていた。

また担任は，「今はみんなが最後まで座ってできる」「みんなのお着替えのスピードが速くなったり，すごくスムーズに，静かにするところでは静かにするっていうのができるようになっている」と語り，他の園児の作業遂行技能が向上したことを感じていた。

h 考察

　保育園年中児であるA君の作業遂行向上に向け，保育園の担任と協働しながら代償モデルを用いた作業療法介入を試みた．適応ストラテジーとしては，切った材料を道具箱のふたに入れるというやり方の変更，課題を区切って片付ける機会を作るという課題の調整，担任からの課題の説明を視覚的にする社会的環境の調整，机やごみ箱の数を増やしたり，席やごみ箱の位置を変えたり，ロッカーを整理するという物理的環境の調整を用いた．

　適応ストラテジーを使った介入の効果を検討した研究がある．Lawら[23]は，平均3歳半の脳性麻痺のある子ども128名を，文脈に焦点を当て課題や環境を調整するグループ（文脈焦点群）と，子ども自身に焦点を当て機能訓練や課題の練習をするグループ（子ども焦点群）にランダムに分け，6カ月間週1回，計18～24セッションの介入を行った．文脈焦点群では，COPMを用いて子どもの作業の問題を見つけ，作業遂行を阻害する課題や環境の要因を分析・調整し，自宅や幼稚園などの自然な環境で課題の練習を行った．その結果，6カ月間の後に両群のセルフケアと移動の能力および自立度，幼稚園以外での活動への参加，粗大運動能力が有意に向上し，両群の効果に有意差はなかった．つまり，この研究では，課題や環境の調整を行う代償的介入は，機能回復や技能の習得を目的とした治療的介入と同等の効果があり，子どもの作業遂行だけでなく能力も改善することを示唆している．この研究と本事例では疾患が異なるが，本事例においても代償モデルのみを用いて，A君の作業遂行を向上させることができた．さらに，代償モデルを用いた介入が，園児たちにとっての社会的環境である担任の保育技能の向上につながり，A君だけでなくクラスの園児たちが課題をスムーズに行えるようになったことは，この研究と同様な結果だといえる．

　Reidら[24]は，巧緻運動の困難さのある幼稚園児や小学校の児童に対する作業療法の効果を，COPMなどを用いて評価した．古山ら[25]は，保育園や学校に通う発達障害のある児童にスクールAMPSを実施し，その結果に基づいた保育士や教員への提案の効果を明らかにした．高木ら[26]は，作業療法士と保育士との相談による園児の作業遂行の変化をCOPMとスクールAMPSを用いて評価した．いずれの研究においても，COPMとスクールAMPSは作業療法の効果を示すことができている．

---

[23] Law MC, et al : Focus on function : a cluster, randomized controlled trial comparing child- versus context-focused intervention for young children with cerebral palsy. Dev Med Child Neurol 53 : 621-629, 2011

[24] Reid D, et al : Outcomes of an occupational therapy school-based consultation service for students with fine motor difficulties. Can J Occup Ther 73 : 215-224, 2006

[25] 古山千佳子，他：発達障害児の課題遂行能力におけるスクールAMPSに基づいた提案の効果．作業療法33：75-80，2014

[26] 高木雅之，他：保育園での作業療法士による評価と相談．作業療法31：32-40，2012

さらに，COPM とスクール AMPS の使用は，教員との協働関係を築いていくことに貢献する。作業療法士は教員の視点から生徒の困難さを理解し，教員とともに問題を解決していく相互作用のプロセスを通じて協働関係を築くことができる[27]。教員と作業療法士は，COPM を用いて児童の問題について考え，スクール AMPS の結果から実際の環境で起こる作業の問題を共有し，解決方法を一緒に探し始めることができる。本事例においても，COPM とスクール AMPS を使用し，担任と作業療法士がともに考えるプロセスを踏んでいくことで，協働関係を築くことができた。COPM とスクール AMPS は，教員と作業療法士が協働することを助け，ともに取り組んだ成果を示すことができる強力なツールである。

＊27　Fisher AG, et al：School AMPS：School Version of the Assessment of Motor and Process Skills. 2nd ed., Three Star Press, Fort Collins, CO, 2007

第 **4** 章

習得モデル

練習する

1 教育と学習

作業療法と教育とは深い関連があります。教育学者のジョン・デューイは，実験を重視し，自分の行動や経験からの学習に着目しました[*1]。デューイの教育論は，作業療法と強いつながりがあります。教育は，習得モデルだけで行われるものではありませんが，特に習得モデルでは教育機会が多いので，この章で，教育と学習について述べます。

作業療法の中で，教育の機会は多くあります[*2]。代償モデルとし

*1 デューイ(著), 宮原誠一(訳)：学校と社会. 岩波書店, 1957

*2 エリザベス・タウンゼント, 他(著), 高木雅之, 他(訳)：可能化：作業療法士の中核となる能力. エリザベス・タウンゼント, 他(編著), 吉川ひろみ, 他(監訳)：続・作業療法の視点―作業を通しての健康と公正. pp. 119-178, 大学教育出版, 2011

表 4-1 教育の原則

原則	例
1. 学習者が何を知っているか明らかにする	学習者が何を知っているか，どこまでできるのかを理解するために，質問したり，実際にやってもらう 例：就職先の希望はあるのか，就職するまでに何をするつもりかを聞いたり，面接場面での遂行を観察する。自助具を使いたいか，使いたい自助具があるかを聞き，実際に使う場面を観察する
2. 学習目的を決める	学習者の目標に沿った学習目的を決める 例：就職という目標を実現するために就職面接で想定される質問に回答できることを学習目的とする。家族の食事を作るという学習者の目標に対して，調理用自助具を使えるようになることを学習目的とする
3. 内容に合った教授法を選ぶ	学習する内容に適切な教授法を選ぶ 例：面接での質問に学習者が回答ができない場合には，想定質問と回答をリストアップして記憶してもらう。自助具を使う場合には，自助具を使いこなす練習をする
4. 学習者の能力に教え方を合わせる	学習者を観察して，教え方を変更する 例：学習者が理解しやすいように，内容を具体的にする。学習内容が多くて，進まない場合には，情報量や工程を減らす
5. トレーニングする	安全に練習できるようにする 例：自助具の使い方や，変更したやり方が安全にできるよう練習する
6. 練習機会を提供する	新しい方法をいつ，どこで練習するか決める 例：学習者が生活の中で，自然な文脈で新しい方法を練習できるようにする
7. 適時フィードバックを与える	学習者が行ったことに対してフィードバックする 例：「いいですよ，その調子でもう一回」などと励ます。「上手になってきましたね」などと全体的な進歩を伝える。「○○終了」など工程終了を伝えたり，「○○がこぼれそう」など経過を伝える
8. 学習を確認するために再評価する	学習目的が達成したかどうかを評価する 例：面接での受け答えが上手になるという学習目的の達成が，就職という学習者の目標に近づくかもしれない。調理用自助具を使うという学習目的の達成が，家族の食事を作るという学習者の目標達成となるかもしれない

〔Fisher AG：Occupational Therapy Intervention Process Model：A Model for Planning and Implementing Top-down, Client-centred, and Occupation-based Interventions. Three Star Press, Fort Collins, CO, 2009, 齋藤さわ子, 他(監訳)：作業療法介入プロセスモデル―トップダウンのクライアント中心の作業を基盤とした介入の計画と実行のためのモデル. 日本AMPS研究会, 2014 を参考に作成〕

て新しい道具を提供したり，物理的環境調整をした場合，これをうまく使えるようになるためには使い方を学習してもらう必要があります。クライエントの学習が進むように，作業療法士が教育を行うことがあります。また，社会的環境調整においても，家族や関係者への教育が必要になります。

　教育は，学習者が誰かによって，どのように行われるかが決まります。フィッシャーは表4-1に示す教育原則を提案しています[*3]。

*3 Fisher AG(著)，齋藤さわ子，他(監訳)：作業療法介入プロセスモデル―トップダウンのクライアント中心の作業を基盤とした介入の計画と実行のためのモデル．日本AMPS研究会，2014(原著名は本書194頁に記載あり)

2　作業技能の習得

　お茶を入れる，電話するなどは，社会と文化の中で生活することによって習得した作業技能です。どのように行うかは，その時代のその文化によって違います。職場の昼休憩で番茶を入れるのと，大事なお客様のために高級玉露を入れるのとでは違います。茶道でお茶をたてるときも違うし，茶道の流派によっても違います。煎茶道というのもあります。「おいしくお茶を飲む」という目的は同じでも，お茶の入れ方は，それぞれの流儀を習わなければできません。その場で習得できるものもあれば，修業を続けて資格が取れるようになっているものもあります。さらに，その時その場所にいる相手によっても，どのように行うのが「正しい」かが変わってきます。普通の緑茶を入れる時でさえ，初めて一緒にお茶を入れる人が急須に入れるお茶の量を見て，「それしかいれないの？」とか「えーっそんなに入れるの！」と思うことがあります。若い頃，複数の人にお茶を出す時には，均等な濃さになるように，順番に湯飲みの途中まで入れたら，逆順に残りを入れるよう教わりました。でも，「私，薄いのがいい」とか「最後の私ね」などと言う人がいたら，一巡で入れることになるでしょう[*4]。

　筆者の記憶にある最初の電話は，ダイヤルを回すものでした。0や9の番号があると，回してから次の番号を回すまでダイヤルが戻るのを待たなければなりませんでした。それからプッシュホンになりました。そして携帯電話が登場しました。昨年スマートフォンを購入しましたが，2日くらい電話に出ることができませんでした。電話をかける時は画面に触れればよいのでできましたが，電話がかかってきたら「応答」というところを指で触りながら横に指を動かさなければならなかった[*5]のです。これは筆者にとっては新しい技能でした。筆者の能力が衰えたから電話に出ることができなかったの

*4 最初に入れたお茶は薄くて，最後に入れたお茶は濃いという場合にそうなります。

*5 この操作は「スライド」と呼ばれるそうです。

ではありません。新しい道具が新しい技能を要求し，その技能を筆者が習得していなかったからできなかったのです。筆者は今この原稿を新しいノートパソコンで書いています。画面に触れることで，文字の大きさを変えたり，ページを変えたりできます。慣れてきたら便利だと思えるようになりました。ところが，職場のデスクトップパソコンの画面にも触れてしまいます。こちらはマウスで操作しないと，文字の大きさもページも変わりません。これは，筆者の機能が衰えたからではありません。2種類のパソコンを使う技能を習得するプロセスにいるのです。

　日常の私たちの作業がうまくできるかどうか，つまり作業技能が高いか，低いかは，人と環境と作業の相互作用の結果生じるのです。病気になったり，心身機能障害を持ったりすると，自分の状態（人）が変わり，使う道具などの環境が変わり，何をするかという作業も変わる場合があります。筆者の母は，16年前に交通事故で両大腿骨を骨折し，歩行器を使っています。転倒などにより，時々寝たきりになります。入院することもありましたが，ほとんどの場合，2～4週間の寝たきりの生活をすると痛みが軽減するので，元の生活に戻ることができます[6]。介護保険申請時には要介護2でしたが，その後は要介護1と要支援の間を行ったりきたりしています。寝たきり生活では，新しい作業技能を習得しなければなりません。寝たままで，歯を磨き，食事を取り，排泄をします。排泄は，おむつの尿パッドを交換することもあるし，差し込み便器を使うこともあります。必要な物を手の届く所に置いておけば，安全に自立してできます。介助者である筆者も新しい作業技能を習得する必要があります。仕事と介護の時間的バランスを考え，介助手順を明確にします。ポイントは，両者にとって身体的努力が少なく，効率的

*6　入院を勧める医療職は多いのですが，入院すると介助者にとって効率的なやり方で介助され，当事者の作業が奪われてしまいます。一方，訪問介護では，利用者が主張するサービスを受けることができる可能性が高まります。

表4-2　寝たきりの人が歯を磨く時の作業遂行の例

工程	介助者が行うこと	要介助者が行うこと
準備	洗面器，水を入れストローをさしたコップ，ペーストを付けた歯ブラシを運ぶ	顔の横にタオルを広げて待つ
歯磨き	洗面器を顔の横のタオルの上にセットし，歯ブラシを渡す	歯を磨く
うがい	歯ブラシを受け取り，水とストローの入ったコップを渡す 濡れタオルを用意する	コップを持ち，うがいをした後の水を，洗面器に向かって吐き出す。これを繰り返す
顔を拭く	洗面器，ストローの入ったコップを受け取る 濡れタオルを渡す	洗面器の下のタオルで口の周りを拭く 濡れタオルで顔を拭く
片付け	使った物を洗い，元あった場所に戻す	濡れタオルをベッド柵にかける

に行うことです。慣れてくると，どこに何を置くか，どの順序で，どのタイミングで行うかが明確になってきます。歯を磨く例を表4-2に示しました。

慣れた介助者が不在で訪問介護サービスを利用する際には，慣れた介助方法を伝えることで，クライエントは慣れた作業を継続でき，介護士も少ない身体的努力で効率的に介護ができます。介護士に慣れた介助方法を伝える際に使った資料の例を図4-1に示します。

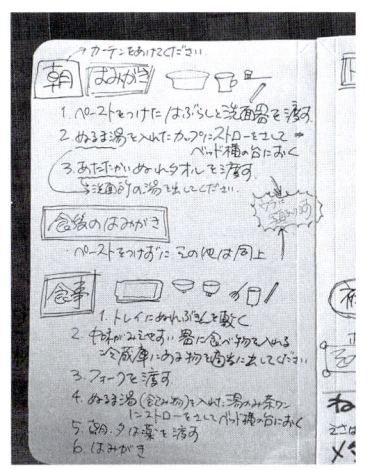

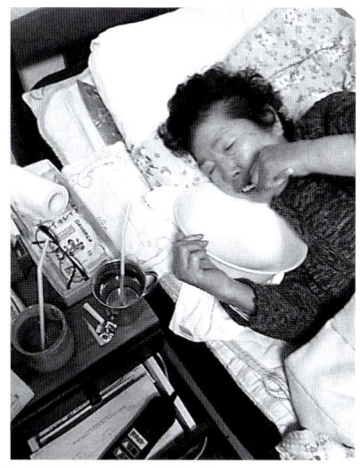

図 4-1　介助方法を訪問介護士に伝達する際に使った資料

どんなにベテランの介護士でも，最初から意思のある利用者が満足するような方法で介助を行うことはできないでしょう。それぞれの家にある物が違い，利用者が介助を必要とする作業の形態や意味が異なるからです。介助を作業という視点から考えると，介助される側とする側[*7]それぞれが，作業技能を習得しなければならないことがわかります。

3　運動技能の習得と認知的アプローチ

認知的アプローチとは，考えることを重視する方法です。当事者自らが考えるという点では，認知行動療法も認知的アプローチに含まれます。数学や言語の学習では認知機能を使いますが，自転車の乗り方やダンスの学習では，それほど認知機能に注目しません。運動学習は，運動することで学習できると考えられていたからです。

*7　介助される側だけでなく，介助する側もクライエントになる可能性があります。あるいは，介助者だけが作業療法サービスを必要とするクライエントである場合もあります。介助者がクライエントになる場合，この作業療法介入は習得モデルも用いたことになります。介助される人だけをクライエントとしてみると，介助者に教育し接し方を変えてもらうことは，クライエントの環境を変えることになるので，代償モデルを用いたことになります。

しかし，本人が自分で考えて行うことで，作業ができるようになることがわかってきました。COPM 開発メンバーで，「続・作業療法の視点」の編著者でもあるヘレン・ポラタイコは，「日常作業遂行のための認知的オリエンテーション（The Cognitive Orientation to daily Occupational Performance；CO-OP，コアップ）を開発しました[8]。CO-OP は，2013 年 11 月に日本でも講習会が始まり，世界各地で講習会が開かれています。

生体力学的治療法[9] や神経発達学的治療法[10] などは，心身機能を改善するための方法です。CO-OP は心身機能ではなく，遂行技能を改善するための方法です。CO-OP は最初，発達性協調運動障害（developmental coordination disorder；DCD）と呼ばれる知的障害のない不器用な子どもたちのために開発され，研究により効果が検証されています[11]。セラピストが教えるよりも，子どもが自分で考えて（認知機能を使って）取り組んでいくほうが，効果があったのです。その後，CO-OP は DCD 以外のクライエントに対しても使われるようになりました。脳卒中や頭部外傷の成人も，CO-OP の対象となり，効果が報告されています[12]。

CO-OP の目標は，技能の獲得，ストラテジーの使用，転移，一般化です。できるようになりたい作業技能を獲得する時に，ストラテジーを使うことで，技能とストラテジーの両方を習得することができます。ストラテジーは，作業療法士がいない場所でも使えるし，他の作業技能を獲得する時にも使えるので，学習の転移と一般化[13] が起こるのです。ストラテジーには，共通に使うことができるグローバルストラテジー[14] と，できるようになりたい作業技能や状況によって変わる領域特異的ストラテジーがあります。

グローバルストラテジーは，クライエントが目標を決め（ゴール），計画し（プラン），実行して（ドゥ），うまくできたかどうかを評価（チェック）する方法です（**表 4-3**）。CO-OP アプローチが成功すると，クライエントは，ゴール・プラン・ドゥ・チェックという言葉を使いながら，できるようになりたいことを探し，プランを立ててやってみて，結果をみてプランを変えてやってみる，というように自分自身でどんどん学習を進めていくことができるようになります。

領域特異的ストラテジーは，クライエントが自分で決めたゴールを達成するための具体的な方法です（**表 4-4**）。COPM でクライエントができるようになりたい作業がわかったら，クライエントがゴールを決めます。そしてプランの段階で，クライエントに実際に

---

[8] Polatajko HJ, et al：Enabling Occupation in Children：The Cognitive Orientation to daily Occupational Performance (CO-OP) Approach. ON, CAOT, Ottawa, 2004

[9] 生体力学的治療法には，筋力増強や関節可動域（ROM）拡大のために，活動を段階付けていくといった例があります。

[10] 神経発達学的治療法には，正常発達における中枢神経系の発達機序に沿って，脳性麻痺や脳卒中の機能回復を促進するといった例があります。

[11] Miller LT, et al：A pilot trial of a cognitive treatment for children with developmental coordination disorder. Hum Mov Sci 20：183-210, 2001

[12] Polatajko HJ, et al：Pilot randomized controlled trial investigating cognitive strategy use to improve goal performance after stroke. Am J Occup Ther 66：104-109, 2012
Henshaw E, et al：Cognitive approach to improving participation after stroke：Two case studies. Am J Occup Ther 65：55-63, 2011
Dawson DR, et al：Using the Cognitive Orientation to Occupational Performance (CO-OP) with adults with executive dysfunction following traumatic brain injury. Can J Occup Ther 76：115-127, 2009

[13] 転移（transfer）とは，習得した技能を別の場所でも使えるようになることです。一般化（generalization）とは，別の道具や別の課題を行う時にも，習得した技能を使えるようになることです。

表 4-3　CO-OP のグローバルストラテジー

	クライエント	作業療法士
ゴール	自分ができるようになりたいことを決める 例：（両端を持って縄を回す人がいる時）縄跳びを跳ぶ	COPM で挙がった問題から，具体的に何ができるようになりたいか聞く
プラン	ゴール達成のための計画を立てる 例：セラピストの質問に答えながら，「真ん中を飛ぶ」ことにする	実際にやってみてもらったり，質問したりして，ゴール達成のために何をするか聞く 例：「（端と端を指して）縄はここからここまであるけど，あなたはどこを跳んだ？」「（前方を指したら）他に跳べる場所はある？」「（真ん中と言ったら）真ん中を跳んでみてくれる？」
ドゥ	やってみる 例：真ん中を跳ぼうとする	観察して遂行分析をする 例：真ん中からジャンプして前方に着地する時に足が縄に引っかかるのを観察する
チェック	プランが成功したか評価する 例：前よりできたかどうか，うまく跳べたかどうかを判断する	プランの評価を聞く 例：「どうだった？」

ゴール・プラン・ドゥ・チェックを繰り返す。
〔CO-OP 講習会（2013 年 11 月 22，23 日，東京）の資料を参考に作成〕

*14　グローバルストラテジーは，GOAL-PLAN-DO-CHECK（GPDC）で，これを繰り返しながら進めていきます。

表 4-4　領域特異的ストラテジー

種類	縄跳びの例
身体の位置	縄跳びで，自分の身体を縄の真ん中に置く。両腕を身体にくっつける
行為への注意	印を付けた場所をしっかり見てジャンプする
課題調整	太い縄を使い，両脇の人はゆっくり回すようにする
知識	ジャンプの時に，膝を曲げる
動きの感じ	ジャンプの時に，身体が中心に集まるような感じがする
語呂合わせ	「（縄が決めた場所にきたら）きた，（ジャンプの時に身体の中心に力を入れて）きゅっ，（足を床に下ろす時に）とん」

〔CO-OP 講習会（2013 年 11 月 22，23 日，東京）の資料を参考に作成〕

　やってみてもらって，ダイナミック遂行分析（dynamic performance analysis；DPA）を行います。作業療法士は，DPA に基づいてクライエントが有効な領域特異的ストラテジーを発見できるようにします。

　領域特異的ストラテジーには，自分の身体の位置を決めたり，どのように行うかに注意を集中させたりすることが含まれます。また，挑戦する課題を調整したり，必要な知識を明らかにします。道具を使わずに動きだけを行って，動きの感覚を身につけたり，掛け声をかけたり，語呂合わせで順序を覚えたりする方法もあります。

　作業療法士は，クライエントが領域特異的ストラテジーを発見で

きるような関わり[*15]をします（**表4-5**）。一度に一つずつ行うとか，教えずに聞くことにより，クライエントが自分自身で発見したことを積み重ねることで成功体験ができます。クライエントがうまくできるようにコーチングの技能を使ったり，現在の状況をわかりやすくする工夫も行います。また，楽しく学習できるような知恵も使います。クライエントが少しでも学習できたら，それを奨励して，さらに学習が進むようにします。

> *15 CO-OPではこれを，ガイドされた発見(guided discovery)といいます。

表4-5　CO-OPにおける作業療法士の役割：クライエントの発見を導く

原則	例
一度に一つ	情報量を絞って学習しやすくする。多いと混乱する
言わずに聞く	聞くことで，クライエントが自分で考える機会が生まれる。セラピストが教えてしまうと，クライエントを受け身にしてしまう
調整しないでコーチする	クライエントが自分でやってみることを奨励する。セラピストが環境を調整してしまうと，セラピストがいなければできなくなってしまう
分かりやすくする	何が起こったか，これから何をするかを言葉にしたり，書き示したり，見えるようにする

〔CO-OP講習会（2013年11月22,23日，東京）の資料を参考に作成〕

4　事例：一人暮らしのための掃除と料理

　幼い頃から障害児として，保護的環境で生活してきた青年が，大学進学のために一人暮らしをするという目標に関わった事例を紹介します。

a　クライエント中心の遂行文脈

　Bさんは19歳の男性で，自宅で両親と3人で暮らしている。近所には祖父母と叔母が暮らしており，協力は得られやすい。大学生の兄は遠方で暮らしている[*16]。Bさんは，低出生体重児として生まれ，生後すぐに脳性麻痺と診断された。療育手帳を取得し，両親，兄弟の支援を受けて地域の幼稚園，小中学校に通った。その間，リハビリテーションセンターや診療所で，作業療法，理学療法，言語療法を行ってきた。小学校を卒業した際にリハビリテーションは終了したが，高校入学を機に将来の生活を考え，準備するための支援を受けたいという希望で作業療法を再開した。現在，日中は地域の作業所に通い，夜間は定時制高校に通っている。作業所では，絵画などの芸術的活動と作業所の道具や材料の発注と管理の手伝いをしていた。高校は隣町にあり，電動車いすで鉄道を利用して一人で通

> *16 幼少期の社会的側面は，家族に限定されます。しかし，時間的側面を同時に考えると，社会的側面が成長とともに変化していることがわかります。

学している。勉強は嫌いではないが，特に興味のある科目はない。クラブ活動はしておらず，友人もいなかった。また，Bさんは幼稚園の頃に，機能訓練の目的で水泳を習い始め，現在も続けている。両親はBさんに障害があることを理由に，困難な作業には挑戦させないようにしてきた。作業療法再開後，Bさんは車いすマラソンや英会話などに興味を持ち始め，少しずつ取り組み始めていた[*17]。

定時制高校の4年目を迎え，Bさんは高校卒業後の進路について，自宅で暮らしながら作業所への通所を継続するか，それ以外の進路を選ぶのか迷っていた。そんな中，ピアカウンセリングの研修会である人と知り合い，その人の経験やアドバイスに共感し，自らも福祉系の大学に進学することを決意した[*18]。ただし，希望する大学は県外にあるため，Bさんは一人暮らしをしなければならない。そこで，Bさんと家族と作業療法士で，大学に通いながら一人暮らしをするための準備に取り組むことになった。

b 作業遂行上の強みと問題の明確化

Bさんと母親に，日常生活について話を聞いた。Bさんは，更衣，排泄，食事などのセルフケアは自立していた。しかし，入浴時に身体を洗うことや浴槽への出入りは父親の援助を受けていた。食事の用意，掃除，洗濯など，家事をした経験がなく，全てを母親に頼ってきた。Bさんは，「ヘルパー制度を使うつもりだが，全てをヘルパーに頼るわけにはいかないので，簡単な家事は自分でしなければならないでしょう」と語った。しかし，その一方で，今まで経験したことのない一人暮らしや家事について強い不安を感じていた。また，母親も「県外の大学に行くなんて，考えたこともなくて……，今まで何もさせていないので……できるかどうか心配です」と語り，状況に応じて自分が付き添う覚悟でいるとのことだった。

Bさんは，自宅内では伝い歩きといざり歩行で移動しており，屋外は電動車いすを使用していた。電動車いすが利用できる部屋を契約し，大学までは電車を利用して通学する予定だった。現在，隣町の高校まで電動車いすで電車を使って通学していること，数名の仲間と旅行に行った経験があったことから，Bさんは電車を使った通学や外出は一人でできると考えていた。

COPMを用いて，Bさんができるようになればよいと思う作業について聞いたところ「一人暮らしをする」と「簡単な食事の準備」，「掃除機をかけること」が挙がり，全ての作業の重要度は10だった。各課題の遂行度，満足度を**表4-6**に示した。

[*17] このように，発達過程の中でどの作業をどのように行ってきたかは，課題的側面と時間的側面を同時に考えていることになります。

[*18] ピアカウンセリングで出会った人が，大学進学を決意させたことから，Bさんの動機的側面には社会的環境の影響が大きいのではないかと推測できます。

表 4-6　Bさんの初回 COPM の結果

作業の問題	重要度	遂行度 1	満足度 1
一人暮らしをする	10	3	3
掃除機をかける	10	3	2
簡単な料理をする	10	2	2

遂行スコア：8/3 = 2.7，満足スコア：7/3 = 2.3

c クライエントの課題遂行を観察し，遂行分析を実施する

　Bさんの作業遂行の問題を明らかにするために，AMPSを用いてクリニックの台所で「鍋で作るインスタント麺類」と「掃除機をかける―軽めの家具を動かす」を実施しているところを観察評価した。ただしBさんは，これらの課題を実施した経験がなかったので，道具や方法を確認しながら，1回ずつ練習した後にAMPS観察を実施した。

d クライエントが効果的に遂行した/しなかった行為の明確化

　Bさんは，「鍋でインスタント麺を作る」と「掃除機をかける（軽めの家具を動かす）」という二つの課題を自立して行うことができた。しかし，床の掃除機や棚に置かれた鍋に身体をかがめて手を伸ばし，持ち上げることに努力が必要だったり，物と自分の位置が遠すぎるなど，中程度の身体的努力の増大がみられた。また，掃除機のコードが絡まって掃除機をかける行為が度々中断したり，インスタント麺の説明書きを何度も読んで作業遂行全体に時間がかかるなど，効率性にも中等度の低下があった。さらに，掃除機のコードやホースを車いすで踏んでしまい，これを繰り返せば掃除機を破損させる危険性があった[19]。

「掃除機をかける―軽めの家具を動かす」という課題の観察結果

　Bさんは，掃除機をかける際に，掃除機のコードが絡まっていくことに気付くのが遅れ，コードが車いすに引っかかったため，掃除機をかけることを何度も中断した。掃除機のコードやホースを車いすで踏みつけていることに気付かなかった（Organizes, Notices/Responces, Continues）。また，掃除機の本体を支えたり，掃除機のホースやコンセントを扱う際に，車いすを適切に

> *19　初回のAMPS観察の記載が，作業療法介入前のベースラインになります。観察した課題を自立して行えたが，中度の身体的努力の増大と効率性の低下があり，軽度の危険があったというのが，Bさんのベースラインです。
> 　課題ごとにベースラインを書くこともできます。

位置付けることが難しく，何度もやり直した(Handles, Positions, Continues)。床にある掃除機のホースやコードに身体をかがめて手を伸ばし，持ち上げるのがとても大変そうだった(Bends, Reaches, Lifts)。さらに，掃除機をかける際，同じ場所を行ったり来たりしたり，止まったり，バラバラにかけたために，部分的にしか掃除機をかけず，部屋全体が綺麗にならなかった(Continues, Sequences, Terminates, Heeds)。以上のような問題を防ぐことができず，繰り返した結果，掃除機をかける課題全体に時間がかかった(Accommodates, Benefits, Paces)。

「鍋で作るインスタント麺類」という課題の観察結果

Bさんは，低い位置に置かれた鍋や丼に身体をかがめて，手を伸ばすことに努力が必要だった(Bends, Reaches)。鍋に水を入れるために，流しに手をついてゆっくり立ち上がり，立位の間ずっと片方の手をついて，流しにもたれかかっていた(Stabilizes, Bends, Aligns)。ラーメンの袋を開ける際に，手の力が弱く，手の中での操作がぎこちなかった。また，はさみで切った際に勢いあまって小袋の小片が飛んだ(Manipulates, Coordinates, Calibrates)。ラーメンを混ぜる際の手首の動きがぎこちなく，鍋にラーメンを注ぐ際に，鍋を持ち上げるのが大変そうで，勢いあまってテーブルに少しこぼれた(Flows, Lifts, Calibrates)。さらに，袋に書いてある説明書きを何度も読み直し，かなり長い間読んでいたために，課題全体に時間がかかった(Inquires, Paces)。以上の問題を防ぐことができず，問題を繰り返した(Accommodates, Benefits)。

　以上の採点結果をAMPSコンピュータソフトに入力した結果，Bさんの運動能力測定値は0.52ロジット，プロセス能力測定値は0.42ロジットだった。両方ともに，カットオフ値(運動能力測定値2.0，プロセス能力測定値1.0)よりも低い結果となった。

e 原因の明確化と解釈

　Bさんの作業遂行の問題を引き起こす要因には，人と環境の要因が考えられる。まず人の要因として，Bさんには，脳性麻痺(四肢麻痺)による体幹，下肢の筋力低下があり，それが床の物に身体をかがめて手を伸ばしたり，立位での行為を妨げる原因になっていると予測された。また，上肢・手指には，軽度の筋力低下と可動域制

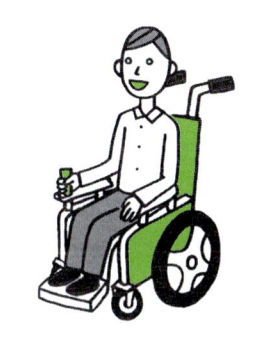

限と巧緻性低下がみられ，それが物を持ち上げたり，手の中で物を操作したり，力を加減することに影響していた。さらにBさんは，脳性麻痺という障害があることで様々な作業に挑戦する機会を制限され，両親に多くの援助を受けながら日常生活を送ってきた。そのため，掃除機をかける課題や，簡単な料理をするといった日常生活課題を実施した経験がなく，なじみのない作業だった．これが，ラーメンの説明書きをずっと読み続けたり，掃除機をばらばらな順序で，かつ部分的にしかかけないといった問題を引き起こした要因であると考えられた。最後に，環境の要因としては，クリニックの台所がBさんにとってなじみのない環境であったこと，掃除機，台所の流し台やテーブルの高さ，道具の配置など，課題を行った環境や道具がBさんにとって不適切だったことが作業遂行の問題を招く要因だったと考えられる。

f 作業の目標の決定

　AMPSの結果をBさんと母親に説明し，今後の目標について話し合った[20]。その結果，家族から離れて一人暮らしをする際に，毎日の朝食と休日の昼食の準備ができるようになることと，1週間に1回，自分で部屋の掃除ができるようになることを目標とした。

g 介入モデルの選択と介入計画の立案

　大学での日々の学習の妨げにならないよう効率よく家事をする方法を検討する必要があり，しかも作業療法が実施できる期間は約3週間であった。そこで，遂行に必要な技能向上に向け，Bさんに適した道具・空間・遂行方法を提案しBさんとともに検討し（代償モデル），繰り返し練習をすることにした（習得モデル）[21]。また，練習後，一人暮らしに必要な道具を含めた環境調整についてBさんと母親と話し合い確認することにした（代償モデル）。

　具体的な介入内容は，まず一つ目はコードレスの軽い掃除機を購入して，掃除機をかける課題を繰り返し練習する。二つ目は，一人暮らしで実際に行うであろう簡単で便利な料理（インスタントラーメンを作る，ご飯を炊く，レトルト食品を温める，トーストと簡単なグリーンサラダを作る）を繰り返し練習する。また，料理に関しては必要な自助具や環境調整を，練習と同時並行で検討することとした。全ての料理練習において，準備から後片付けまでを一連の作業として実施することにした。

---

[20] ここでの協働には，Bさんと作業療法士の他に母親も加わります。このように，関係者も巻き込んでいくことも作業療法士が持つべき技能の一つです。

[21] 技能を短期に効果的に向上させるため，この事例のように，習得モデルを単独で用いるのではなく，代償モデルを併用する必要があることはよくあります。さらにこの事例のように，ある環境で習得された技能が，実際に遂行される別の環境でも発揮されるように，再調整（代償モデル）が行われることもあります。

h 介入の実行

引っ越しまでの3週間で6回の作業療法を実施し，そのうち5回の作業療法において掃除と料理の遂行練習をした．そして，作業療法で練習したことを自宅でも繰り返し練習することにした．まず1回目は，コードレスの掃除機を用意し，スイッチの入れ方，充電の仕方，ごみの捨て方などを確認し，実際に車いすを使用して掃除機をかけた[*22]．2回目以降はできるだけ作業療法士は援助しないで，自ら掃除機をかけてもらった．3回目では，Bさん自ら買い物に行き，レトルト食品の中から「中華丼」を選んで購入し，クリニックに持参した．米をとぎ，炊飯器でご飯を炊き，鍋でレトルト食品を温めた．米のとぎ方，水の量，スイッチ操作など炊飯器の使い方について確認した．またレトルトを温める際にはタイマーを用いて時間を計り，お湯から食品を取り出す際にトングを利用することにした．食材や鍋などの道具を手の届く範囲に配置することも確認した．その後，自宅でも米をとぎ，ご飯を炊く練習を実施した．4回目では，AMPS課題で実施したインスタントラーメン作りを再度実施した．タイマーを利用し，時間を計って実施した．ラーメンの種類によって作り方が違うために，説明書で確認しながら実施した．5回目は，朝食の準備として，トーストとグリーンサラダを作った．材料はBさんが自ら買い物に行き，食べたい野菜を購入した（レタス，プチトマト，ブロッコリー，ハムなど）．野菜は水で洗い，手でちぎるなど，包丁を使わない方法で実施した．ブロッコリーはラップを使って電子レンジでボイルした．自宅では，朝食のパンを自分で焼くことにした．最後の6回目では，Bさん，母親，作業療法士でアパートの環境について話し合った．その結果，アパートの台所では，頻繁に使う道具や材料は座位で手の届く位置に置くことにした．また，練習した際に用いたコードレスの掃除機，トング，タイマーなどを準備することを確認した．

> *22　コードレスの掃除機を用意することは代償モデルで，コードレスの掃除機を使う練習をするのは習得モデルです．

i 再評価

初回AMPS実施から3週間後に，初回と同じ課題で再評価を実施した（「鍋で作るインスタント麺類」，「掃除機をかける―軽めの家具を動かす[*23]」）．

Bさんは2課題の実施において援助の必要性はなく，自立して安全に行うことができた．ただし，立位で行為する際にカウンターに持続的にもたれ，鍋を持ち上げるのが大変そうで，ラーメンを混ぜ

> *23　Bさんはコードレスの掃除機で練習しましたが，標準化された方法でAMPSを実施するためには，AMPS課題リストから観察する課題を選ばなければなりません．現在のAMPS課題の基準では，コードレスの掃除機の使用が含まれていないので，コードのある一般的な掃除機をかけるところを観察しました．掃除機にコードがあるかないかによって課題難易度が変わってしまうからです．

るのがぎこちないなど，中等度の身体的努力の増大がみられた。また，時々ラーメンの説明書きを見るなど，軽度の効率性低下がみられた[*24]。

初回評価と比べて改善した点は，掃除機の課題では，床の掃除機やコードに身体をかがめて手を伸ばすことへの努力が減少した。また，時々コードが車いすに絡まる程度で，踏みつける場面はみられなかった。部屋の隅まで順序よく掃除機をかけ，部屋全体を綺麗にすることができた。

インスタントラーメンの課題では，いくつかの調理を経験したことで，課題全体のペースが速くなり，時間の配分（始めること，順序よくすること，終わること）が適切になった。しかし，鍋を持ち上げるのが大変そうで，時々ラーメンの説明書きを見たために，課題が中断した。

運動能力測定値は0.88ロジット（0.52から1.40ロジットへ）向上し，プロセス能力測定値は0.48ロジット（0.42から0.90ロジットへ）向上した。AMPSでは，初回と再評価の差が0.3ロジット以上0.5ロジット未満であれば臨床的変化がある可能性があるとし，0.5ロジット以上の差があれば統計的にも臨床的にも有意な変化があるとされている。Bさんの場合，運動能力測定値の差は0.88ロジットで統計的に有意な変化が，プロセス能力測定値の差は0.48ロジットで臨床的に有意な変化が生じたことが明らかになった。しかも，プロセス能力測定値は，地域で自立して生活できる指標となるカットオフ値（1ロジット）に近い値となり，ヘルパーに軽度の援助を受けながら一人暮らしできるレベルに到達した。

以上の結果を，Bさんと母親に説明した。掃除や料理の練習をしたことで，Bさんも母親も一人暮らしの不安が減り，一人で暮らせるレベルに近づいたことで自信がついたと話した。COPMの再評価では，「一人暮らしをする」の遂行度は3から5へ，満足度は3から5へ変化し，「簡単な食事の準備」の遂行度は3から5へ，満足度は2から6へ変化し，「掃除機をかける」の遂行度は2から6へ，満足度は2から6へ変化した（表4-7）。その約1週間後に，Bさんは他県へと引っ越していった。

Bさんが他県での一人暮らしを開始して約3カ月が経過した。現在Bさんは，平日は入浴介助と家事援助，土日は入浴介助のみ，ヘルパーの援助を受けて大学に通っている。朝食は自分でパンとコーヒーなどを用意している。平日の昼食は大学の食堂を利用しているが，休日の昼食と夕食は近所のスーパーで買い物をして，自分

[*24] AMPS再評価の結果を，作業療法介入前のベースラインと比較すると，安全性と効率性が改善したことがわかりました。

で作るようにしている。近くの商店街でお総菜を買ってくることもある。掃除機はできるだけ1週間に1回かけるようにしているが，時々ヘルパーさんに頼むこともある。洗濯にも挑戦し，一連の作業を一人で行うことができた。友人もでき，友人と夕食やカラオケに行くこともある。大学の授業は厳しくレポート提出も多いが，楽しく充実した大学生活を送っているとのことだった。再度，COPMを実施したところ「一人暮らし」の遂行度は7，満足度は8，「簡単な食事の準備」の遂行度は8，満足度は9，「掃除機をかける」の遂行度は6，満足度8となった（表4-7）。Bさんは「掃除や料理の練習をしたことは，一人暮らしの準備に役立った。やる前からだめだと思わずやってみることが大切だと思ったし，できないことは工夫すればよいとわかった。今では色々なことに自分で対応できるようになったと思う」と語った。

表4-7　BさんのCOPMの再評価の結果

作業の問題	遂行度1→2→3	満足度1→2→3
一人暮らしをする	3→5→7	3→5→8
簡単な食事の準備	3→5→8	2→6→9
掃除機をかける	2→6→6	2→6→8

遂行スコア1：2.6，満足スコア1：2.3
遂行スコア2：5.3，満足スコア2：5.7
遂行スコア3：7.0，満足スコア3：8.3

j 考察

　両親から多くの援助を受け，自己主張の少ないBさんが，両親から離れて一人暮らしをしながら遠方の大学に通うことを決意した。作業療法士は，Bさんが一人暮らしできるようになるために，Bさん，家族とともに取り組むことを決めた。まずは，COPMを用いてBさんとともに一人暮らしに必要な作業を考え，次にAMPSを用いて作業遂行能力を評価した。これにより，3週間という短い期間で，Bさんがより効率よく，楽に，安全に一人暮らしできるための準備として何をすべきかが明らかになり，Bさんと家族に具体的に示すことができた。

　AMPSで明らかになった問題のある行為が生じた主な原因の一つは，作業経験の不足であると考えられた。Bさんの運動とプロセス能力測定値は0.0ロジット以上であったため，習得モデルの効果が期待できることが予測された。そこで，今回は習得モデルを用い，掃除や料理といった課題を繰り返し練習することでBさんの

作業技能の向上を試みた。学習に関する一連の研究によると，繰り返し練習する際には，自然な環境で[*25]，実物を用いた[*26]，目的志向的な課題[*27]のほうがより効果的な結果を導くことが報告されている。Bさんの場合，限られた介入期間で（全6回），より楽に作業できる方法を習得する必要があった。効果的に作業療法を進めるため，大学生活において家事に費やす時間は限られていることを考慮し，掃除に関しては，あらかじめコードレス掃除機を提案してから練習をすることにした。料理においては，まず，Bさんが一人暮らしで実施可能なメニューを考え，その料理を作業療法室で練習しながら本人に適した道具や方法を提案し，自宅でも繰り返し練習することにした。自宅で繰り返し練習するには，家族の協力が不可欠であった。両親は，最初はBさんの一人暮らしに大きな不安を抱いていたが，熱心に取り組む姿を認め，Bさんの最大の支援者として協力してくれた[*28]。

以上の取り組みによって，Bさんはある程度の準備をして一人暮らしを始めることになった。さらに，実際の生活の中で掃除や料理という作業を繰り返し行ったことで，より作業技能が向上し，遂行度や満足度を高めたと考えられる。「やる前からだめだと思わず，やってみることが大切」というBさんの言葉通り，作業をすること，作業をし続けることで人の作業技能が向上することが示された。

[*25] Ma HI, et al：The effect of context on skill acquisition and transfer. Am J Occup Ther 53：138-144, 1999

[*26] Wu C, et al：A kinematic study of contextual effects on reaching performance in persons with and without stroke：influences of object availability. Arch Phys Med Rehabil 81：95-101, 2000

[*27] Trombly CA, et al：Effect of rehabilitation tasks on organization of movement after stroke. Am J Occup Ther 53：333-344, 1999

[*28] 支援する家族は，クライエント中心の遂行文脈における資源です。

第5章

回復モデル

人を変える

1 治療手段としての作業

　治療手段として作業使うことが作業療法です。治療には目的があるはずですが，医療技術が進歩することによって治療そのものが目的になってしまうことがあります。例えば，「手術は成功したが患者は死んだ」ということがあります。この場合の目的は患部の除去であり，患者の救命ではなかったのでしょう。尊厳死を望む人が増え，胃ろう造設が減少しているのは，医療の目的は救命ではなく，心身ともに良い状態としての健康（health and well being）[1]や，生命や生活の質（quality of life；QOL）[2]の向上であるという認識が広まってきたからでしょう。チューブにつながれ，意識も薄れながら，家族に負担をかけ，税金を使って，生き続けることを好ましいと思わない人は多いでしょう。倫理学では，遺伝子診断，人工授精，臓器移植など，技術だけが進歩した結果として生じる問題について議論しています[3]。出産前に遺伝子診断をして，胎児が病気であることがわかったので中絶する，父親の病気の遺伝子を受け継ぐことを避けるために精子バンクを利用する，第1子の治療に必要な臓器を得るために第2子を出産するなどが，正しいのか，正しくないのか，なぜそう考えられるのかが議論されます。

　作業療法を含むリハビリテーション分野においても，健康やQOLを目的とするのでしょうが，目的にかなっているとは考えられないことがあります。正常発達を促進するための訓練をしなければならないので，家族と引き離され，友達とも遊べず，セラピストの指示に従って動かなければならない子どもにとっての健康やQOLとは何でしょうか。「リハビリテーション」をするために，退院しないとか，就職しないという期間が長く続く場合，「リハビリテーション」が目的になってしまうことがあります。目的が不明確なまま使われる技術がたくさんあり，技術は使われることにより進歩し，できないことができるようになります。そのため，技術の使われ方が正しいかどうか，できることをするのが正しいかどうかを常に考える必要があります。「できるADL」と「しているADL」という見方があります[4]。こうした表現の裏に「できることはしているべきだ」という意味が含まれていれば，「訓練室ではできたから，病棟でもやってください」ということになります。しかし，当事者の自律性を尊重するなら，訓練室でできたことを自分の生活で行うかどうか，当事者の意思を知ることが倫理的に正しいといえます[5]。

---

[1] WHOは，健康とは病気がないとか虚弱でないということだけではなく，身体的，精神的，社会的に良い状態（well being）であるとしています。この定義は1946年に提案されてから改定されていません。

[2] QOLは，極めてあいまいな用語です。そもそも質が量と違う点は比較できないことです。それなのに，QOLが高いか低いかなどといって，質を比べようとすることがよくあります。QOLを尺度として優劣をつけようとするなら，何を測るのかを定義する必要があります。

[3] 吉川ひろみ：保健・医療職のための生命倫理ワークブック—本当によいことなのか，もう一度考えてみよう!! 三輪書店，2008

[4] ICF（国際生活機能分類）においても能力（できる）と実行（している）という表現があります。

[5] セラピストとしての自分の行動を思い起こし，倫理概念を使って説明を試みることで，より倫理的実践を志向することができます。リハビリテーション専門職のための倫理教育教材の開発〈http://rehabrinri.tobiiro.jp/index.html〉

筆者の作業療法に対する最初の疑問は，「これが治療になるのだろうか」でした．机上に置かれた輪投げの棒に輪を通している人がいて，これが肩の関節可動域を広げ，手指のつまみ離しの随意運動を促進すると学びました．その方は後縦靱帯骨化症があったことを知らずに自転車で転倒して入院していました．監視付きで杖歩行ができるようになった頃，その方が言いました．「理学療法は，歩けるようになるから励みになる．作業療法は，変化がないから忍耐力がつく」．私はこれではだめだなと思いました．

　太柄のペンで原稿用紙1枚分名前を書いてもらい，筆者も同じことをして時間を比較しました．その方には定期的に書いてもらって，時間が短縮したか，文字の読みやすさはどうかを一緒に確認しました．作業療法で変化が起こることのエビデンスを共有しようとしたのです．ソーシャルワーカーと一緒に職場の方とも話しました．その時にも原稿用紙に書かれた文字を見せ，事務職としての復帰の可能性を判断してもらいました．実際にはその方は管理職だったので，自分で文書を作成するよりも部下の書いた文書を読んで押印したり，会議に出席したりすることが主な仕事だということがわかりました．そして，復職のための大きなバリアは，建物内での移動でした．さらに車の運転ができないと通勤できないこともわかりました．復職という目的のための手段は，環境調整と移動方法の変更だったのです．筆者は，担当の理学療法士にこのことを話し，監視歩行を止めて，復職のために車いすを使う練習をしてほしいと言いました．しかし，30年前のその理学療法士は，「杖歩行ができるのにしないのはもったいない」と言いました．さらに，歩行中の転倒を予防するためには監視と杖は今後も不可欠だ，と言うのです．筆者は，その理学療法の目的が復職ではなく，歩行能力の向上にあるのだと思い反発しました．夫の歩行を監視する必要がなければ，妻は車の免許を取りに行くことができるし，安全に仕事を遂行するためには車いすを使うほうがよいに決まっていると思ったのです．その時はもう，心身機能の回復が社会参加につながると考えてはいませんでした[*6]．

　手芸が治療になった例がありました．これも30年前の話です．その頃筆者が働いていた作業療法室では，カード織りという手芸がはやっていました．カードに毛糸を通して，カードを回しながらひもを作っていくのです（図5-1）．カードの穴へ通す糸の色を変えることで，模様が変化します．

　高齢で軽い右片麻痺の女性がいました．発症から1年以上過ぎていて，入院生活も自立していたので，その方の作業療法はカード織

*6　心身機能障害が重度であっても，十分に社会参加をしている人は大勢います．社会参加を促進する強力な要因は，物理的および社会的環境，制度です．

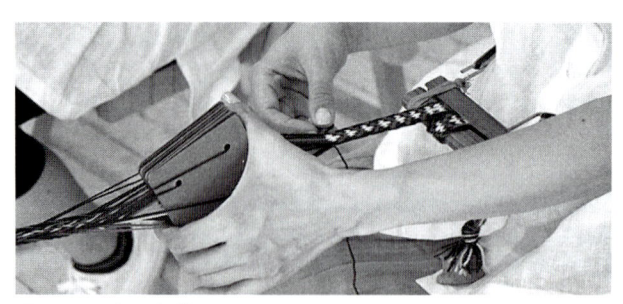

図 5-1　カード織り

りになりました。作業療法士の役割は，カードに糸をセットすることと，糸がよじれたり，模様がおかしくなったときに元に戻すことでした。筆者はカード織りで右手の機能がそれほど回復するとは考えず，その方の単調な入院生活の気晴らしになればよいと考えていました。その方はカード織りをとても気に入り，様々な模様に挑戦し，友人のプレゼントにしたいと病棟でも行っていました。作業療法室では，他のクライエントの糸のゆがみを直してくれました。そしてある時，右手を回内外しながら「この手がカード織りで治ったのよ」と言いました。カード織りという作業が手の機能回復の手段になったのでした。

2　目的としての作業

　作業療法室でカード織りを行っただけでは，これほどの効果はなかったのではないかと思いました。日常生活の中で，クライエント自身が熱心に取り組んだ結果，カード織りという特定の作業技能の向上が，手の機能を向上させることにもなったのです。この方にとってカード織りという作業は，麻痺手の機能向上のための手段としての作業であるとともに，入院中の生活を構成する目的としての作業でもあったのです。

　手段としての作業(occupation as means)，目的としての作業(occupation as end)という言葉を使ったのは，キャサリン・トロンブリーでした[*7]。手段としての作業にも目的としての作業にも意味性(meaningfulness)と目的性(purposefulness)があると述べています。作業の意味性はその作業を行う動機となり，作業の目的性は作業遂行を組織化するそうです(表 5-1)。

*7　Trombly CA：Occupation：purposefulness and meaningfulness as therapeutic mechanisms. Am J Occup Ther 49, 960-972, 1995, 吉川ひろみ：作業：治療メカニズムとしての目的性と意味性. OTジャーナル 38：144-147, 2004

表 5-1 作業の意味性と目的性の例

	手段としての作業 麻痺手の機能回復の手段としてのカード織り	目的*としての作業 新しい趣味としてのカード織り
意味性	脳卒中により低下した運動機能を回復させる 治療に専念する患者役割を果たす	入院により離れている家族や友人とのつながりを感じながら作成する 入院中の生活習慣を形成する
目的性**	一模様ずつ作品を織り上げていく	贈る相手に合わせて模様を選び作品を織り上げる
焦点	身体の位置や運動パターン(麻痺手でカードをしっかり持って,手関節背屈のまま,前腕を回内外するなど)	クライエントの人生のストーリー(新しい趣味になるか,この趣味が人生に何をもたらすかなど)

＊目的は end の訳:手段の対語で,それ自身に価値があること
＊＊目的性は purposefulness の訳:行動の先にあるもので,関節運動のみを行うよりも,環境内にある物品を取るという目的(purpose)のために動いたほうが機能回復に効果的だとする研究が数多くある

　目的としての作業は,作業科学の発展と普及により一層関心が高まってきました。作業の概念が徐々に明確になり,作業を基盤とした実践(occupation-based practice),作業に焦点を当てた実践(occupation-focused practice),作業中心の実践(occupation-centred practice)といった言葉が登場しました。アン・フィッシャーは,作業を基盤とした実践と作業に焦点を当てた実践が区別されずに使われていると指摘し,これを整理しました(**表 5-2**)。そして両者とも作業を中心とした世界観を反映しているので,作業中心の実践と呼びました[*8]。

*8 Fisher AG(著),吉川ひろみ(訳):作業中心,作業基盤,作業焦点―同じか,同じだったり違ったりするのか.作業療法教育研究 13:14-36, 2013
(Fisher AG: Occupation-centred, occupation-based, occupation-focused: same, same or different? Scand J Occup Ther 20: 162-173, 2013)

表 5-2 作業を基盤とした実践と作業に焦点を当てた実践

	例
作業に焦点を当てた実践 (作業に注意を向ける)	COPM などを使って,クライエントの作業は何かを探ろうとする クライエントの作業を改善するために作業療法をする
作業を基盤とした実践 (クライエントが作業を行う)	AMPS などを使って,クライエントに作業を行ってもらって評価する 作業療法では,クライエントの生活に関係のある作業を実際に行う

〔Fisher AG:Occupation-centred, occupation-based, occupation-focused: same, same or different? Scand J Occup Ther 20: 162-173, 2013, Fisher AG(著),吉川ひろみ(訳):作業中心,作業基盤,作業焦点―同じか,同じだったり違ったりするのか.作業療法教育研究 13:14-36, 2013 を参考に作成〕

　クライエントの人生と関係がないことは,作業ではありません。ほとんどの成人にとって,ペグボードや輪投げをすることは作業ではありません。カード織りをしたくもないし,する必要もない人にとって,カード織りは作業ではありません。こうした作業に対する

作業療法士の認識の変化は，作業療法士が治療目標達成のために決めた作業ではなく，クライエントにとって意味のある作業に注目することへとつながっていきました。

3 回復を促進する作業の力

　医療の中で自分の居場所を見つけ出そうと努力してきた作業療法士は，自分がクライエントに作業を処方しなければならないと考えていたようです。目的は，クライエントのものではなく作業療法士のものでした。現実検討能力を高めるために日記を書かせようとか，対人関係能力を高めるためにグループ内での役割をとってもらおうとか，可動域と筋力を高めるためにこの服をこの順番で着てもらおうとか，作業療法士が細かく計画できるほど，治療的な感じがしたものです。他の医療職種は患者に指示し，患者がこれに従うことを期待します。患者がしたいという作業を作業療法室で行うだけでは専門職とはいえないという作業療法士にたくさん出会ってきました。

　ところが，患者をクライエントと呼ぶようになると，クライエントの意向を医療の内容に反映させることは当たり前になってきました[*9]。作業療法界では，COPMの普及により，クライエントのしたいこと，する必要のあること，クライエントが期待されていることから作業療法を始めることで，クライエントの実際の生活の中でできることが増え，クライエントが満足することがわかってきました。さらに，CO-OPのようにクライエントがゴールを決めるだけでなく，プランも決め，やってみた結果をクライエントがチェックするという方法も成果を上げています[*10]。作業療法士の作業ではなく，クライエントが自分の作業をした時に作業の力が発揮されるのです。

　作業の力を最大化するためには，作業療法士が下手な指示やアドバイスをしないことが肝要です。クライエントが強い人なら，作業療法士の下手なアドバイスに対して，私はこのほうがよいと思う，自分のやり方でやってみるというようにクライエントの力を引き出すこともあるでしょう[*11]。しかし，治療者-患者関係など対等になりにくい状況では，作業療法士のアドバイスが想像以上にクライエントの主体性を奪い，作業の力を弱めてしまいます。クライエントの作業ができるように，作業療法士の技能を使うことが重要です。

*9　インフォームド・コンセント，患者の権利の尊重，利用者主体のサービスなどは，それまでの当事者不在の医療に対する反省から生まれたという側面もあります。

*10　CO-OP(Cognitive Orientation to daily Occupational Performance，作業遂行に対する認知オリエンテーション)。第4章を参照。

*11　クライエントのエンパワメントの程度により，作業療法士のアドバイスの影響は異なります。

4 事例：手をよくするための彫刻と背中洗い

　元々多趣味だった方で，脳卒中片麻痺となった後，手が治らなければ何もできないと言っていた事例を紹介します。

a クライエント中心の作業遂行文脈の確立

　Cさんは約3年前に右脳梗塞を発症した60代の男性である。退院後は毎週1回の頻度で外来での作業療法および理学療法を受けていた。今回，外来でのリハビリテーションが2週間に1回に減ることになり，当事業所への依頼があった。

　サービス担当者会議にてCさんに話を伺うと，脳梗塞発症から数年経っているため，本当に自分の身体がよくなるのか不安に思っており，手が良くならないと何もできないと考えていた。左片麻痺により左上肢の運動機能は低下しており，介入以前の簡易上肢機能検査(STEF)では左上肢が30点，握力5kgであった[*12]。歩行状態も不安定であり，自宅内においても杖と短下肢装具を用いている。また，身体機能の改善が思わしくないために，気分が落ち込み，何もしたくないと思うことが多々あるとのことであった。しかし，病前は竹細工や木工，プラモデル作り，魚釣り，スポーツクラブで子どもたちを指導するなど，多趣味であり，地域住民と交流の深い生活を送っていたとのことである[*13]。今後，手の動きがよくなれば，以前行っていた趣味を再開したいとも思っている[*14]。

　日常生活では，食事や整容は自立して行えているが，更衣や入浴は妻の介助が必要であった。自宅環境は2階建ての持ち家であり，同敷地内に離れがある。離れでは地域の住民と交流が持てるようにと妻と一緒に小さなカフェを営んでいる。自宅内はほとんどがフローリングであるが，部屋同士の境や玄関，浴室の入り口などには多少の段差がある。寝室は1階であり，2階に上がることはほとんどない。Cさんは妻と2人暮らしであり，身の回りの介助や家事は全て妻が担っている。やろうと思えば簡単な食事の準備はできるかもしれないが，食事の準備などは妻が行うものであると考えているため自ら行うことはない[*15]。一日のほとんどは自宅内でテレビを見て過ごしており，1日に1回は屋外に散歩に行くようにしているとのことであったが，それ以外に外出する機会は乏しいとのことであった。

▶*12　外来リハビリテーション担当者が評価した結果です。

▶*13　病前に行っていた地域活動における役割は，クライエント中心の遂行文脈の役割的側面になります。病気の発症前後で役割が変わった場合，時間的側面も加味することで，クライエントがこれまで生きてきた文脈と現在の文脈を理解することができます。

▶*14　クライエントの信念や価値観は動機的側面に含まれます。これまでの人生経験から，クライエントにはクライエントなりの物事の捉え方や問題の解決方針があるものです。

▶*15　できるけれども行わないことの理由に，文化的側面が関連している場合があります。性別や年齢によりふさわしいとされる作業が，文化によって暗黙のうちに決まっていることがあります。

b 作業遂行の強みと問題の明確化

　食事と洗顔や歯磨きなどの整容は自立して行うことができている。食事は自分で行えるが，左手で茶碗や食器を安定させて保持することや持ち上げることが難しい。着替えや入浴に関しては妻の介助を求めている。身の回りのことは自分でしたいと思ってはいるが，左上下肢の機能回復が先であると考えており，自ら積極的に取り組むことはない。

　また，Cさんにとって大切な作業を知る・探すために，介入時に「できるようになりたいことや，やりたいことは何ですか」と聞くと「左手が動くようになりたい」との返答があった。続けて「左手が動くようになったら何がしたいですか」と聞くと，Cさんより以下の作業が挙げられた（表5-3）。

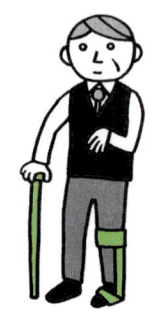

表5-3　初回評価時のCOPM

作業の問題	重要度	遂行度	満足度
物作りをしたい	10	1	1
茶碗を持って食事をしたい	10	1	1
入浴できる	9	4	3
着替えができる	8	5	4

遂行スコア：11/4 = 2.8，満足度スコア：9/4 = 2.3

c 課題遂行の観察と遂行分析

　課題観察では，上半身の整容（歯を磨く，顔を洗って拭く，ひげを剃る，髪をとかす）とシャワーを浴びるという2課題を行った。着替えに関してはシャワーを浴びるという課題の中で観察できるため，あえて上下着の着替えという課題ではなく，Cさんと話し合った上で上半身の整容課題を観察することとした。上半身の整容は自宅の洗面所で行い，シャワーを浴びる場面の観察は自宅の浴室で行った。そして，課題観察後に採点したものをコンピュータに入力し，報告書を作成した。事例のAMPS結果は，運動能力測定値1.01ロジット，プロセス能力測定値0.55ロジットであり，両技能ともカットオフ値よりも低かった。また，事例の同年代の健常者データと比較しても低い水準にあった。

d 効果的遂行と非効果的遂行の記述

　上半身の整容とシャワーを浴びるという2課題を観察したとこ

ろ，中等度の身体的努力の増大と軽度〜中等度の効率性の低下が認められた。転倒する危険や物を壊す危険性はなく，安全に自立して課題を行うことができたが，石鹸やタオルをしっかりと把持することや両手で操作すること，歯磨き粉を左手で操作して押し出すこと，ボタンを留めることが困難であった。立位時や歩行時，物を持ち運ぶ際にも不安定さが認められ，洗面台や壁に手をついてバランスを保つ場面が認められた。また，背中の一部を十分に洗うことができず，右上肢は全く洗うことができなかった。入浴後に服を着る場面では，服を空間的に整えて着ること（着衣中および着衣完了後ともに）に困難さを認めた。

e 原因の明確化と解釈

石鹸，タオル，歯磨き粉，ボタンの操作が困難な原因は左上肢・手指機能の低下によるものであると考えられた。洗体が不十分であったことや右上肢を洗うことができなかった場面に関しても，左上肢・手指機能の低下が考えられた[16]。Cさんは機能訓練に積極的ではあるが，日常生活の中では左上肢・手指を用いようとはしていなかった。そのため，右側のみでは操作が困難な場面でのみ左側を用いるだけで，日常的に物に左手を伸ばすことやしっかりと把持すること，操作する機会は乏しかった。つまり，左上肢・手指機能の低下は，異常筋緊張や運動コントロール低下など疾患に起因するものだけではなく，日常での不使用による運動コントロールや筋力の低下（または回復の未促進）も原因として考えられた。また，Cさんは作業遂行中の立位や歩行時に不安定さが認められ，その原因としては左下肢や体幹の運動機能の低下が考えられた。しかし，浴室内移動でも危険性はなく，屋内では普段は自宅内を杖と短下肢装具を使用して移動しており，杖がなくても壁や棚などを伝って歩くことができていた。座位中は不安定さを認めず，何かに持続的に寄りかかる必要もなかった。これらのことからCOPMで挙がった作業の問題を改善するにあたり，現在の生活空間では移動能力の問題に焦点化して介入する必要はないと考えられた。

f 介入モデルの選択と介入計画

COPMで挙がった作業の問題を改善することを目標に，Cさんへの介入に回復モデルを選択した。回復モデルの選択理由は，ADL運動能力測定値1.0ロジット，ADLプロセス能力測定値0.0ロジット以上であり，回復モデルが有効であると考えられたこと[17]，

---

[16] AMPS課題の観察からわかった左上肢・手指の運動機能の低下は，歯磨きチューブやボタンの操作，洗体時のタオル操作でしたが，より詳細に運動機能状態を知りたいなら，さらに評価を行ってもよいでしょう。しかし，いくら詳細に運動機能を評価しても，クライエントが生活の中で必要とする作業が，どのくらい上手にできるかは，わかりません。

[17] Fisher AG：Assessment of Motor and Process Skills. 7th ed., Three Star Press, 2010
AMPS測定値からモデルを選択する場合の目安を，第6章にも記載しています。

日常での不使用による運動機能低下（または回復が十分に促進されていない状態）の可能性が高く，使用することで回復が促進され向上が見込めること，さらに，ループ付きのタオルなどを用いること[*18]はなるべく避けたい，茶碗を左手で持ちたいとの希望が聞かれたためである。

1）直接的介入

左上肢・手指機能の回復のために，COPMで挙がった「物作り」を行うこととした。何を作るかを相談し，彫刻を行うことになった（**図5-2**）。初めは，左手で板をしっかり押さえて固定させることを意識するように促した[*19]。

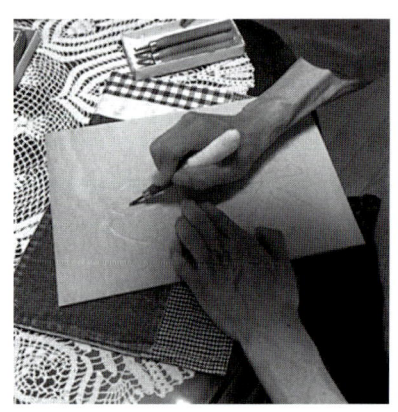

図5-2　彫刻をしている様子

入浴に関しては，ループ付きタオルは使用せず，普通のタオルの端をしっかりと左手で持ち，もう一方の端を右手で持って，両上肢の動きを合わせながら，リズミカルに背中を洗うように動かす練習を行った。タオルの持ち方を変えてみたり，力の入れ加減を工夫したり，「1，2，1，2，……」と声かけをするなど，うまくできるように，Cさんと相談しながら行った[*20]。また，左手で茶碗を持って食事をすることに関しては，ペットボトルなど実際の生活場面で使用されているつかみやすい道具や，また実際に使用されている茶碗を用いて，テーブルの上から持ち上げ保持しテーブルに置く行為を繰り返し練習した。着替えに関しては，日常で左手の使用を促進するために，まずは現在の機能で左手を動かしたり用いたりしたほうが楽にうまくできる行為から練習を始め，現在の機能を十分に使用できるよう練習を行った。その後，機能拡大を図るため，徐々に左手だけで服などを持ち上げ右手を通したり，両手で服を整えるなどの練習を行った[*21]。

---

*18　自助具を使ってできるようにすることは，代償モデルを選んだことになります。

*19　麻痺手で物を操作するのではなく，物を固定することに決めたのは，神経発達学的治療法に基づいているといえます。

*20　両側性の活動を使うことは，片麻痺によって強いられている運動の非対称性を軽減し，適切に目的指向的行為を繰り返し行うことで運動コントロールを高めようという狙いがあります。握る適切な力加減を模索することは，技能の習得とも考えられます。この場合，上肢の運動コントロール練習（回復モデル）を行うために，握り技能を獲得する必要があった（習得モデルを使用した）と考えることもできます。このように目的を達成するため，作業療法士は適時，介入モデルの使い分けをしているともいえます。

*21　作業療法士がいる時に心身機能改善を目指した作業（回復作業）を行うのは直接的介入になります。直接的介入では，何をどのように行うのが心身機能の回復に最も効果的かを，作業療法士が吟味しながら行います。

2）間接的介入

左上肢・手指機能回復のために，毎日彫刻をすること，食事の際にはできるだけ茶碗を左手で持とうとしてみること，着替えや入浴中の洗体においても左手を使うことを約束した[*22]。

3）教育

身体機能の向上を望むCさんに対して，物品を用いた作業療法が座位でのリーチやバランスによい影響を与えること[*23]や作業療法は脳卒中患者の日常生活能力を改善すること[*24]を伝え，科学的根拠を示しながら実施することで作業療法を円滑に進めることができた。作業療法を行う中で，特に毎日の生活の中で上肢・手指を用いることを強調し，自分のできる・したい作業をしている時に用いるように伝えた[*25]。Cさんは，退院後もリハビリテーション時以外にはほとんど左上肢を日常生活で用いることはなかった。そのため，筋力トレーニングとして毎日100回肩や肘を動かす運動を行うよりも，普段の生活で左上肢・手指を用いることのほうが結果的に運動の回数は増えるということを伝えることで，左上肢・手指の使用頻度が向上した。

4）課題難易度の調整

介入当初は，物に手を伸ばすこと，物を把持することや把持した物を離すことが困難であった。そのため，ペットボトルを持つことや茶碗に手を伸ばし，物を持つことから練習を始めた。当初は手を添えながら茶碗などに手を伸ばし，把持する練習を行っていたが，徐々にセラピストの介助がなくても把持することができるようになった。物作りにおいても，彫刻をする際に左上肢で板を押さえることができるようになり，その後は，Cさんの趣味の一つでもあるプラモデルの部品を両手で持って操作する練習へと移行した。

回復モデルでの介入では，COPMで挙げられた，Cさんのできるようになりたい作業を用いながら，課題の難易度を調整しつつ介入し，心身機能を上げることで，その作業参加が促されるよう狙う。回復モデルで作業を用いる際に注意しなければならないことは，多くの作業療法士が初めは作業遂行の改善を期待しながらも，そのうち基礎的な個人因子や心身機能の回復のみに焦点を当てるようになり，目標となる作業参加とのつながりを見失ってしまうことである[*26]。

[*22] 回復作業の効果を最大化するためには，作業療法士がいない日常生活において，クライエントが回復作業を行うようにしなければなりません。作業療法士がいない時にクライエントが行うようにするのは，間接的介入になります。

[*23] Dean CM, et al：Task-related training improves performance of seated reaching tasks after stroke：a randomized controlled trial. Stroke 28：722-728, 1997

[*24] Steultjens EM, et al：Occupational therapy for stroke patients, a systematic review. Stroke 34：676-687, 2003

[*25] 作業療法士が持っている知識を提供するなどの教育が，回復作業の効果を高める場合があります。クライエントが納得した上で，回復作業に取り組むようになるからです。

[*26] 日本でも，作業の目標さえ忘れなければ，心身機能訓練や動作訓練を作業療法士が行うことが正統だと考える人が大勢います。しかし，回復モデルで作業を用いる際には，決して，Cさんの生活に関係のない作業を行うことはありません。作業療法士が心身機能の向上のみに着目することもありません。

g 作業療法経過のまとめ

3カ月間，週1回の訪問にて作業療法介入を行った。作業療法経過は次の通りであった（表5-4）。

表5-4　作業療法経過

主な介入内容	1カ月目	2カ月目	3カ月目
物を持つ練習 （ペットボトル，茶碗）	○	○	
着替えの練習	○	○	
洗体の練習	○	○	
物作り（彫刻）		○	○
物作り（プラモデル）			○
日常生活指導	○	○	○

h 再評価

3カ月の訪問作業療法にて，COPMの遂行度と満足度は初回時と比べて，全ての作業で2点以上の向上を認めた。遂行スコアは3.2点の向上，満足スコアは4点の向上を認め，全体的にも向上していた（表5-5）。外来リハビリテーションを担当している作業療法士にSTEFで機能に変化があったかどうかを計測してもらったところ，46点であり，16点の向上が認められた。握力は5kgから11kgへと向上していた。現在は，茶碗を胸元で保持したまま食事をすることができるようになり，洗体や着替えも自立して行うことができるようになっている。自宅で時間がある時には彫刻など，趣味の時間を楽しむこともできている。洗体場面の観察では，石鹸の操作など手の中での細かい操作は依然として拙劣ではあるが，タオルをしっかりと把持し，以前よりリズミカルに上肢を動かすことができるようになり，タオルが手から滑るような場面は観察されなかった。着替えの場面では，服を空間的に整えることができ，安全に自立して服を着ることができていた。

AMPSの結果は，運動能力測定値が1.33ロジット，プロセス能力測定値が0.84ロジットであり，運動能力測定値は0.32ロジット，プロセス能力測定値は0.29ロジット向上していた。運動能力測定値は0.30ロジット以上，プロセス能力測定値は0.20ロジット以上の向上が認められたため，観察された肯定的変化が測定値とも一致していたことがわかる。AMPSの結果から，Cさんは地域で最小限の援助から見守りを受ければ生活することができるレベルである

と判断された。再評価時にCさんは，「病院のリハビリテーションでは手を動かす練習はしていたけど，生活の中でどうやって左手を使うかを考えたことがなかったし，教えてもらったこともなかったですね」「今は茶碗を左手で持ったり，テレビのリモコンを持ったり，生活の中で左手を使うように意識してできています」「少しずつ自分でできることが増えてきたのがわかるし，できることがうれしいというのがあります。それに，左手も前に比べて少しずつ動くようになってきていると思いますね」「病気になる前にやっていたことをまたやりたいと思います」「今度は昔作っていた竹とんぼを作ってみようか」などと語り，自身の生活に積極的に取り組む様子が認められた。

表5-5 COPM 再評価結果

作業の問題	重要度	初回評価 遂行度1	初回評価 満足度1	再評価 遂行度2	再評価 満足度2
物作りをしたい	10	1	1	4	4
茶碗を持って食事をしたい	10	1	1	5	6
入浴できる	9	4	3	7	7
着替えができる	8	5	4	8	8

遂行スコアの変化：6.0(24/4) − 2.8(11/4) = 3.2
満足スコアの変化：6.3(25/4) − 2.3(9/4) = 4.0

考察

Cさんは，介入当初は「手がよくならないと何もできない」と言っていたが，作業に焦点を当て，作業を基盤とした介入を行うことで左上肢・手指の使用頻度の向上や機能回復を促すことができた。上肢の使用頻度を向上させることで，上肢機能や日常生活能力の改善が認められるという研究は多い。

入院中のリハビリテーションの単位数の観点からでは，回復期リハビリテーション病棟に入退院した脳卒中患者で，5～6単位のリハビリテーションを行った122名(6単位群)と，7～9単位のリハビリテーションを行った41名(9単位群)を対象に入退院時のStroke Impairment Assessment Set(SIAS)の麻痺側運動機能5項目を比較した結果，リハビリテーション単位数の多いほうが運動麻痺の改善を認めたという報告がある[27]。外来患者に対する研究では，片麻痺運動機能テストや日常生活での上肢の使用頻度，自主トレーニングの頻度などを調査したものが見受けられる。及川ら[28]は退院後の上肢機能の変化は麻痺側上肢の使用頻度によって異なるため，日

*27 登立奈美，他：回復期脳卒中患者における訓練単位数増加と運動麻痺改善との関係．脳卒中32：340-345, 2010

*28 及川愛子，他：外来脳卒中片麻痺者の麻痺側上肢の機能変化とADLとの関連性．理学療法科学18：69-74, 2003

常生活で上肢を用いる機会を増やすことを提言している．また，慢性期片麻痺患者に対する研究では細見らによる研究がある[29]．細見らは，発症後180日以降の脳卒中による慢性期片麻痺患者107名に対し，健側上肢をミトンやスリングで拘束しつつ，患側上肢の訓練を1日5時間，連続した平日10日間行った結果，上肢機能が有意に改善したと述べている．

Constraint-induced movement therapy（CI療法）は繰り返し課題指向的トレーニングを行うものであるが，日常生活の行動的戦略の向上や満足度の向上を図るように組織化されており[30]，いかにして日常生活に上肢の使用を反映させるかが重要なポイントとして挙げられている．

日常生活で左上肢を使用しなかったCさんに対し，日常生活の中で自然と左上肢を使うように働きかけることが，身体機能の回復に重要であったということがこれらの文献からもわかる．左手を用いて作業に積極的に取り組むようになったことが，Cさんの身体機能の回復にもつながったのではないかと考えられる．実際に，functional MRI（fMRI）を用いた研究においても，繰り返しの手指の運動が慢性脳卒中患者の一次運動野などの脳領域の再構築と手指機能の改善につながったという報告もある[31]．また，作業療法でCさん自身の行いたい作業を用いて介入し，作業のやり方を一緒に検討することなどを通して，作業を自立して行えるようにも支援した．作業を実際にやってみるということが，Cさんと作業とがより強く結び付くきっかけになったのではないかと考えられる．文献レビューにおいても，クライエントに関係のある作業を用い，適応的な方法や慣れた環境での練習，適切なフィードバックを行うことによって作業療法が脳卒中患者の活動や参加を促進するとされている[32]．さらに，クライエントにとって意味のある作業を用いることや目標を持って動きの練習を行うことで協調的な動きの改善が認められるとされている[33]．

Cさんの事例からも，回復モデルにおいて，クライエントの生活に密着した，行いたい作業を用いて心身機能の向上を促し，作業をできるように支援することが重要であることが示唆された．

---

[29] 細見雅史，他：Constraint-induced movement therapy（CI療法）の効果と効果予測因子．Jpn J Rehabil Med 49：23-30, 2012

[30] Morris DM, et al：Constraint-induced movement therapy, characterizing the intervention protocol. Eura Medicophys 42：257-268, 2006

[31] Carey JR, et al：Analysis of fMRI and finger tracking training in subjects with chronic stroke. Brain 125：773-788, 2002

[32] Trombly CA, et al：A synthesis of the effects of occupational therapy for persons with stroke, part I：Restoration of roles, tasks, and activities. Am J Occup Ther 56：250-259, 2002

[33] Ma HI, et al：A synthesis of the effects of occupational therapy for persons with stroke, part II：Remediation of impairments. Am J Occup Ther 56：260-274, 2002

第6章

モデルの選択

考えながら行動する

1 作業療法の専門性

　一般的には，その専門職がどこで何をしているかを見れば，その専門性がわかります。裁判で法に照らして正義を判断していれば法律家です。寺で経を読んでいれば僧侶です。病院で患者を診察していれば医師です。ところが，作業療法士のように病院や施設や学校やクライエントの自宅など，色々な場所にいて，食事や排泄，就学や就職，趣味やスポーツなど日常生活の様々な活動場面で仕事をしている場合，専門性はわかりにくくなります。現在世界の作業療法士たちは，日常生活の様々な活動の中でクライエントにとって必要なことを「作業」と呼び，作業をできるようにするのが作業療法士だ

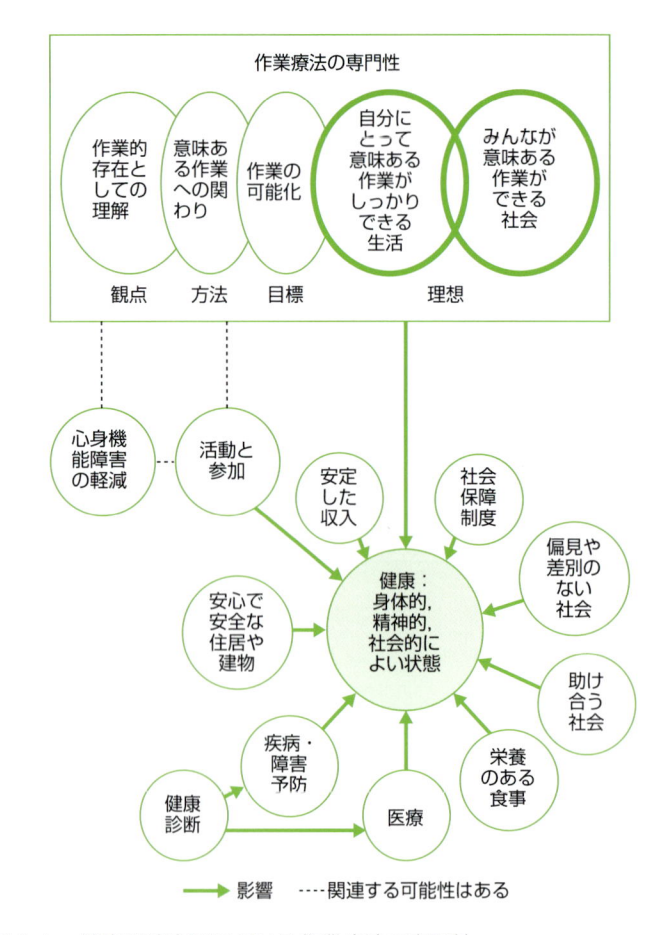

図 6-1　健康関連事項における作業療法の専門性

という認識を社会に広げようとしつつあります。

　健康に関連する多様な職種があり，それぞれが自分たちの専門性を生かした仕事をしています。全ての職種は，人々のより良い健康を目指しています。その中で作業療法の専門性は，クライエントを作業的存在として理解し，クライエントにとって意味のある作業をできるようにすることです(図6-1)。作業療法士が理想とするのは，全ての人が意味のある作業ができるような社会です[*1]。

　エリザベス・タウンゼントは，2011年の日本作業療法学会で講演を行い，グローバルな視野を持って，世界保健機関(WHO)，世界作業療法士連盟(WFOT)，各国の作業療法士協会などが組織的連帯を形成しながら，世界と作業療法の理想に近づく方法を提案しました[*2]。

2 作業療法のプロセスを導くモデル

a 作業療法実践枠組み

　世界の作業療法士の中では，作業療法の領域は作業に関わる事柄であるというコンセンサスが得られつつあります。アメリカ作業療法協会は，作業療法実践枠組み〔領域とプロセス(occupational therapy practice framework：domain and process)〕を発表し，作業療法の特徴は領域とプロセスにあるとしました[*3]。作業療法のプロセスは，評価，介入，成果という3段階で説明できますが，これは直線的に進む段階ではなく，同時に行われたり，行ったり来たりします。評価しながら介入となる場合もあれば，介入しながら成果がわかる場合もあります。評価して介入した後に評価に戻る場合もあれば，介入せずに評価しただけで成果が上がる場合もあります(図6-2)。

[*1] この理念は，2007年にカナダ作業療法士協会から刊行された本のタイトル「Enabling Occupation II：Advancing an Occupational Therapy Vision for Health, Well-being, & Justice through Occupation(作業の可能化 II：作業を通しての健康と安寧と公正という作業療法の理想の推進)」に端的に表現されています。邦題は「続・作業療法の視点—作業を通しての健康と公正」〔吉川ひろみ，他(監訳)，大学教育出版，2011〕。

[*2] エリザベス・タウンゼント(著)，吉川ひろみ(訳)：作業的公正の可能化—病院での実践．作業療法 30：671-681, 2011
世界の理想とは，人々が健康で良い状態にあることです。

[*3] American Occupational Therapy Association：Occupational therapy practice framework：Domain and process. 2nd ed., Am J Occup Ther 62：625-683, 2008(初版は2002年)
吉川ひろみ：作業療法の実践領域をとらえる枠組みの多様性．OTジャーナル 48：200-205, 2014

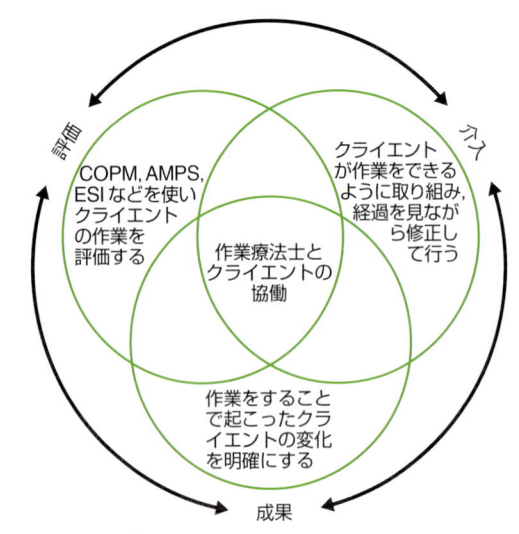

図6-2 作業療法のプロセス
〔作業療法実践枠組み(アメリカ作業療法協会,2008)を参考に作成〕

b カナダ実践プロセス枠組み(CPPF)

カナダ実践プロセス枠組み(Canadian Practice Process Framework:CPPF)も，途中をスキップしたり，行きつ戻りつする作業療法のプロセスを示しています(**表6-1**)。CPPFでは，開始と終了はクライエントが決めますが，それ以外はクライエントと作業療法士の協働で行われます。

表6-1 カナダ実践プロセス枠組みの概要

段階	説明
1. 開始	医師やケアマネジャーから紹介されたクライエントが，作業療法の開始に同意して作業療法が始まる
2. 設定	入院，外来，通所，訪問などのような形態で，どれほどの頻度や期間で作業療法を行うかを決める
3. 評価	COPM，AMPS，ESIなどの評価をする
4. 目的と計画の合意	これから行う作業療法の目的と，目的を達成するための計画を話し合い，合意に達する
5. 計画の実行	合意した計画を実行する
6. 経過観察と修正	計画を実行しながら，進行状況をモニターし，必要に応じて計画を修正し，実行していく
7. 成果評価	COPM，AMPS，ESIなどの再評価をする
8. 終了	作業療法のプロセスを振り返り，成果を確認したクライエントが終了を決める

──▶:基本進路　---▶:可能性のある進路

〔Davis J, 他(著):古山千佳子(訳):カナダ実践プロセス枠組みの使用―プロセスの展開. エリザベス・ダウンゼント, 他(編著), 吉川ひろみ, 他(監訳):続・作業療法の視点―作業を通しての健康と公正, pp.307-333, 大学教育出版, 2011を参考に作成〕

c 作業療法介入プロセスモデル(OTIPM)

本書の事例の多くは，AMPS を開発したアン・フィッシャーが，AMPS を作業療法プロセスの中でより有効に使うために提案した作業療法介入プロセスモデル(Occupational Therapy Intervention Process Model；OTIPM，オティプム)に沿って記載されています(表 6-2)[4]。OTIPM は，作業療法のプロセス全体がクライエント中心の遂行文脈で行われるための情報収集から始まります。作業療法士が最初に得るクライエントの情報は，名前，年齢，性別，診断名かもしれませんし，自立生活や就労など作業の目標かもしれません。そして，作業療法士が実際にクライエントに会い，話すことで，どのような環境で暮らし，人生や生活をどう感じており，これからできるようになりたいことは何かなどが，徐々にわかってきます。COPM や AMPS インタビューをしながら，クライエント中心の遂行文脈ができあがっていくのです。

[4] Fisher AG(著)，齋藤さわ子，他(監訳)：作業療法介入プロセスモデル－トップダウンのクライアント中心の作業を基盤とした介入の計画と実行のためのモデル．日本 AMPS 研究会，2014(原著名は本書 194 頁に記載あり)

表 6-2　作業療法介入プロセスモデルの概要

段階	説明
1. クライエント中心の遂行文脈の確立	環境，制度，課題，社会，文化，役割，時間，心身機能，動機，適応という 10 側面を意識して情報を整理することで，作業療法士はクライエントが生きている世界の中でクライエントに出会うことができる
2. 作業遂行上の強みと問題の明確化	クライエントが満足できる方法でできることが，作業遂行上の強みになる。一方，クライエントがしたいのに，する必要があるのに，できなかったり，やり方に満足できないことが作業遂行上の問題になる
3. 課題遂行の観察と遂行分析	AMPS や ESI を使ってクライエントの課題遂行を観察し，身体的努力，効率性，安全性，自立性という観点で分析する
4. 遂行の記述	観察時の様子をベースラインとして記述する。目標を設定する
5. 原因の明確化と解釈	遂行の問題を引き起こしている原因を，個人因子，課題，環境の側面から特定し，解釈する
6. 介入モデルの選択と介入計画	代償モデル，習得モデル，回復モデルのうち一つ以上を選択(集団がクライエントの場合は，教育モデルを選択)し，介入計画を立てる
7. 実行	介入計画を実行する
8. 再評価	COPM，AMPS，ESI などを使って再評価する。ベースラインと目標に照らして，成果を評価する

3 介入モデルの選択

a 習得モデル

　人はどのようにして作業ができるようになるかを考えてみましょう。いきなり上手にできるということはめったにありません。ある作業ができるようになるためには，その人がその作業を行う環境で，その作業を遂行してこそできるようになっていくものです。初めての作業がうまくできない，思うようにいかない，という経験は誰にでもあると思います。それは，その作業をその環境でする経験がない，つまりその作業を行う技能が未習得だからということが多いのです。こうした場合は，代償モデルや回復モデルを使わず，習得モデルだけを行うことになります。作業療法士は，その作業技能を必要とする課題を，その作業技能を遂行する環境で観察し，AMPSなどを使って遂行分析を行います。遂行分析の結果から，人と環境と作業の相互作用を考えて，どの程度の練習量と期間が必要かについての見通しを立てます。短期間でその作業技能を習得できると判断すれば，回復モデルや代償モデルを選択せず，習得モデルを使います。OTIPMでは，習得モデルで行う作業を習得作業と呼びます[*5]。習得作業は，できるだけ実際に近い場所や時間に，実際に使う道具や材料を使って実際に繰り返し遂行します。携帯電話の機種変更に伴う作業遂行の低下を改善するためには，習得モデルだけを使うことになるでしょう。

> [*5] 習得モデルで行う習得作業とは，具体的な作業技能の習得を目的とする作業です。

b 代償モデル

　遂行分析の結果，作業技能の習得に時間がかかりそうで，大変な努力が必要であるならば，誰にでもいつでも即効性のある代償モデルを選択します。OTIPMでは，代償モデルで行う作業を適応作業と呼びます[*6]。第3章で示した様々な適応ストラテジーの何を使うか，どのように組み合わせるかによって，色々な適応作業が考えられます。クライエントが新しい知識を得たり，やり方を変えなくてもできるように，環境を整えたり，介助者教育を行えば，代償モデルだけを使ったことになります。しかし，クライエントが新しい道具の使い方や新しい手順を習得しなければならない場合，代償モデルと習得モデルの両方を使うことになります。机や椅子の高さや形態をクライエントに合わせたり（物理的環境調整），クライエントが

> [*6] 代償モデルで行う適応作業とは，適応ストラテジー（道具を使う，やり方を変える，環境を調整する）によってできるようになる作業です。

遂行できない工程を介助者が行ったり（社会的環境調整）する場合は，代償モデルだけです。一方，筆記用具で紙に書いていたクライエントが，コンピュータで文書を作成することにした場合，新しい道具の使い方を習得する必要があるので，代償モデルと習得モデルの両方が必要です。コンピュータ操作の習得のために，クライエントの身近な人でコンピュータ操作を指導できる人を探して指導を依頼する場合は，社会的環境調整という代償ストラテジーも使うことになります。

c 回復モデル

　回復モデルを選択した場合に，代償モデルや習得モデルも同時に使う場合もあります。OTIPMでは，回復モデルで使う作業を回復作業と呼びます[*7]。回復作業として新しい作業技能を習得しなければならない場合は，回復モデルと習得モデルの両方を使うことになります。右麻痺のクライエントが，右手の機能回復のために右手で文字を書く場合，機能回復のためだけではなく，日常生活でも文字を右手で書こうと考えているなら，不自由な右手で文字を書くという新しい作業技能の習得が必要となります。さらに，ペンの柄を太くするという代償ストラテジーを使うなら，代償モデルも使っていることになります。

*7　回復モデルで行う回復作業とは，心身機能や個人因子の回復や発達を目的とする作業です。

d モデルを意識することの意義

　代償モデル（心身機能障害があっても代償法により作業をできるようにする），習得モデル（作業をすることで作業技能を習得する），回復モデル（心身機能が回復する作業を行う）を区別することで，論理的に作業療法プロセスを考えることができます。実際には，代償モデルで自助具を使って片手で料理ができるようになったので，毎日料理をしていたら片手用の調理自助具を使っての料理が上手になった（作業技能の習得）ということもあるでしょう。さらに，耐久性が向上したり，立位バランスが良好になり，自己効力感が高まった（心身機能の回復）ということもあるでしょう。しかし，モデルを選択した時は，作業技能の習得や心身機能の回復を意図していなかったので，代償モデルを選択したことになります。

e 正しい理解と選択方法

　なじみのない自助具を使う場合には，使い方を習得しないと作業ができるようにならないので，習得モデルを選択することになりま

*8 日常作業遂行に対する認知オリエンテーション(Cognitive Orientation to daily Occupational Performance)。第4章で説明しています。

*9 CI療法(Constraint Induced Movement Therapy)は，脳卒中片麻痺患者の健側を手袋などで覆い，強制的に患側を使わせる治療法です。

*10 COPMでクライエント中心の作業療法を始めようとしても，心身機能訓練をしてしまったり，クライエントの生活に関係のない課題の遂行を観察して，AMPSの視点で評価をしてしまうと，クライエント中心の作業療法ではなくなってしまいます。

す。習得モデルでは，道具や使い方になじむように繰り返し練習します。運動技能の習得のために開発されたアプローチ方法にはCO-OP[*8]があります。

　回復期の疾患の場合や不活動による心身機能低下がある場合には，回復モデルの選択が適切かもしれません。1日に4時間から6時間，集中的に麻痺側を使って脳卒中の運動回復を狙うCI療法[*9]は，クライエントの生活場面で作業を行う時に麻痺側を使うならば，OTIPMの回復モデルに含まれます。しかし訓練室の中で，麻痺側で積み木やボールなどを扱っているならば，クライエント中心ではないし，作業中心でもありません。神経発達学的治療法やボバース療法を応用した作業療法として，大きなボールを転がしたり，両手でスタンプを持って押したりすることも，クライエントの作業をしていることにはなりません。対人関係能力の回復のために集団を使って作業療法を行う場合にも，クライエントが参加したくない活動プログラムであったり，将来関係を継続する予定もない人たちのグループプログラムであるならば，クライエント中心の遂行文脈で行っていないことになります。認知症予防や認知機能の回復のために計算ドリルや漢字ドリルを行うことも，クライエントの作業を無視していることになります[*10]。

　作業療法士が，シーティングやポジショニングを行う場合，代償モデルを選択しているようにみえます。しかし，それによりクライエントの作業遂行が変化したかどうかをみなければ，代償モデルとはいえません。ここで紹介したモデルは，クライエントが自分の人生を生きる上で必要な作業に焦点を当て続け，その作業を実際に行うことを導くモデルなのです。

　どのモデルを選択するかをクライエントと話し合って決める場合もありますし，AMPS結果に基づいて作業療法士が提案する場合もあります(**表6-3**)。AMPS運動測定値が1.0ロジット以上で，AMPSプロセス測定値が0.0ロジット以上であれば，習得モデルや回復モデルが有効だとされています。AMPSプロセス測定値が0.0ロジット以上であれば，全ての代償モデルが有効ですが，AMPSプロセス測定値が0.0ロジット未満であれば，代償モデルの中の環境調整や介助者教育が有効だとされています。また，全てのクライエントにとって，代償モデルと習得モデルのほうが，回復モデルよりも有効です。

表6-3 介入モデルの適切な選択

	適切な選択例	不適切な選択例	AMPS測定値[*]
代償モデル	道具の使用，やり方の変更，環境調整により，作業（適応作業）ができるようになる	複雑な道具，なじみのないやり方，不本意な環境調整により，クライエントが作業をしない	プロセス0.0以上：全ての代償モデルが有効 プロセス0.0未満：課題調整，介護者教育が有効
習得モデル	実際に行う環境で実際の道具を使い，繰り返し行って練習すること（習得作業）により，作業技能を習得する	長期間繰り返し練習しても作業技能を獲得することができない 獲得した作業技能をクライエントの生活で使う機会がない	運動1.0以上でプロセス0.0以上：有効 プロセス0.0未満：有効かもしれないが経過緩慢
回復モデル	心身機能の回復を促進する作業遂行（回復作業）を行うことにより，目的とする心身機能が回復する	心身機能の回復を意図して作業を行っているが，心身機能が回復しない 心身機能の回復がクライエントの生活に影響を与えない	

[*] Fisher AG, et al：Assessment of Motor and Process Skills. Vol.1：Development, Standardization, and Administration Manual. 7th ed., pp.11-7〜11-10, Three Star Press, Fort Collins, CO, 2010 より

4 作業療法士が使う技能

　作業療法の核は作業です。作業療法の目標は，クライエントが回復したり成長したりするような作業を，クライエントができるようになることです。クライエントの生活が意味のある作業で形成されていくこと，世の中の全ての人が意味のある作業ができるような社会を創造すること，これが作業療法の理想です。作業療法の目標や理想を実現するために，作業療法士が使う技能が10種類に整理されています（表6-4）[*11]。

　作業療法士が使う主要な10の技能が書かれた「続・作業療法の視点」（大学教育出版，2011）の翻訳者たちは，自分たちがこれまで行ってきたことが，実は作業療法士の技能だったということに気付きました。それと同時に，これまで作業療法士になるための教育や研修会で学んだ技能の多くは，特殊化といわれる技能だったことにも気付きました。特殊化の技能は，特定の対象のために特定の方法を行うもので，学習障害児のための感覚統合療法，重症心身障害児・者のためのポジショニング，脳性麻痺や脳卒中患者のための神経発達学的治療法，精神障害者のための認知行動療法などです。特殊化以外の技能は，対象となるクライエントの疾患や障害が何かに

[*11] Townsend EA, 他（著）, 高木雅之, 他（訳）：可能化―作業療法の中核となる能力. エリザベス・ダウンゼント, 他（編著）, 吉川ひろみ, 他（監訳）：続・作業療法の視点―作業を通しての健康と公正, pp.119-178, 大学教育出版, 2011

表6-4 作業療法士が使う技能

主要な10の技能	例
適応 (adapt)	道具を使ったり，やり方を工夫したり，環境を変えて，クライエントが作業をできるようにする
代弁 (advocate)	クライエントに代わって，あるいはクライエントと一緒に，作業ができるようになるために必要なことを主張する
コーチ (coach)	クライエントの能力がよりよく発揮できるように，クライエントに合わせて励ましたり，アドバイスする
協働 (collaborate)	クライエントや関係者と一緒に，共通の目標に向かって取り組んでいく。個人の努力の合計よりも大きな成果があがるようにお互いを尊重し，共感し，コミュニケーションをとりながら進む
相談 (consult)	クライエントから依頼された相談に対し，専門的知識や技能に基づいて問題を理解したり，助言を行う
調整 (coordinate)	クライエントが作業をうまくできるように，関係者や関係機関を調整する。ボランティアやサポーターなど協力者を見つけ出し，連携する
デザイン・実行 (design/build)	装具や自助具などをデザインして作成する。作業をできるようにするプログラムやサービスを計画して実行する
教育 (educate)	成人に対しても，子どもに対しても，教育の哲学と実践を行う。実験や行動など行うことを通して学ぶことを強調する
結び付け (engage)	人と作業を結び付ける。クライエントの作業ができるように，他の人たちも巻き込んでいく
特殊化 (specialize)	クライエントが作業をできるようになるための特定の場面で，有効な特定の技術を使う。特殊化には，ポジショニング，神経発達的技法，認知アプローチなどがある

〔Townsend EA，他（著），高木雅之，他（訳）：可能化—作業療法の中核となる能力．エリザベス・ダウンゼント，他（編著），吉川ひろみ，他（監訳）：続・作業療法の視点—作業を通しての健康と公正．pp.119-178，大学教育出版，2011を参考に作成〕

関わらず使うことができます。

　作業療法士が使う10の技能は，排他的分類ではありません。適応作業で，クライエントに合った自助具を作成して使うことは，適応とデザイン・実行の技能を同時に使うことになります。自助具を使う練習が必要ならば，習得作業を行うことになり，適応，コーチ，教育の技能を使うかもしれません。クライエントが参加したい地域活動に参加できるようにする場合は，代弁，協働，調整，結び付けを使うかもしれません。地域包括支援センターでの相談業務が中心の作業療法士は，相談と調整の技能を主に使うかもしれません。

　作業療法士が持つべき技能を明確にすることで，認知行動療法を学んで心理士のようになってしまったり，神経発達学的治療法を学んで理学療法士のようになることを避けることができるでしょう。クライエントを作業的存在として理解し，クライエントの意味ある作業に関わり，作業の可能化を積み重ね，作業的に豊かな人生を送ることができる人を，世界に増やしていきましょう。

第7章 作業療法プロセス

評価も介入も記録も作業で

急性期から自分らしく：発症5日目から散歩の練習

　Aさんは70代の男性。散歩中に倒れているところを近所の人が発見し，当院を受診。多発性脳梗塞と診断され，そのまま入院加療となった。急性期病院入院中に一時作業との結び付きが絶たれた状態から，作業療法介入プロセスモデル（OTIPM）に基づき介入し，今までの習慣的作業を再獲得できた内容を以下に報告する。

❶ クライエント中心の遂行文脈の確立

　本人，家族，カルテから得た情報を10の側面で整理した。なお，以下には今回の報告にあたり，介入終了時までに得た情報をまとめ，記載している。

①環境：現在入院中であり，5人部屋で過ごしている。自宅は一軒家で息子夫婦との3人暮らし。近所付き合いの多い田舎で，生まれてからずっとそこで生活している。

②役割：現在は入院患者として過ごす役割がある。自宅での役割は畑仕事。また，自分のものは自分で洗濯する。

③動機：毎日の散歩を今後も続けたいと考えている。自宅で畑仕事をする人は自分しかおらず，できれば畑仕事にも復帰したいという思いがある。

④課題：転倒の危険性があるため移動する際は看護師の付き添いが必要であり，看護師を呼ばなくても動けるようになりたいと考えている。移動を伴わない場面ではほとんど手伝いを必要としていない。息子はAさんに対し，今までの生活に戻り，より活気のある生活をしてもらいたいと考えている。

⑤文化：過去の脳梗塞による構音障害がありなかなか話が伝わらず，自分から進んで話をするタイプではない。自宅では一日中話をせずにいることもあった。自分の思うようにしたいという気持ちがあり好きに散歩に出てしまうが，家族はそれを心配している。

⑥社会：同居家族，主治医，看護師，リハビリテーションスタッフ（理学療法士，作業療法士，言語聴覚士）と関わりがある。自ら積極的にコミュニケーションをとるほうではないが，良好な関係を保っている。

⑦制度：介護保険は申請しておらず，利用していない。脳卒中連携パスにてリハビリテーション病院への転院調整が進んでいる。

⑧心身機能：過去2回の脳梗塞歴があり，1回目（若い頃）は後遺症があまり残らず，仕事復帰した。2回目の脳梗塞後は，上下肢の麻痺，構音障害が残った。リハビリテーション病院への転院後自宅退院。ADLは自立しており，屋外は杖で歩いていた。今回の入院時，構音障害，嚥下障害，歩行障害，認知力低下（HDS-R 15/30点）を認めた。糖尿病，高血圧の既往がある。

⑨時間：現在70代。約10年前に大工の仕事を辞め，その後は家でのんびり好きな

散歩や畑仕事をしながら過ごしていた。最近はあまり外に出ず，横になってテレビを見て過ごすことがほとんどだった。現在は病院のスケジュールに沿って生活している。

⑩適応：移動の際は，看護師付き添いのもとで歩行器を使用している。理学療法では杖歩行自立に向けて取り組んでいる。入院前のように散歩ができるようになるため，自主的に練習に取り組もうという気持ちがある。

❷ 作業遂行の強みと問題

入院3日目より作業療法を開始しており，開始時より安静度に制限がなかった。入院後の薬物治療により，歩行不能状態から何とか歩ける程度まで状態が改善していた。構音障害があるが意思疎通は可能であった。日常生活ではほぼ手伝いを必要としないが，ふらつきがあるため一人で移動することを禁止されている。また，退院後にどのような生活がしたいか考えており，入院中も自分で目標を決め取り組む意欲的な姿勢がみられた。COPMの結果を以下に示す（**表7-1**）。重要度の点数化に時間がかかったので省略した。

表7-1　COPM①の結果（介入1日目）

作業の問題	遂行度	満足度
トイレに一人で行く	5	1
日課の散歩を続ける	1	1
畑仕事に復帰する	1	1

遂行スコア：2.3，満足スコア：1.0

❸ 課題遂行の観察と遂行分析

作業療法室で，優先順位の高い作業はAMPS課題リストになかったため入院前にしていて，退院後も行うかもしれない課題である。洗濯物たたみと床を掃くという2課題の遂行分析を行った。AMPS結果は，運動技能が1.66ロジット，プロセス技能が0.96ロジットで，Aさんの同年代の健常者の水準を下回っていた。プロセス技能は地域で自立して生活できるカットオフ値周辺の値だが，運動技能はカットオフ値よりも低かった。

❹ 効果的行為と非効果的行為の記述

両課題とも遂行の質は，中等度の身体的努力の増大と効率性の低下がみられたが，安全に自立して課題を遂行した。

具体的には，洗濯物を綺麗に整えず，たたんでもぐしゃぐしゃだった。また，洗濯物を扱う際に手滑りやまごつきがみられた。遠い位置にある洗濯物やほうきに手を伸ばす際，努力が増大しており，手をついて身体を支えていた。また，掃除の際

は小股で歩き，ぎこちなさがあった．色の違う靴下同士を組み合わせようとしたり，課題終了後にごみが少し残っていたり，状態に気付いて反応するのが遅れる場面もあった．

5 原因の明確化と解釈

　洗濯物を扱う際の手滑りやまごつきは，前回の脳梗塞による手指巧緻性の低下が影響していることが考えられた．また，洗濯物を綺麗に整えることができなかったのは，手指巧緻性の低下に加え，技能の習得が不十分であることが原因として考えられた．Aさんは歩くことに不安感があり，できるだけ移動せずに物品にリーチしようとしたことで，遠くに手を伸ばす際に努力が増大していた．歩くことへの不安感やぎこちなさは，前回の脳梗塞の後遺症に加え，今回の脳梗塞により，頭のふらふら感，下肢筋力低下，軽度の麻痺が生じたことが原因として考えられた．また入院後，歩行補助具なしで歩くことが初めてだったことも要因として考えられた．靴下の色やごみの残りに気付くのが遅れたのは，入院後初めてのIADL課題であり緊張していたことや，その心身状態での課題遂行に慣れていなかったことが原因として考えられた．

6 目標設定

　Aさんと相談し，まずはトイレに一人で行けるようになること，散歩が一人でできるようになることを目標として設定した．

7 介入モデルの選択と介入計画①

　運動技能が1.0ロジット以上，プロセス技能が0.0ロジット以上というAMPS結果を参考に，習得モデルと代償モデルを選択した[1]．回復モデルを選択しなかったのは，作業中のまごつきは技能習得により改善することが予想されたためである．また，歩行能力の低下に関しては理学療法において介入が進められており，歩行能力の改善を直接的な目的として作業療法が介入する必要性は低いと判断したためである．さらに，当院の平均在院日数は約2週間と短いため，より迅速な効果を得るためには回復モデルより習得モデルや代償モデルが適切だと判断した．

1)習得モデルによる介入
　①直接あるいは間接的介入
　【トイレ】
　トイレに一人で行けるようになるため，自分のベッドからトイレに行き，トイレを済ませて帰ってくるという一連の流れを一緒に確認した．点滴スタンドを持っての移動に不安定さはあるが，見守り程度で可能だった．ズボンの上げ下ろしなどトイレ内の動きは自立していた．また，慣れない環境で本人に不安感があるようだっ

た．トイレは部屋の前であり移動距離は長くなかった．看護師と繰り返し何度かトイレに通う中で技能習得が見込めそうな状態であり，それにより不安感も徐々に減少してくることが考えられた．理学療法士により歩行器を使用した歩行練習が開始されたことから，歩行器を使用してトイレに行く場面を作業療法士が評価し，安全性を確認した．その後改めて理学療法士に歩行能力について相談し，歩行器を使用すれば見守りなしでトイレ移動可能であることをその日のうちに看護師へ伝達した．Aさんは「これ(歩行器)があったら不安はないな」と話した．

【散歩】

院内を自由に散歩できるようになるため，散歩練習を行った．行き先はAさんに自分で決めてもらった．これは，Aさんが一人の時も自由に散歩ができるようになるため，時間配分なども自分で行うよう促したためである．帰室時間を決め，Aさんの行きたい所に作業療法士がついて行くという形で介入を進めた．その中で，行ってはいけない所など注意事項の確認も行った．

8 再評価①

介入4日目，COPM再評価を行ったところ，臨床上有意な変化とされている2点以上の変化はみられなかったが[2]，遂行スコアが1.4点，満足スコアが1.7点向上した(表7-2)．そして新たな作業の問題が浮上した(表7-3)．Aさんは入院後まもなく転院調整が行われており，当院と転院先において入院生活がしばらく続くことが予想された．そこで，入院中もできる範囲で散歩を行いたい気持ちがあると話した．AMPS課題を行ったことで，新たに洗濯物たたみという作業が挙がった．また，畑仕事について，転倒せずに安全に歩くことと，クワを安全に使うことが必要だと話した．

表7-2 COPM①(介入1日目)と再評価(4日目)の結果

作業の問題	遂行度	満足度
トイレに一人で行く	5→6	1→5
日課の散歩を続ける	1→4	1→2
畑仕事に復帰する	1→1	1→1

遂行スコア：2.3→3.7，満足スコア：1→2.7

表7-3 COPM②(介入4日目)の結果

作業の問題	遂行度	満足度
院内を一人で好きに散歩する	1	1
畑を安全に歩く	1	1
クワを安全に使う	1	1
トイレに一人で行く	6	5
洗濯物をうまくたたむ	3	1

遂行スコア：2.4，満足スコア：1.8

9 目標の再設定

再度Aさんと話し合い，当初の目標に加え，洗濯物を今よりもうまくたためるようになること，畑仕事復帰に向け今からできることをすることを目標として設定した。

10 介入モデルの選択と介入計画②

1)習得モデルによる介入

①直接あるいは間接的介入

【散歩，畑を安全に歩く】

散歩練習は継続して行った。また散歩中に足場の悪い所を歩く練習も行った。病院の外にある草むらや小さな斜面を歩いてみると，斜面は作業療法士の支えなしでは歩けなかった。「まだまだだな」とAさんは自分の状態を確認しながら取り組んだ。

【洗濯物たたみ】

技能習得のため，洗濯物をたたむ練習を行った。Aさんは今まで自己流でたたんでおり，綺麗にたためていなかった。作業療法士がたたみ方を示し，1工程ずつ同じようにまねてもらった。技能習得が早く，その後数回の練習で作業療法士の見本がなくても綺麗にたたむことができるようになった。最初のたたみ方と技能習得後のたたみ方と見比べ，Aさんは「いいなあ」と満足そうに語った。

②コンサルテーション，教育

【散歩】

社会生活を営んでいる健康な人であっても，65歳以上の35〜40%が1年間のうちに一度は転倒するといわれている[3]。脳卒中の後遺症により歩行の不安定さがあることでさらに転倒リスクは高くなるが，その中でいかに安全に好きな散歩を続けられるかが，Aさんにとっては重要であった。理学療法でTimed Up & Goテスト（以下TUG）などのバランス評価が行われていた。作業療法ではその状態について確認し，独歩の許可などについて理学療法士と相談した。また，リハビリテーション開始時に言語聴覚療法においてMMSEが実施されており，その情報を得た。得点は25/30点と健常者から認知症までを含む集団において転倒リスクを有するとされるカットオフ値22点を上回っていた[4]。そのことを本人と看護師に伝達した。

③課題難易度の調整と適応による作業の段階付け

【散歩】

散歩練習において，まずは病棟内から実施し，院内，屋外と徐々に範囲を拡大していった。また，歩行補助具として当初は歩行器を使用していたが，Aさんは退

院後杖を使用することから，理学療法でのバランス評価結果に基づき杖に移行していった。具体的には，杖を使用しての散歩練習は介入6日目より実施した。

2）代償モデルによる介入

①協働的コンサルテーション
【散歩】

Aさんは，退院後も今までのように散歩をしたいと考えていた。そのために今から歩く練習をするべきだとは理解していたが，安全に散歩をするためにどうしたらよいかは考えていなかった。よって作業療法士は本人と家族より情報を収集し，その情報をもとにAさんと話をした。家族から，Aさんは散歩の際人目につかないところを歩くことがあり，やめるよう注意するが聞く耳をもたないため心配しているという情報を得た。Aさんの住む田舎は人通りが少なく，今回のようにもし倒れても見つけられない可能性がある。過去に転倒歴があることから，今後転倒した際には骨折の可能性があり，そうなれば寝たきりになってしまう可能性があることを話した[3]。Aさんは歩行において自身の能力を過大評価する傾向があったので，あえて用心する気持ちが生まれるような話をした。

【退院後の生活】

家族はAさんに活気ある生活をしてほしいと望んでいた。そのため，デイサービスや訪問リハビリテーションの利用について提案した。Aさんが安全に好きな散歩を続け，活気ある生活を送るためには，退院後も継続的なサポートが必要であると考えられたためである。

⓫ 作業療法経過のまとめ

入院期間は12日間であり，入院3日目よりリハビリテーションが開始された。土日を除く8日間，作業療法を行った。作業療法経過は以下の通りである（表7-4）。

表7-4 作業療法経過

介入内容	1日目	2日目	3日目	4日目	土日で作業療法介入なし	5日目	6日目	7日目	8日目
トイレに行く際の安全性確認	○		○						
散歩練習			○	○		○	○	○	
安全に散歩をするための検討						○	○	○	
足場の悪い所を歩く練習								○	
洗濯物たたみ練習							○		

評価実施：3日目 COPM①／2日目 AMPS／4日目 COPM①再評価・COPM②／5日目 COPM②再評価／7日目 COPM②再々評価／8日目 AMPS再評価

12 再評価②

COPM 再評価では遂行スコア，満足スコアともに初回評価時と比べ 2 点以上の向上を認めた（**表 7-5**）。AMPS 再評価では，鍋で作るインスタントラーメン課題と，掃除機をかける（家具を動かす）課題を行った。いずれの課題においても軽度の身体的努力の増大と効率性の低下がみられ介入を必要とする場面もあったが，安全に課題を遂行した。具体的には，移動時の歩行のぎこちなさは軽減し，それにより物への身体の位置づけも適切に行えていた。手先のまごつきも目立たなかった。しかし慣れない IH コンロの操作方法に戸惑い（火加減，火の消し忘れ）介入が必要だった。また，湯が沸かないうちからラーメンを入れ，長時間ゆでていた。運動技能が 1.96 ロジット，プロセス技能が 1.39 ロジットとなり，運動技能は 0.30 ロジット，プロセス技能は 0.43 ロジット向上していた。運動技能は臨床上意味のある変化を，プロセス技能は有意な変化を示していた[1]。AMPS 再評価にて，A さんは慣れない環境での作業（IH など），久しぶりの作業（ラーメン作り）で戸惑いが多くみられ，時には介入を必要とする可能性があることがわかった。

表 7-5　COPM ②（介入 4 日目）の再評価（5 日目）と再々評価（8 日目）

作業の問題	遂行度	満足度
院内を一人で好きに散歩する	1 → 7 → 10	1 → 7 → 10
畑を安全に歩く	1 → 3 → 5	1 → 3 → 5
クワを安全に使う	1 → 2 → 3	1 → 2 → 3
トイレに一人で行く	6 → 9 → 10	5 → 9 → 10
洗濯物をうまくたたむ	3 → 3 → 5	1 → 3 → 5

遂行スコア：2.4 → 4.8 → 6.6，満足スコア：1.8 → 4.8 → 6.6

　介入開始時点で A さんは「食っちゃ寝，食っちゃ寝だ。好きに歩いたらいけんだけぇ，することがない」と，退屈そうに語っていた。しかし介入終了時には一人で病棟内を散歩することができるようになり，自ら生活をつくる姿が多くみられるようになった。理学療法での TUG は介入当初 17 秒 83 であったが，その 6 日後には 13 秒 02 と改善していた（13.5 秒以上で転倒による事故のリスクを有するとされている[4,5]）。トイレにも問題なく一人で行くことができている。畑仕事については十分に介入を行うことができなかったが，現状を把握し，それを踏まえて今後の展望を検討することができた。洗濯物たたみは 1 回のみの介入だったが，本人も自覚できるレベルまで技能が向上した。転院先へ COPM，AMPS 結果を添えて申し送りを行った。

13 考察

　Wilding[6] は，急性期病院の作業療法士は患者のニーズよりも医学的状態に焦点を

当てることに無意識的に従っている状態があることを示唆している。急性期という病院の特徴から，リスクに慎重になり患者のニーズが二の次になっている現状もある。作業療法の可能化の基盤の一つに「選択・リスク・責任」がある[7]。作業療法士には，クライエントの考え，経験，興味，安全を尊重するための倫理的な関わりが強調され，さらに，専門職の提案と違う選択をし，リスクとともに生活するクライエントの権利を尊重することが期待される[7]。また，作業療法の目的は，適度なリスクを負って安全に作業を行うことができるようにすることであるとされている[7]。今回はAさんにとっての散歩の意味や重要性を考え，リスクも考慮し，その中でいかに安全に作業できるかという観点で作業療法士として関わった。急性期における脳卒中のリハビリテーションでは，血圧変動などの様々な合併症に注意することが推奨されている[8]。諸々のリスクを踏まえた上で，病期を問わず作業療法士として作業に焦点を当てて考える必要がある。

　作業療法の可能化の技能として調整，相談がある[7]。チーム医療とは「医療に従事する多種多様な医療スタッフが，各々の高い専門性を前提に目的と情報を共有し，業務を分担しつつも互いに連携・補完し合い患者の状況に的確に対応した医療を提供すること」である[9]。しかし急性期病院では多職種間で十分にカンファレンスがなされていないことも多い。今回，散歩を続けたいというニーズに対し，それを理学療法士へ伝え心身機能面から捉えられるリスクや予後について情報を得た。作業療法士の立場からは，Aさんの散歩環境やそれがAさんの生活において持つ意味，重要性について話し，理学療法士と互いの意見を交換し協議した。また，得た情報をAさんと共有し，看護師にも伝えることで「院内を好きに散歩する」という作業が実現した。作業療法士として，クライエントを中心として多職種と連携し，積極的に相談や調整をすることが期待される。

　Aさんにとって散歩を続けることは，楽しみであり，体力維持のためでもあり，退屈しのぎのためでもあった。福田ら[10]の研究で，脳卒中患者は一日の生活を構成するための作業や，日・週単位での習慣的作業，月や年単位での長期的な作業を行うことで生活を構成していた。Aさんにとって散歩は習慣的作業であり，たとえ入院中であっても，これは生活を構成するために必要な作業であったといえる。

　急性期病院の特徴として，クライエントの病状が急性期にあること，クライエント1人当たりにかけられる時間が多くないこと，平均在院日数が短いことなどがある。よって必要な情報を素早く収集し，評価，介入を迅速に進めることが期待される。状態が変化しやすいため，短期間のうちに複数回評価を行う必要もある。しかし環境的制限（道具や設備の不足）や時間的制限により，思うように再評価ができない場合も多い。また同様の理由から，作業への取り組みも十分にできないことも多い。その場合，転院先や退院先への申し送り，作業の可能化への取り組みが途絶えないようバトンを渡すことも急性期の作業療法士としての重要な役割である。急性期病院でスムーズに作業療法を行うためには，「作業」療法ができるよう少しずつ環

境面を充実させること，作業療法士が作業療法士としてすべき役割を自覚し，チームの一員として専門性を発揮することが必要である。

文献

1) Fisher AG, et al：Assessment of Motor and Process Skills. Vol.1：Development, Standardization, and Administration Manual. 7th ed., pp.11-7-11-8, Three Star Press, 2010
2) Law M, 他(著), 吉川ひろみ(訳)：カナダ作業遂行測定. 第4版, p.35, 大学教育出版, 2006
3) 三宅祥三, 他：実践できる転倒・転落防止ガイド. Nursing Mook 42, pp.4-5, 学研メディカル秀潤社, 2007
4) Tinetti ME, et al：The contribution of predisposing and situational risk factors to serious fall injuries. J Am Geriatr Soc 43：1207-1213, 1995
5) Shumway-Cook A, et al：Predicting the probability for falls in community-dwelling older adults using the Timed Up & Go Test. Phys Ther 80：896-903, 2000
6) Wilding C：Raising awareness of hegemony in occupational therapy：the value of action research for improving practice. Aust Occup Ther J 58：293-299, 2011
7) Townsend EA, 他(編著), 吉川ひろみ, 他(監訳)：続・作業療法の視点—作業を通しての健康と公正. 大学教育出版, 2011
8) 日本脳卒中学会：脳卒中治療ガイドライン2009(オンライン), 入手先<http://www.jsts.gr.jp/guideline/283_286.pdf>(2014年1月2日)
9) 厚生労働省：多職種協働によるチーム医療の推進事業実施要綱(オンライン), 入手先<http://www.mhlw.go.jp/seisakunitsuite/bunya/kenkou_iryou/iryou/topics/dl/tp130628-1d.pdf>(2014年1月2日)
10) 福田久徳, 他：脳卒中者の作業と作業遂行の発展プロセス. 作業療法 32：221-232, 2013

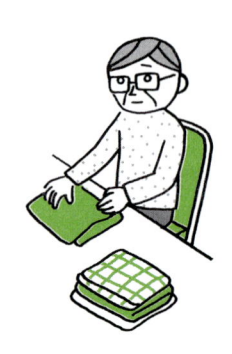

家事と書道：もっとできるようになるまで諦めない

　Bさんは80歳の女性。脳梗塞を発症し，急性期病院で2週間の治療後，回復期リハビリテーション病棟に転院となった。転院日より作業療法が開始され，作業療法介入プロセスモデル（OTIPM）[1]に沿って介入した。入院当初は自分の作業について明確に答えることができなかったが，次第に自分にとって重要な作業は家事や書道であることを認識し，参加することができた事例を報告する。

❶ クライエント中心の遂行文脈の確立

　Bさんと良好な治療的関係を作り，幅広い情報を収集するために，介入初日に面接を行った。Bさんは「何ができるようになりたいかと聞かれてもねぇ……」と話し，自分がこれからどのような作業ができて，どのような作業をしたいと思っているかについてわからない状態であった。そこで，作業療法士は病前のBさんの生活について話を聞きながら，Bさんがどの作業を大事にしていて，退院後はどのような作業を再びしたい・しなければならない・することを期待されているのかについて整理していった。また，その作業に関わりそうな資源や制限についても一緒に整理した。Bさんとの面接・病棟カルテの情報から，以下の10側面について整理することで，クライエント中心の遂行文脈を確立し，不足している情報はその都度収集することにした。

①環境：現在は入院中であり，同室患者4名と室内の洗面所を共有していた。自宅は上がりかまち，廊下などに段差があり，未改修の状態で夫と2人暮らしをしていた。
②役割：現在は入院中であるため，病院職員の指示に従うという患者役割があるが，病前は料理，掃除，洗濯などの主婦の役割を担い，書道の先生もしていた。
③動機：「家事ぐらいはしたい，自分の身の回りのこともしたい。書道はしたいけどねぇ……今はあまり考えられない」「私は（できるようになるまで）諦めませんから」と話した。
④課題：食事・整容は自立しているが，車いす駆動，入浴，トイレ，移乗などのADLと調理・洗濯・掃除などのIADLに介助が必要であった。
⑤文化：自分のことは自分でするのが当たり前であり，家事は自分の役割であるという信念，価値，慣習があった。
⑥社会：夫は家事には一切手を出さないが，夫婦関係は良好で依頼すれば介助してもらえる。他患者・病棟スタッフとも問題なく良好な人間関係を保っていた。
⑦制度：後期高齢者医療保険制度，診療報酬制度を利用。回復期リハビリテーション病棟に入棟し，リハビリテーション（理学療法，作業療法，言語聴覚療法）を1日

9単位，150日まで実施可能であった。
⑧心身機能：左片麻痺。Brunnstrom Stage 上肢Ⅴ，手指Ⅴ，下肢Ⅳ。感覚は軽度鈍麻。左上下肢・体幹の運動失調があり，随意性が低下していたが，著明な高次脳機能障害は観察されなかった。「これからは大変になるだろうな……」と今回の脳梗塞による心理的な落ち込みが観察された。
⑨時間：80歳で高齢期にあり，書道の先生と主婦をしながら過ごしていた。年に何回かはコンクールに出展するために国内旅行をすることがあった。
⑩適応：どのように遂行すればうまくできるかについて作業療法士に質問し努力する姿勢がうかがわれた。

❷ 作業遂行の強みと問題を明確化し，優先順位の決定

Bさんは食事・整容は自立しているが，車いす駆動，入浴，トイレ，移乗などのADLと調理・洗濯・掃除などのIADLに介助が必要であった。Bさんがどの作業を問題として捉え，優先して介入したいかを明確にするためにCOPMを実施した。COPMでは「できるなら……何でもできるようになりたい」と話し，その中でも家事，書道，トイレが上位三つに挙げられた（**表7-6**）。

表7-6　初回COPMの結果

作業の問題	重要度	遂行度	満足度
家事	10	2	1
書道	10	2	1
トイレ	9	5	4

遂行スコア：9/3＝3.0，満足スコア：6/3＝2.0

❸ 課題遂行の観察と遂行分析

Bさんが優先した作業の遂行分析を実施するために，AMPSについて説明し使用することに同意を得られた。Bさんの家事に関わり，評価として使用してもよいと思える2課題（野菜の下ごしらえ，食器洗い）を用いて，車いすと伝い歩きを併用しながら実施することとした。AMPSを実施した結果，運動技能0.22ロジット，プロセス技能0.75ロジットであり，Bさんは「普段やっていたことが，こんなに大変だったとは……」と感想を話した。遂行の質は両課題とも，中等度の身体的努力の増大と効率性の低下があったが，安全に自立して遂行することができた。運動技能1.5ロジット未満で，プロセス技能1.0ロジット未満の83％は地域で生活するための援助が必要であるとされている[1,2]。したがって，Bさんが地域で生活するためには援助が必要であることが示された。

❹ 効果的行為と非効果的行為の特定と原因の明確化

　野菜の下ごしらえでは，ジャガイモの皮をむく時に両手で固定するのが遅れ，固定した後も手から滑り落ちてしまった．カウンターに手をつきながら冷蔵庫に移動し，終始シンクにもたれかかりながら課題を遂行していた．引き出しから包丁を取り出す時に，体幹を屈曲し手を伸ばすことにも努力的であった．

　食器洗いではカウンターにもたれ，両手で食器を固定する時に力加減が弱く，うまく固定できずに効果的に皿を洗うことができていなかった．洗った食器は伝い歩きしながら食器かごに運んでいた．シンクの中の食器は混雑しており，皿と皿がぶつかり大きな音を立て，空間的な非効率さが観察された．何度も皿を洗うことに躊躇し，遂行を中断するなど時間的な非効率さも観察された．適切な力加減で身体の2カ所以上を使用して物を固定する(両手，体幹と右手，口と右手，両下肢と右手を使用し物を固定するなど)，ある場所へ移動したり物を持ち運ぶ，身体をかがめて物に手を伸ばす，行為の躊躇や中断なく遂行する，問題が生じた時に対応することが，両課題共通で非効果的な行為として観察された．非効果的な行為が生じたのは，**表7-7**に示すことが原因として考えられた．

表7-7　非効果的な行為と原因の明確化

遂行分析	主原因
ジャガイモの皮をむく時や食器を洗う時に，両手で固定するのが遅れ，また固定しても手が滑り，落としてしまっていた	両手の協調性低下，左上肢の随意性低下，左手指の巧緻性低下，感覚障害
カウンターに手をつきながら移動し，物を運ぶ時にふらつきが見られた	左上下肢・体幹の随意性低下，バランス能力低下
引き出しから包丁を取り出す時や食器かごに手を伸ばした時に，体幹を屈曲し物に手を伸ばすことが努力的であった	左上下肢・体幹の随意性低下，バランス能力低下
遂行中に行為の躊躇や中断が多いため，遂行のペースが遅く，疲労感が見られた	発症後の廃用による耐久性低下，発症からの遂行経験不足
2課題において問題を予想して対応することができなかった	発症からの遂行経験不足，代償法の未習得

❺ 目標設定

　早期自立を希望した「トイレ」から介入することとし，退院までに自宅で「トイレ」，「簡単な昼食程度の料理」，「自分で楽しむ書道」が安全に自立して，軽度の身体的努力と軽度の非効率さで遂行できることについて，Bさんと作業療法士が協働しながら目標設定をした．

❻ 介入モデルの選択と介入計画

1）トイレ（介入期間：8月上旬～中旬，約2週間）

①代償モデル

　病室からトイレまでは車いすで移動することに同意を得られたが，左上下肢・体幹の随意性低下と車いす駆動経験不足のため，身体的努力量の増大が著明であった。車いす座位姿勢も骨盤後傾位であり，体格に対して大きい車いすを使用していたため，Bさんに適合した車いすとクッションに替えた。また，立位で下衣操作する時に立位バランスを崩す危険性がみられたため，立位保持中は便器に右下腿をつけ，手すりに体幹をもたれかけさせて，立位バランスを保ちやすいように提案した。

②回復モデルおよび習得モデル

　左下肢の随意性を確認した後，左上下肢の随意性向上にも好影響があることを説明し，両上下肢で車いすを駆動することを提案した。駆動しやすい両上下肢の力の方向，力加減，タイミングについて指導した。トイレの遂行場面では，車いすの位置付けが遠いこと，フットレスト・ブレーキのかけ忘れがあること，方向転換時に不安定であることが観察された。車いすの位置付けについては，数回試して適切な位置を協働しながら決めた。フットレスト・ブレーキ操作を忘れないように，その必要性を説明し，移乗前の確認事項として一緒に確認することとした。移乗時に方向転換しやすいように，立位になってから方向転換するのではなく，移乗する前にベッドに対して斜め座りになってから移乗することを提案した。また，病棟でBさんが一人でできる自主トレーニングとして，手すりを把持しての立ち上がり練習を指導し，実施する上での注意点・実施回数・実施環境についても一緒に確認した。

2）家事（介入期間：8月中旬～12月，約4カ月）

①回復モデルおよび習得モデル

〈直接および間接介入〉

　家事の中で最も関心のある調理を回復作業として用いることとした。調理練習内容の一例について**表7-8**に示す。例えば，食材を固定し，ピーラーで野菜の皮をむく練習では，「身体の2カ所を使用し，適切な力加減を調節する」という行為の改善と，「両手の協調性向上，左上肢の随意性向上，左手指の巧緻性向上」という心身機能の改善を目的に練習した。このように，他の練習についても同様に遂行分析で観察された非効果的な行為と関連のある心身機能について介入していき，調理を通して非効果的であった行為の改善と心身機能の改善を図った。

表7-8　調理練習内容

練習内容	介入した行為	介入した心身機能
食材を固定しピーラーで野菜の皮をむく	身体の2カ所を使用し，適切な力加減を調節する	両手の協調性向上，左上肢の随意性向上，左手指の巧緻性向上
麻痺手で食材を固定し，包丁で切る	身体の2カ所を使用し，適切な力加減を調節する	左手指の巧緻性向上，左上肢の随意性向上，両手の協調性向上
体幹を屈曲し，低い引き出しから調理器具を取り出す	安定して体をかがませ，下に手を伸ばす	体幹・左上下肢の随意性向上
ワゴンや伝い歩きで，材料を自分で集め，シンクまで運ぶ	安全に，ある場所からある場所へ移動し，物を持ち運びする	体幹・左上下肢の随意性向上，立位能力の向上，応用歩行能力の向上

〈相談と教育〉

　三瓶らは作業療法介入群と自主トレーニング群の2群に分けIADL能力への介入効果を比較検討したところ，作業療法介入群は自主トレーニング群よりも有意にIADL能力が向上したことを報告している[3]。これは，「自宅に帰ってからできる範囲で自分で調節してやります」というような作業療法介入なしで行う方法ではIADL能力が効果的に向上しないことを示している。また，OrellanoらによるIADLに関するシステマティックレビューでは，身体機能や認知機能に焦点を当てた介入よりも，作業を基盤とした介入のほうが強いエビデンスがあると報告されている[4]。これは，「身体を鍛えてから家事の練習をやります」というような心身機能の回復を優先してから実施する方法では，効果的にIADL能力を向上することができないことを示唆する。そこで，作業療法士の支援を得ながら，実際の作業を用いて練習する必要があることをBさんに説明し，作業療法で家事を練習することに同意を得た。

〈課題難易度の調節と適応による作業の段階付け〉

　調理場面では，どのように練習していくかについてBさんと一緒に決めた。まず，材料については滑りにくい，細長い，握りやすい，軟らかいなどの食材（キュウリ，ナスなど）からスタートし，徐々に滑りやすい，丸い，硬い食材（ジャガイモ，タマネギなど）に変更していきながら課題難易度を調節した。工程も単品から2品，3品と少しずつ複雑化していき，調理器具を置く場所も手の届きやすい場所から手の届きにくい下の棚にしまうなどして課題難易度を調節した。調理練習では，移動すること，持ち運ぶことが努力的であったため，初めは車いすを使用し，移動レベルに合わせてワゴン・歩行器，伝い歩きに移行しながら調理練習を実施することとした。

3) 書道（介入期間：11月〜退院まで，約1カ月）

①代償モデルおよび習得モデル

　入院当初は「今は書道のことはあまり考えたくない」と話していたため，ADL/

IADL能力が向上し，自信が出てきた頃を見計らい，書道に再チャレンジすることを提案したところ「仲間からも絶対にやめさせないからと言われたところなの」と話し，書道の練習をすることに同意した。そこで，どのような環境で行うかについてBさんと話し合った。Bさんが書道の作品を制作する時は，中腰の状態で1m程度ある半紙に字を書くとのことだったが，現在の心身機能では難しいと考えられた。そのため，まずはいすに座って小さな半紙に字を書くところからスタートすることを提案した。病室の机は狭く不安定であったため，病棟の許可を得て使用していない机をBさんの病室で使用することにし，Bさんと一緒にどこに置くかを決め，病室でも書道の練習ができるように設定した。自宅からBさんの書道道具を持ってきて練習することを提案したところ，「やってみようかな」と話した。最初は座位，四つ這い，中腰という順で姿勢を変え，半紙も少しずつ大きくし，縦書き・横書きと作業形態を変え，本人の状態に合わせて，できることを一緒に決めながら練習した。以上のトイレ，調理，書道への介入経過を図7-1に示す。

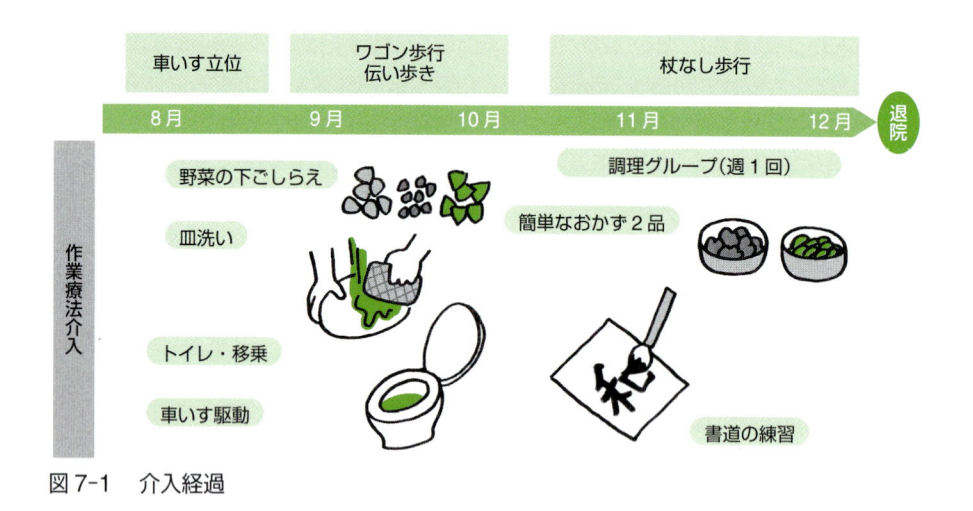

図7-1　介入経過

7 再評価

COPMの再評価では，全ての作業について遂行度・満足度ともに改善がみられた(表7-9)。

表7-9　COPMの再評価

作業の問題	重要度	遂行度1	満足度1
家事	10	2⇒8	1⇒6
書道	10	2⇒7	1⇒6
トイレ	10	5⇒8	4⇒8

遂行スコアの変化：7.7(23/3) − 3.0(9/3) = 4.7，満足スコアの変化：6.7(20/3) − 2.0(6/3) = 4.7

AMPS を実施した結果，運動技能 1.47 ロジット，プロセス技能 1.37 ロジットとなり，運動・プロセス技能ともに 0.5 ロジット以上の改善があり，ADL/IADL 能力に有意な変化がみられた[2]。運動技能 1.5 ロジット以上，プロセス技能 1.0 ロジットの 86％は地域で自立して生活することが予測されるため，近い将来に B さんが地域で自立して生活できるレベルに達する可能性が推測された[2]。病棟での ADL は自立し，家事は外泊練習中に 3 食のご飯を作るようになり，少しずつ自宅でも遂行することができるようになった。書道は病室や外泊中にもチャレンジするようになり，以前と同じように中腰で作品を制作することもできるようになった。「今度のコンクールに作品を出しちゃいました」「まだまだ私の字はこんなものではないけど……（もっと上達するまで）諦めませんから」と話し，書道に対して意欲的に参加するようになった。

8 考察

　入院当初 B さんは，これから何ができるようになりたいかについて明確に答えることができなかった。しかし，B さんと協働しながら関わる中で，少しずつ B さん自身でどの作業を目標にして，どのように練習していくかについて決められるように支援したことが再評価結果に大きく影響していると考えた。Wressle らは，COPM を実施した群とコントロール群を比較した結果，COPM を実施することによって治療目標を特定・想起することができたと報告している[5]。Arnetz らはクライエントと一緒に目標設定を行うことで，その目標達成度が高くなることを報告している[6]。これらの報告から B さんの目標を決めていくプロセスにおいても，COPM を使用しながら B さんと一緒に目標設定したことが，B さんの作業参加を促進し，再評価時の COPM 結果に影響していると考えた。

　Gitlin らは，高齢者 319 名を対象に，クライエント中心の作業療法で協働しながら，実際の ADL/IADL を用いて介入した結果，ADL と IADL 能力が改善したと報告している[7]。B さんにおいても，実際の作業を用いて観察評価し，作業を用いながら介入したことで，B さん自身にも何がどの程度できて，どこに問題があるのかを特定しやすく，どのように解決していくべきかについても自分で考えやすかったと考えられる。このことによって，作業療法士からだけでなく，B さんからも作業を獲得するための解決案が出され，協働的な治療関係を作ることができたと考えられる。この協働的な治療関係が ADL/IADL 能力の向上に影響し，「できるまで」諦めないから「もっと上達するまで」諦めないに質的な変化を得られ，退院後の作業の参加を促すことができたと考えられる。

　以上のことから，B さんとの協働的な関わりの中で，実際の作業を用いながら介入することで，少しずつ B さんの生活を B さん自身で形作っていくことができたと考えられ，クライエント中心で協働的な関わりの中で，実際の作業を用いて介入することの重要性が示唆された。

文献

1) Fisher AG(著), 齋藤さわ子, 他(監訳):作業療法介入プロセルモデル―トップダウンのクライアント中心の作業を基盤とした介入の計画と実行のためのモデル. 日本 AMPS 研究会, 2014
2) Fisher AG, et al:Assessment of Motor and Process Skills. Vol.1:Development, Standardization, and Administration Manual. 7th ed., Three Star Press, Fort Collins, CO, 2010
3) 三瓶祐香, 他:身体制限を伴う成人の手段的日常生活活動の再獲得―作業療法介入遂行練習および自主遂行練習の効果. 作業療法 31:245-255, 2012
4) Orellano E, et al:Effect of occupation- and activity-based interventions on instrumental activities of daily living performance among community-dwelling older adults, a systematic review. Am J Occup Ther 66:292-300, 2012
5) Wressle E, et al:Improved client participation in the rehabilitation process using a client-centred goal formulation structure. J Rehabil Med 34:5-11, 2002
6) Arnetz JE, et al:Active patient involvement in the establishment of physical therapy goals:effects on treatment outcome and quality of care. Eur Physiother 6:50-69, 2004
7) Gitlin LN, et al:A randomized trial of a multicomponent home intervention to reduce functional difficulties in older adults. J Am Geriatr Soc 54:809-816, 2006

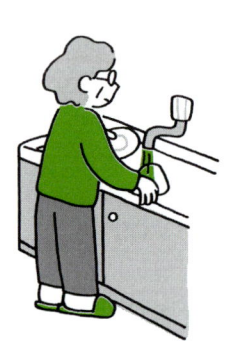

回復期リハビリテーション病棟での就労支援

　Cさんは30代の男性である。めまいと左半身にしびれ，左側へのふらつきによる歩行困難を訴え，救急搬送。椎骨動脈解離による延髄外側症候群と診断。同日入院となり，急性期治療が開始された。5病日より理学療法と言語聴覚療法が開始され，15病日より回復期リハビリテーション病棟へ移動し，作業療法が開始された。突然のアクシデントによりセルフケアに介助が必要な状態となり，今後の人生の見通しが立たず，不安と焦燥感があった。復職に対する強い希望はあるが，取り組むべき課題を見いだすことができずにいた。そこでCさんと一緒に必要な作業を見つけることから始め，その作業に取り組むことで自信を取り戻し，復職を果たすことができた。また退院後も新たな作業に挑戦をしながら，一人で生活ができるようになった。今回，Cさんに提供した作業療法を作業療法介入プロセスモデル（OTIPM）[1]に沿って報告する。

❶ クライエント中心の遂行文脈の確立

　Cさんと家族との面接，カルテ，他部門より情報を得た。以下の項目に沿って情報を整理する。

①環境：現在は入院中で，年齢の離れた患者との2人部屋。室内にはベッドと床頭台，簡易的クローゼットのみが配置され，洗面台や浴室，トイレ，食堂は共有空間となっている。自宅は市街地にあり，両親所有のマンションの3階で父，母と3人暮らし。エレベーターはなく，階段には手すりが設置されている。室内はバリアフリーで，トイレと浴室には手すりがある。公共交通機関は利用しやすく，周辺にはスーパーなどがある。

②役割：現在は入院患者である。以前は勤労者として平日はフルタイムで営業の仕事に従事。接客や荷物の運搬，取引先に定期訪問をしたり，新商品の勉強会に参加したり，新規の顧客に対して商品のプレゼンテーションを行うことが主であった。休日は友人と食事に行ったり，スポーツをしたり，買い物に行ったりしていた。

③動機：職場へ復帰して仕事をしたいと考えている。

④課題：現在，食事は経鼻経管栄養，その他のセルフケアは姿勢が変わると，めまいやふらつきを認めるため，移動を必要とする作業には援助が必要な状態である。Cさんも「動くとめまいやふらつきが起きるので，リハビリの時間やトイレ以外は動かないようにしている」と話す。家族は「口から食事が取れるようになってほしい」「トイレに一人で行けるようになってほしい」と期待している。

⑤文化：自分のことは自分でする。周りの人には迷惑をかけたくないという信念，価値，習慣がある。自宅では母の存在もあり，家事は母の役割。しかし，Cさ

が長期間の出張などに行く際は，調理や掃除，洗濯などの家事全般を行う。
⑥社会：両親，職場の上司や同僚，友人が頻繁に訪れており，良好な人間関係を保っている。その他，医師，看護師，看護助手，理学療法士，作業療法士，言語聴覚士との関わりがある。
⑦制度：有給休暇制度，休職制度が利用できる。医療制度では診療報酬制度，病院や医療チームの方針がCさんの生活と関係している。
⑧心身機能：左椎骨動脈解離があり，延髄外側症候群を呈している。運動麻痺は呈していないが，失調症状が強く，姿勢が変わるとめまいが生じ，座ったり立ったりするとふらついてしまう。「物が二重に見える」と複視を認め，テレビや雑誌，携帯電話などの使用を避けている。食事やトイレ，入浴などほとんどの作業に支援が必要であることから今後の不安を感じている。
⑨時間：大学を卒業後，夢を持って営業の仕事を希望。就職後は出張や研修などに積極的に参加し，やりがいを感じながら仕事をしていた。30代に入り，突然，延髄外側症候群を発症。現在は病院の決まった時間の中で，今後どうなるのか見通しが立たず，不安や焦りを感じながら過ごしており，将来的にはもう一度復職したいと考えている。
⑩適応：移動には手すりや他者の援助，車いすを必要とする。初めて使う車いすに対しては，今は歩けないので安全に移動するために仕方がないと思っている。できそうなことやアドバイスされたことに努力と挑戦をする傾向にある。

❷ 遂行文脈の強みと問題

　Cさんは理学療法で起居動作を中心とした基本的動作，言語聴覚療法で摂食・嚥下に対するサービスを受けている。「一刻も早く復職をしたい」「担当していた取引先が心配」「今後はどうなるかわからない」と話した。復職を果たすにあたって，どのようにしていけばよいのかCさんの中で漠然としていたので，作業療法面接の中で，一緒に整理をしながら目標と取り組むべき課題を決めた。
　まず，職場に復帰をして一番問題になると思うことは，「手伝ってもらいながら仕事はできない」ということで，現在の生活と比較し，「一人でトイレに行く」，「一人で風呂に入る」を挙げた。最終的には「公共交通機関を利用して職場まで行く」こと，「自転車に乗れるようになりたい」という希望を話したが，Cさん自身，今は無理だと思うとのことで，まずは職場で必ず行うことである「掃除をする」こと，「お茶を入れる」ことから挑戦することとした（表7-10）。

表 7-10　初回 COPM の結果

作業の問題	重要度	遂行度	満足度
一人でトイレに行く	10	3	1
一人で風呂に入る	8	3	1
掃除をする	8	1	1
お茶を入れる	8	1	1
バスで職場に行く	10	1	1
自転車に乗る	10	1	1

遂行スコア：10/6 ＝ 1.7，満足度スコア：6/6 ＝ 1.0

❸ 課題遂行の観察と遂行分析

本人の同意を得て AMPS を実施した。

掃除をする（掃除機をかける-家具は動かさない）ことと，お茶を入れる（2人分）課題を観察した。二つの課題とも移動は車いすを使用した。掃除機をかける場所は病院内の ADL 室の机や椅子などの家具がある場所で行った。お茶を入れる課題は ADL 室のキッチン，調理器具，食器を使用して行った。AMPS の結果は，運動技能 1.46 ロジット，プロセス技能 0.94 ロジットで，地域生活自立を判断するカットオフ値よりも運動技能，プロセス技能ともに低い値を示した。また C さんと同年代の健常者データ（運動技能 1.98～3.94 ロジット，プロセス技能 1.07～3.07 ロジット）との比較の結果も運動技能，プロセス技能ともに平均値を下回る結果を示した。

❹ 効果的行為と非効果的行為の記述

両課題ともに軽度～中等度の身体的努力の増大と効率性の低下が認められたが，安全に自立して課題を遂行することができた。シンクや机につかまりながら立つが，左へ身体が傾き，物に寄りかかりながら姿勢を保っていた。物との距離がうまく取れず，物に手を伸ばす時に努力が増大し，物を操作する時にスムーズさに欠け，掃除機のノズルを動かす時や水量の調節など力加減が難しかった。物を何度も置き直す場面や，物を何度も取りに行くこと，机にお茶がこぼれても気付かず拭き取ることができなかった。使用している物同士がぶつかることや，車いすの操作も冷蔵庫や壁にぶつかることがあり，これらの問題が度々観察された。また全体的にペースが遅く，課題終了時には疲れがみられた。

❺ 原因の明確化と解釈

立つこと，姿勢を保つことが難しい原因としては，平衡機能障害や失調症状が関与しており，さらに物へ手を伸ばすことや，物の操作，物との距離を適切に保つことを困難とさせていると考えた。物を置き直したり，ぶつかったり，こぼしたことに気付かないことの原因は，移動する範囲が制限され，手の届く範囲での作業ではあるが，作業スペースが狭くなっていること，物が二重に見えるという複視も影響

していると考えた．また，その他にもCさんの現在の入院生活から考えると，ベッド上の生活主体で，物を使用した具体的な作業の経験の少なさや洞察ができていないことも作業遂行を困難としている要因であると考えられる．

⑥ 介入モデルの選択と介入計画

　発症後まもなく，まだ回復が期待できる時期であることと，AMPS結果からCさんは運動技能1.0ロジット，プロセス技能0.0ロジット以上であり，回復モデルが有効である[2]と考えられたため，立つこと，姿勢を保つこと，物の操作，物との距離を適切に保つこと，作業スペースを整えること，これらの行為の改善には回復モデルを選択した．また，早期に獲得する必要のあるトイレや入浴に関しては，環境をうまく使うこと，やり方を変えて作業ができるようにするために代償モデルを使用し，仕事に関して必要な作業の練習は習得モデルを選択した．今回，作業療法の期間は約3カ月であり，その間，毎日60分間実施した．

1) 回復モデルと習得モデルによる介入
①直接的介入あるいは間接的介入
　Cさんが作業を行う際に主な問題となっている作業遂行中の身体を安定させることと，自分自身と物を動かすこと，作業をするスペースを整えることに関して主な介入を行った．理学療法の中で，平行棒を使用して立つこと，バランスを保つこと，室内を歩くことの練習が行われていた．作業療法では，実際に道具を使って，作業スペースを考えながら日常の生活の中で身体を効果的に使う練習を一緒に行った．具体的には，衣類などの入浴の準備を行うこと，部屋の床にモップをかけたり，机の拭き掃除をしたりすること，看護師からお湯をもらってお茶を自分で入れるということを一緒に行った．その際Cさんに，一つひとつの場面で生じる不安定性に対して一緒に現象を振り返り，Cさんと一緒にどのようにすれば作業がうまくできるかについて考えた．また，作業スペースを整頓し，作業に必要ないものなどは片付けることを提案して実施した．その結果，少し足を開くことで安定できること，動き始めに不安定になりやすいので一呼吸おくこと，使用する物にはできるだけ近づくこと，作業をする場所を片付けてから作業を始めることなどの対応策を見つけることができた．食事も普通食が食べられるようになると，食後に下膳をしている姿を見かけるようになり，入院生活におけるADLが一人で可能となった．

　外泊を経験し，自宅で生活ができそうな自信が持てたこともあり，復職に向けてCさんがさらに主体的に取り組めるようになった．具体的には，実際に仕事で使用するかばんを持って屋外を歩くことや台車で荷物を運ぶこと，パソコンを使用して資料を作ること，公共交通機関の練習として，バスに乗って行きつけのデパートやコンビニに買い物に行くこと，自転車に乗って自宅から職場まで移動することを行い，これらの作業ができるようになった．

②教育

目標とする課題の遂行を改善するためには，作業療法士が決めた内容で，課題に必要な心身機能の練習をするよりも，クライエントが決めた認知的ストラテジーを使って練習をするほうが有意に改善した[3]という報告がある。そのため，Cさんが主体的に作業へ参加できるように配慮し，Cさんとともに取り組んだ。

延髄外側症候群は，発症時はそのほとんどに小脳失調を認め，歩行困難を呈し，半数以上に嚥下障害を認めるが，機能予後については一般的には良好である[4]という報告がある。また，より早期からADLの練習を行う脳卒中専門病棟で治療された群は，通常病棟に入院した群に比べてADLの自立度と社会復帰率が高く，施設入所率と死亡率が低い[5]，と報告されている。これらの情報を他職種と共有し，できるようになったことは病棟で継続して行えるように，Cさんが行う課題や対応策などを病棟スタッフや家族に伝え，さらに外泊を依頼した。

③課題難易度の調整と適応による作業の段階付け

病棟の自室で取り組める作業を安全に行えるように，端座位で行えることから，少しずつ車いすを使用して移動すること，どちらかの手で家具を支えながら立つこと，歩いて移動すること，かがむことを必要とする道具の場所や数を増やすなど，複雑に課題を設定しながら行った（表7-11）。

表7-11 作業療法経過

選択したモデル	主な介入内容	1カ月	2カ月	3カ月
回復モデル	・立位姿勢保持と物との距離を保つ機能を改善するための作業（入浴の準備・掃除・お茶入れ）	○	○	
代償モデル	・環境調整（トイレ・入浴）	○		
習得モデル	・パソコンの練習		○	○
	・公共交通機関の利用		○	
	・自転車に乗る			○
代償モデル	・退院後の計画と対応			○

2) 代償モデルによる介入

早期にトイレや入浴が自立できるように以下の介入を行った。また復職に関しての情報提供と職場への情報提供を含め，今後の取り組みを検討した。

①協働的コンサルテーション

脳血管疾患の復職可能な要件[6]として，ADLの自立や8時間以上勤務できる体力などが求められるが，その他にも①公共交通機関の利用ができること，②復職の意欲が高く，早期から復職への働きかけがあったこと，③管理職・公務員・事務職などのホワイトカラーは復職率が高いこと，④職場との関係が良好なこと，⑤高次脳機能障害があっても軽度なこと，⑥病前の職場への復帰が大部分を占めているこ

と，などを伝えた．退院後の自宅療養の期間は生活リズムが乱れないようにすること，職場に出向いてみること，配置転換なども提案し，余裕をもって仕事が長続きできるような体制をとることを話し合った．また退院後に困難を呈したことがあったら外来でサポートすることとした．

②適応

トイレや入浴で援助を得ていることを，どのようにすれば一人で安全に行えるようになるかを一緒に考えた．車いすで移動すること，壁に寄りかかりながら下衣を上げ下ろしすること，便座やシャワーチェアへの着座や立ち上がりは，必ずどちらかの手で手すりをつかむこと，入浴の際の下衣の着替えはいすに座って行うことで，援助の必要がなく安全にできるようになった．

③教育

Cさん，家族，Cさんの職場の上司と医療スタッフの合同カンファレンスを行い，疾患に関する説明や現在のCさんの能力で行えること，今後の復職に対して企業側の不安や協力できることなどを話し合った．その結果，復職後しばらくは午前や午後の半日勤務から取り組み，事務職へ配置転換を行い，新入職員の指導を中心として行うこと，2週間に一度は外来受診をしながら経過をみることとなった．

7 再評価

スクランブルエッグ，トースト，コーヒーを入れる課題とチャーハンを作る課題にてAMPSを実施した．

ワイドベースな歩幅と歩行，持った物が揺れたり，冷蔵庫を閉める時やフライパンを置く時に力の調節が不十分であったりという場面が度々観察された．作業課題を行っている時に身体が傾いたり，寄りかかったりすることなく行えていた．移動をする範囲が拡大されたこと，作業スペースを効果的に使うことができ，物を置き直すことや物にぶつかること，物同士がぶつかることはなかった．全体的に課題を行うペースも適切であり，疲れることはなかった．

AMPS結果は，運動技能2.94ロジット，プロセス技能1.98ロジットだった．運動技能が1.48ロジット，プロセス技能が1.04ロジット向上した．運動技能，プロセス技能ともに0.5ロジット以上の向上を認められたため，統計学的に有意な変化が認められたことがわかる[2]．両技能とも地域生活自立を判断するカットオフ値より高く，地域で自立して生活ができるレベルとなった．

作業療法開始にあたり，Cさんの作業に焦点を当ててともに取り組んできた結果，COPMの結果は初回時と比較して遂行スコアが6.6，満足スコアが8.0の向上を認めた（**表7-12**）．

Cさんは今回の入院から約3カ月で自宅に退院し，約1カ月の自宅療養を経て職

場復帰を果たすことができた．退院後も一緒に見つけた対応策を用いながらADLは自立し，パソコンの操作や公共交通機関の利用，自転車を使った通勤も可能となった．

Cさんは退院後の生活について，「まだ完全ではなく，気を付けるように意識をすることがあるが，生活はできている」「今までの生活は少し窮屈で時間に追われる毎日になっていたので，少し余裕を持つこと」「定期的に気分転換となることを取り入れて生活をしている」．また，「仕事上の作業で問題が起きた時にはどうすればできるかなどを考え，挑戦しながらやっています」と話した．現在は転勤になり，アパートを借りて一人暮らしをしている．

表7-12　COPM再評価の結果

作業の問題	重要度	初回評価 遂行度1	初回評価 満足度1	再評価 遂行度2	再評価 満足度2
一人でトイレに行く	10	3	1	10	10
一人で風呂に入る	8	3	1	10	10
掃除をする	8	1	1	8	9
お茶を入れる	8	1	1	8	9
バスで職場に行く	10	1	1	7	8
自転車に乗る	10	1	1	7	8

遂行スコアの変化：8.3(50/6) − 1.7(10/6) = 6.6，満足スコアの変化：9.0(54/6) − 1.0(6/6) = 8.0

8 考察

Cさんは職場に復帰したいという希望はあったものの，そのためには，どのようなことに取り組む必要があるのか漠然とした状態であった．世界作業療法士連盟によると「OTは作業を通して健康と幸福な生活の推進に関わる職業である．作業療法の主目標は，人々が日々の生活の営みに参加できるようにすることである．作業療法士は，こうした成果を達成するために，人々が自らの参加能力の向上をもたらすような事柄に取り組めるようにしたり，参加をよりよく支援するための環境整備を行ったりする」[7]と定義されている．また，村井は人の作業は様々であり，人の生活は作業の連続で成り立っている[8]と述べている．そのため，まずは面接を通してCさんを知ること，Cさんの作業を知り，現在困っていること，これからどのような作業ができればCさんらしい生活を送ることができるのかなどを一緒に検討することから始めた．

具体的に取り組む必要のある作業が決まると，病院という制限された環境ではあるが，可能な限りCさんが挙げた課題の中で，Cさんが自分で考え行動できるよう促した[3]．また，自然と入院生活の中で主体的に取り組めるように配慮した．同時に，セルフケアの早期自立も図り，外泊などを経験する機会を提供した．このことから，自宅で生活できたという安堵感と自信，次の作業に挑戦しようとする意欲

を得られたと考える。

　復職に関する作業に挑戦し始めた頃，CさんのADLは自立し，屋外も歩けるようになっていた。しかし，買った物を持ってバスに乗ったり，自転車に乗ったりする練習を始めた時は，バランスをうまく保つことができない状況にあった。これらは，バスや自転車，行き交う人，路面の状況，天候などの様々な環境や，それぞれの作業の特異的な技能が必要であるためだと考え，実際の作業を経験しながら繰り返し練習してできるようになった。退院後，外来でのリハビリテーションサービスは行われていないが，入院期間中の作業療法の経験を生かして，Cさん自身で問題解決を行いながら日々，作業に挑戦できるようになっている。

　村井は「OTは，人が意味のある作業に従事，参加することによって健康になることを知っている。どうすれば作業がうまくできるかについても知っている。作業の専門家であるからこそ，対象者が意味ある作業にアクセスする計画を立てることができる。そして，これらを対象者と共に行うことを知っている」[9]と述べているように，対象者を中心に，また対象者の必要としている作業に焦点を当てることの重要性が示唆された。

文献

1) Fisher AG（著），齋藤さわ子，他（監訳）：作業療法介入プロセルモデル—トップダウンのクライアント中心の作業を基盤とした介入の計画と実行のためのモデル．日本AMPS研究会，2014
2) Fisher AG：Assessment of Motor and Process Skills. Vol 1：Development, Standardization, and Administration Manual. 7th ed., pp.135-146, Three Star Press, Fort Collins, CO, 2010
3) Polatajko HJ, et al：Pilot randomized controlled trial investigating cognitive strategy use to improve goal performance after stroke. Am J Occup Ther 66：104-109, 2012
4) 谷口 央，他：延髄外側症候群の機能予後—ADLと嚥下機能についての検討．臨床リハ 21：214-218, 2012
5) 篠原幸人，他（編）：脳卒中治療ガイドライン2009．pp.283-286, 協和企画，2009
6) 豊永敏宏（責任編集）：労災疾病等13分野医学研究・開発，普及事業，症例に見る脳卒中の復職支援とリハシステム．pp.100-101, 独立行政法人労働者健康福祉機構，2012
7) 日本作業療法士協会：作業療法の定義（WFOT 2004）＜http://www.jaot.or.jp/international/wfot_definition.html＞（2014年5月17日）
8) 村井千賀：「作業ができる」ということ—作業概論．OTジャーナル 44：843-853, 2010
9) 村井真由美：対象者の人生を豊かにする作業療法—介護老人保健施設における実践．OTジャーナル 39：1177-1182, 2005

昼食準備と野球が楽にできるように

　Dさんは多系統萎縮症の73歳の男性で，数年前まで妻とともに自動車部品工場を営んでいたが現在は廃業し，妻と2人暮らしをしていた。今回，セルフケアと趣味である野球をすることがつらくなっていたDさんに対して作業療法介入プロセスモデル（OTIPM）に基づき支援を行った結果，楽に行えるようになったので，その過程を報告する。

❶ クライエント中心の遂行文脈の確立

　介護支援専門員やその他の専門職から得られた情報を要約する。Dさんは，依頼日からさかのぼること約2年前に多系統萎縮症の診断を大学病院で受け，現在はかかりつけ医を月に1回妻とともに受診している。Dさんの多系統萎縮症は特定疾患治療研究事業の対象疾患であるが，介護保険（要支援1）を利用して生活援助のための訪問介護を月に2回受けていた。起立性低血圧，構音障害，歩行障害があり，下肢の筋力低下のため立ち上がる時に努力が必要だった。歩行補助具としてT字杖を持っているが，通院時のみ使用し，普段は使用していない。また，時折食事ののみ込みが難しいことがあるとのことだった。

　次に，作業療法を開始するにあたり，DさんとDさんの妻との面接から得られた情報を要約する。Dさんの代表的な一日の生活は，朝6時ごろ起床し，身支度を整えて朝食を取ることから始まっている。普段の朝食のメニューは白米，みそ汁，のり，つくだ煮，野菜で，食事の最後にはご飯にみそ汁をかけて食べている。朝食後はほぼ台所の椅子でテレビを見て過ごしている。昼食はカップ麺（妻不在時），パン，そばが多く，簡単に済ませることが多い。昼食後もテレビを見て過ごすことが多いが，夕方は妻と一緒にスポーツ公園まで散歩している。夕食はナスやキュウリなどの野菜，ベーコンの炒め物などで，晩酌を中心としたメニューが多く，主食（白米）はとっていないとのことであった。

　Dさんの趣味は，野球である。週末は徒歩15分の河川敷で野球を半日行っている。野球チームでの役割は監督で，試合のない日は練習メニューを考え，指示を出している。毎試合後にはなじみの居酒屋で打ち上げがあり，居酒屋メニュー（刺し身，肉じゃが，野菜サラダ，おでん）を食べるのが日課である。なお，居酒屋に行った後には若手の仲間を自宅に招き，2次会を毎回行っている。

　Dさんは2階建ての持ち家に妻と2人で住んでおり，普段過ごす居室や台所は1階，寝室は2階であった。2階の寝室には四つ這いのような格好で階段を上ったり下りたりしており，転倒や転落の恐れもあることから居室に簡易ベッドを置こうか迷っていた。

　夫婦ともに旅行が好きで，国内外問わず色々な場所へ出かけている。近く，北海

道旅行に行きたいと思っている。妻は家事の全てと夫であるDさんの介護を行っているが，水曜日と金曜日はパート（9〜13時）に出かけている。最近，夫の介護の頻度が増えており，パートを続けられるか懸念している。Dさん自身も，2年前からできないことが増えていることを気にしており，「今は歩けているからよいが，歩けなくなったらもう全ておしまいです」と話していた。妻は，娘夫婦が近所から東北地方に引っ越した後にうつ状態になってしまったことがあり，極力無理しないように心がけていると話していた。

なお，Dさんは面接の中で「妻がいない時は一人で留守番できるようになりたい」「野球とその後の飲み会は今後も続けていきたい」と話していた。

❷ 作業遂行の強みと問題の明確化，優先順位の決定

Dさんには，廃業した現在も後進から技術指導を受けたいとの申し入れがあるが，自分は既に一線は退き，仕事もやり切ったと認識しており，職場復帰や後進へのアドバイスの実施などは望んでいなかった。一方，Dさんは，「妻がいない時は一人で留守番できるようになりたい」「野球とその後の飲み会は今後も続けていきたい」と考えており，具体的に話を続けてもらったところ，「昼ご飯くらいは自分で作りたい」「若い衆などの客が来た時には，お茶菓子くらいは自分で出したい」「もっと野球に楽に参加したい」と考えていることが明らかになった。以下にCOPMの結果を示す（表7-13）。

表7-13　初回面接時のCOPM結果

作業の問題	重要度	遂行度	満足度
野球の練習に参加する	9	4	3
昼ご飯を準備する	8	2	2
来客をもてなす	8	3	2

遂行スコア：9/3 = 3.0，満足スコア：7/3 = 2.3

❸ 課題遂行の観察と遂行分析

DさんがCOPMで優先した3課題の観察と遂行分析を行った。具体的には，昼ご飯の準備として鍋でインスタント麺を作っていたこと，友人が訪問した時にはお茶とお茶菓子を出してもてなしていたことから，この2課題はAMPSを使用し遂行分析を行い，野球の練習に参加するという課題は，AMPSの技能項目を用いた遂行分析を行った。DさんのAMPSの結果，運動技能0.75ロジット，プロセス技能0.82ロジットであった。この得点を能力基準値（運動技能2.0ロジット，プロセス技能1.0ロジット）と比較するとどちらも基準値よりも低く，IADLや身の回りのADLの遂行の効率性の質が低下していることが示唆された。また，事例の得点と健常者標準との照合も行った[1]。Dさん（73歳）と同年代の得点範囲は運動技能が

1.07 ロジットから 3.22 ロジット，プロセス技能が 0.67 ロジットから 2.56 ロジットであり，運動技能は得点範囲外，プロセス技能は得点範囲内であった。D さんは 2 課題を通して中等度の身体的な努力の増大と時間の非効率性が観察されたが，インスタント麺を作る課題で援助が必要で，安全性にも疑問が残った。なお，野球の練習に参加するということについては，課題を「自分自身の練習道具をグラウンド内に運び，練習を始める指示を出す」とした。この課題中，中等度の身体的な努力の増大と非効率性が観察され，二度の援助を必要としたが安全性の問題は観察されなかった。

❹ 効果的にした/しなかった行為の明確化

　インスタント麺を作る課題では，腕や手首の動きの硬さが観察され，身体の2カ所を使って手の中でスープの袋を開けることが努力的であった。また，初めは手でスープ袋を開けようとしていたが，途中で開けることをやめ，よろめき，手をつきながら移動し，食器棚に向かい引き出しを開けてはさみを出そうとしたが見つけ出せず，時間がかかった。その間も鍋の火はつけっぱなしであったため，お湯が噴きこぼれてしまい，火を止めるための援助が必要だった。コンロから食器棚に行くためには台所の机を中心に回る必要があったが，丼を食器棚に近い位置の机に置いたため広がりすぎた作業場となり，中身が入った鍋を丼まで運ぶ際はよろめいていた。一方，課題中は持続的に寄りかかることや鍋などの物を持ち上げる際の努力の増大は観察されず，あらかじめ決めた課題にも留意して行っていた。

　2 人分の日本茶と人数分のせんべいを準備する課題では，茶托や湯飲みは食器棚付近に，せんべいをコンロ付近に集めてしまい，その後再びせんべいを移動する必要があった。お茶とお茶菓子をお盆で運んでいたが，運ぶ際によろめいていた。インスタント麺の際は火の管理で援助が必要だったが，この課題では問題は観察されなかった。

　野球に関する課題では，ベンチに座る際に尻もちをつくように座り，立ち上がる際は援助が必要だった。また，座った場所と荷物が入ったかばんの場所が離れており，荷物を取り出す際は一度移動する必要があった。荷物を運ぼうとしたがすぐにやめ，チームメートに援助を求めていた。

❺ 原因の明確化と解釈

　火の管理に援助が必要だったことや丼をコンロから遠い位置に置いたことは，人の側面では失調，筋力低下，歩行能力低下といった心身機能の問題と丼を食器棚付近の近くに置く，ゆでながらスープの準備をするという内在化された習慣が原因の一つと考えられ，その他にも環境の側面でははさみが準備されていなかったことや食器棚とコンロとの距離が遠かったことも原因と考えられた。台所から居室までお茶とお茶菓子を運ぶ際の問題は，人の側面では失調，筋力低下，歩行能力低下と

いった心身機能の問題とお盆で運ぶという内在化された習慣が原因の一つと考えられ，その他にも環境の側面では居室と台所の距離があることが原因と考えられた。野球に関する課題は，下肢の筋力低下（心身機能），ベンチの高さが低かったこと（環境），かばんを置いた場所（内在化された習慣）が作業遂行に影響していたと考えられる。

6 介入モデルの選択と介入計画

　Dさんの運動技能は0.75ロジット，プロセス技能は0.82ロジットであり，回復モデルも可能であったが，多系統萎縮症が進行疾患であること[2]，より短期間の介入回数で作業遂行の改善を図るために代償モデルを選択し，補助的に習得モデルを選択した。なお，以下の経過は，3カ月間，隔週に1回，合計6回行った内容である（表7-14）。

表7-14　作業療法経過

支援内容	選択したモデル	主な介入内容	1回目	2回目	3回目	4回目	5回目	6回目
昼ご飯の準備	代償モデル・適応のための道具の提供	はさみとカッターの選択・購入	○	○				
	代償モデル・物理的環境の調整	はさみとカッターの収納場所の調整		○	○			
	代償モデル・解決法の提案	丼に関する調整			○	○		
	代償モデル・実際の動作の確認	インスタント麺を普段通りに作ってもらう				○	○	
来客のもてなし	習得モデル・教育と練習	居室に運ぶための方法の提案・練習	○	○				
	習得モデル・直接的介入	一連の流れで行ってもらう			○		○	
野球の練習に参加する	代償モデル・物理的環境の調整	ベンチの選択・購入					○	
	習得モデル・直接的介入	一連の流れで行ってもらう						○

1）昼ご飯の準備に対する介入

　スープの袋を開ける際に使用したはさみは，家族共用であり，あらゆる用途に使用されていたため，Dさん専用のはさみを購入することにした。はさみの購入の際はカタログを用いて作業療法士と相談の上選択し，さらにDさんの意向でカッターも新たに購入した。次に，はさみとカッターの収納場所を話し合った。その結果，台所の机に鉛筆立てを置き，そこにしまうことで環境調整をした。さらに，丼を置く位置の修正，もしくは，丼の収納場所の変更を提案した。Dさんは，丼を置く場所を変更することを選択したので，運ぶ際に安全な場所はどこかを聞き，鍋を火にかける前に丼をコンロの近くに運ぶ，というやり方で行うことを確認した。最後に，実際にインスタント麺を作ってもらい，問題点の振り返りおよび修正を行った。

2)来客のもてなしに対する介入

茶托と湯飲み，せんべいをばらばらな場所に集めていたこと，来客をもてなす居室から台所までは3m程度だがお茶とお茶菓子を運ぶことを考慮し，せんべいや湯飲みの収納場所の変更，もしくは，行為や手順の変更を提案した。Dさんは行為や手順の変更を選択したため，せんべいを置く場所やタイミングを見直し，その工程を繰り返し練習した。また，お盆を使って運ぶのではなく，動線途中にお茶やお茶菓子を置く場所を設け，置いては運びを繰り返す方法を提案し，同意を得たので練習した。

3)野球の練習に参加する

既存のベンチの高さが低かったため，新たに折りたたみの椅子を購入することを勧め，インターネットを使って一緒に購入の手続きを進めた。荷物を運ぶことは常時チームメートに依頼することになり，Dさん，チームメート，作業療法士で椅子の設置場所と荷物の置き場所を現場で話し合った。

❼ 再評価

3カ月間，隔週に1回，合計6回の支援を行い，再評価を行った。**表7-15**はCOPMの初回評価と再評価の結果である。支援を行った三つの作業の遂行度と満足度が向上していた。AMPSの再評価は，今回は初期評価と同じ課題で実施した。その結果，運動技能は1.56ロジット，プロセス技能は1.27ロジットであった。運動技能は0.81ロジット向上し，統計学的にも有意な改善を示唆していた。一方，プロセス技能は0.45ロジット向上し，統計学的には有意ではないが，臨床所見としては有意な変化がある可能性が示唆された。具体的には，インスタント麺を作る際は，新たに設置したはさみを有効に使用でき，火の管理に援助も不要となった。お茶とお茶菓子の準備では，お茶を運ぶのではなく，持ち上げたお茶を別の場所に置くことで対応していたため，運ぶ問題は観察されなかった。野球の練習に参加することは，自分の椅子を購入したことで疲労が軽減し，その後の宴会も楽しめているとのことだった。なお，再評価時にCOPMを用いて別の作業に支援が必要か聞いたが現在はないとのことだったため，作業療法は終了とし，心身機能維持のための理学療法に移行した。

表 7-15　初回評価と再評価の COPM 結果の比較

作業の問題	重要度	初回評価 遂行度	初回評価 満足度	再評価 遂行度	再評価 満足度
野球の練習に参加する	9	4	3	8	10
昼ご飯を準備する	8	2	2	7	7
来客をもてなす	8	3	2	5	7

遂行スコアの変化：6.7(20/3) － 3.0(9/3) ＝ 3.7，満足スコアの変化：8.0(24/3) － 2.3(7/3) ＝ 5.7

8 考察

　世界作業療法士連盟によると，作業療法は作業を通して健康と幸福な生活の推進に関わる職業であり，作業療法の主たる目標は人々が日々の生活の営みに参加できるようにすることとしている[3]。Dさんの作業遂行に影響を与えていた多系統萎縮症は，自律神経症状，小脳性運動失調，パーキンソニズム，認知機能障害，嚥下障害を特徴とし，罹病期間が平均7～9年の比較的予後不良の疾患である[2,4,5]。そこで作業療法では，作業療法中に活動と参加に焦点を当て続けられるよう，理学療法士とは基本動作や心身機能の情報交換，管理栄養士と看護師とは嚥下に関する情報交換を行った。具体的な連携例としては，理学療法士が介護福祉士と行う自主トレーニングメニューを作成し，作業療法でも時折チェックを行うことで作業療法による心身機能への直接的支援の時間を省略することができた。また，野球のベンチを選んだ際は，理学療法士には下肢筋力や基本動作の評価と予後予測を，看護師には嚥下機能の評価と予後予測を行ってもらったことで，作業療法による心身機能への直接的支援の時間を省略することができ，椅子の選択と購入の時間を作ることが可能になった。

　今回，心身機能への支援は多くの専門職が関与していたが，活動と参加への支援は介護支援専門員と作業療法士だけが関与し，特に直接的介入を行ったのは作業療法士だけであった。Fisherらは，介護付き住宅で生活する高齢者8名に対してOTIPMに基づき短期間(2～4週間，4回)の作業療法を実施し，その効果を検討している[6]。その結果，設定したADL目標の77%は改善され，介入前後の作業遂行能力は5名のクライエントの運動技能が臨床上有意な改善を示し，OTIPMの有効性が示されていた。したがって，地域における作業療法で最も重要なことは，活動と参加に対する直接的支援を作業療法で質量ともに十分確保することであり，直接的支援の質量が十分であればFisherやDさんのように短期間の介入であっても作業遂行の改善効果が得られるのではないかと思われた。

文献

1) Fisher AG, et al：Assessment of Motor and Process Skills. Vol.1：Development, Standardization, and Administration Manual. 7th ed., Three Star Press, Fort Collins, CO, 2010

2) 長谷川康博:多系統萎縮症―自律神経障害,臨床診断を中心に.Brain Medical 24:129-135,2012
3) 日本作業療法士協会:作業療法の定義(WFOT 2004)<http://www.jaot.or.jp/international/wfot_definition.html>(2014年5月17日)
4) 肥後隆三郎:口腔咽頭疾患と嚥下機能―神経・筋疾患における摂食・嚥下障害.口腔・咽頭科 24:17-20,2011
5) 和田健二,他:多系統萎縮症.老年精神医学雑誌 19:848-855,2008
6) Fisher AG, et al:Effectiveness of occupational therapy with frail community living older adults. Scand J Occup Ther 14:240-249,2007

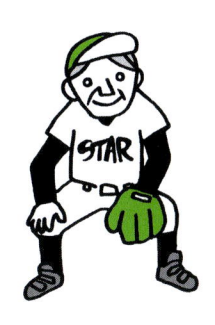

転倒せずに畑仕事をする

　今回，脳梗塞により高次脳機能障害を呈したEさんの訪問リハビリテーションを担当した。Eさんは，生活を組み立てることができないまま，10年以上地域で生活していた。作業療法介入プロセスモデル（OTIPM）に沿って介入し，心理社会的にも身体的にも改善し，介助量を軽減することができたため，以下に報告する。

① クライエント中心の作業遂行文脈の確立

　Eさんは約10年前に左前頭葉・側頭葉に脳梗塞を発症し遂行機能障害や抑制障害，混合型失語を呈した70代の男性である。入院中は理学療法，作業療法，言語聴覚療法が実施され，退院後は妻とともに自宅で生活していた。現在のBrunnstrom Stageは右上肢Ⅵ，右手指Ⅵ，右下肢Ⅴレベル。失語症はあるが簡単な口頭でのやり取りはでき，ジェスチャーを交えてコミュニケーションをとることができた。部屋に引きこもったり，暑い時間帯に庭の草取りを延々と行ったりということがあった。また，寝室や玄関で複数回転倒している。
　妻は夫のために何かしないといけないと思いながらも，日々夫の対応に追われよりどころがなく，疲労感をため込んでしまい寝込むことが続いていた。また，失語症や難聴の影響から，Eさんがどこまでの理解が可能なのかわからず会話を避けていた。そんな父母を心配し，隣町に住む娘が休職し，一時的に同居していた。
　妻の介護負担軽減を目的に，デイサービスを週2回利用しているが，集団活動以外は無目的に過ごしていることが多いとのことであった。
　自宅の物理的環境は，30年ほど前に高台に2階建ての家を建てており，生活範囲である1階の居住スペースには手すりの設置はない。転倒の多い寝室は和室であり，ベッドの導入を拒否している。敷地内には畑があり，Eさんは定年後より野菜や花作りを楽しみ，現在も家族のために野菜作りや庭木の剪定をしたいと思っているが，転倒を心配する家族から活動を制限されている。また，Eさんは家族のために何もできないとの思いから妻や娘に対して申し訳なく感じながらも，すべき役割がなく，自宅に引きこもることが多くなっている。

② 作業遂行の強みと問題

　今回の訪問リハビリテーション依頼の理由は，妻の介護負担の軽減と転倒防止だった。妻と娘の話から，Eさんは服の着替えは自立して行うことができるが，脱いだ衣類を片付けず放置するとのことであった。Eさんは，入浴や草抜きなどをし始めると，家族が制止するまで続け，これも家族のストレスになっていた。妻と娘にCOPMを実施すると，2人は相談しながら，Eさんができるようになったらよいと思うことを話した（表7-16）。スケジュールを把握して行動できるというのは，

Eさんが日課に沿った行動をしないために家族が振り回されていることから挙がった。転倒防止は介護負担の増加を防ぐためと，Eさんの苦痛を予防したいということだった。畑仕事は，Eさんがしたい作業なので，転倒しなければEさんに行ってほしいと考えていた。娘に頼らず受診するというのは，娘の復職のために必要なことであった。

表7-16　家族の COPM の結果

作業の問題	重要度	遂行度	満足度
スケジュールを把握し行動できる	10	3	3
転倒しないように自宅内を歩く	10	3	3
畑仕事ができる	7	1	1
娘に頼らず受診することができる	6	1	1

遂行スコア：8/4 = 2.0，満足スコア：8/4 = 2.0

❸ 課題遂行の観察と遂行分析

　作業遂行上の問題に対し，作業遂行分析を実施するためにAMPSについて説明し，COPMで挙がった畑仕事に関連する「小さめの植物を植え替える」，「草抜きをする」という2課題を実施することとなった。小さめの植物の植え替えは長机を使用し，草抜きは畑周辺で行った。

　AMPS結果は，運動能力測定値－0.24ロジット，プロセス能力測定値－0.42ロジットであり，両者ともにカットオフ値を下回った。また，2課題ともに作業遂行の質は，中等度の身体的努力の増大と中等度の効率性の低下，たまに介助が必要であった。また，草抜き課題では中等度の安全性の低下が確認された。

　また，COPMで「転倒しないで自宅内を歩く」という問題があがっていたので，過去に転倒歴のある寝室や玄関での遂行を観察した。寝室での床からの立ち上がりとしゃがみ，玄関での靴の着脱の際に，軽度の努力の増大，軽度の効率性の低下，軽度の安全性の低下がみられ，見守りが必要だった。

❹ 効果的行為と非効果的行為の記述

　「小さめの植物を植え替える」，「草抜きをする」課題で共通してみられた問題として，作業遂行スピードが速く(Paces)，必要以上に長く行うことがある(Terminates)ために，疲労しやすく(Endures)，途中の工程を始めなかったり(Initiates)，課題を中断したり(Continues)することが多かった。また，作業しやすいように作業場を整理すること(Organizes)や物品を片付けること(Restores)ができなかった。「草抜きをする」では，立ち上がりやしゃがむ際に不安定になり(Bends)，ふらつきがみられ壁や地面へ手をついた(Stabilizes)。

　玄関でも寝室と同様に，土間へ足を下ろさずにフロア上で座ったり立ち上がった

りする際に不安定で(Stabilizes)，転倒リスクを高めていた。

全ての課題で，始めるのが遅れたり(Initiates)，途中で中断したり(Continues)，なかなかやめないこと(Terminates)があった。ふらつきがみられ(Stabilizes)声かけや見守りが必要だった。

❺ 目標の設定

本人と家族と相談し以下を目標とした。
目標1：植物の植え替えと草抜きをする時，軽度の身体的努力の増大と軽度効率性の低下はあるが，安全に自立して行うことができる。
目標2：寝室での立ちしゃがみ，玄関での靴の着脱の際に，身体的努力や効率性の低下がなく，安全に自立して行うことができる。

❻ 原因の明確化と解釈

開始，継続，終了といった時間的組織化ができない原因は，高次脳機能障害の一つである遂行機能障害により，自身の行動をモニタリングしながら先を予測して行為の計画を立てることができないことから生じていると考えられる[1]。さらに，動作抑制が効かず課題前半に集中的に作業を行い，易疲労性から休憩を入れるなど持続して課題遂行することができなかったと考えられる[1]。また，自宅に引きこもることも多く廃用性による全身耐久性低下も一因として挙げられる。

身体を安定させることが難しい原因として，前頭葉性動作障害者にみられるとされる場面に応じた予測・準備的姿勢制御の困難さが考えられる[2]。

長机や畑周囲など作業場が広く使用道具が散乱しやすい環境も，作業遂行に影響を及ぼしていると考えられる。畑は，周辺の畑沿いの道路には段差や不要な物品が配置されており，あぜとあぜとの間隔が狭い。この環境が場面に応じた姿勢制御がとれない一因になったかもしれない。寝室には身体を安定させるための支えとなる物がないこと，玄関では，身体を安定させながら行う方法を使っていないことが原因と考えられた。

❼ 介入モデルの選択と介入計画

運動技能・プロセス技能ともにカットオフ値を下回り，プロセス技能が0.0ロジットを下回ったため，Eさんが行う作業を限定することや環境を整えるプログラムが必要であることが示唆されるので，環境を整える代償モデルを選択した。

Eさんと家族に，安全に自宅生活が送れるためには，環境を整える必要があることを伝え，畑周囲環境や転倒の多い寝室，玄関の環境調整を実施することを提案した。訪問リハビリテーションは週1回で，原則として作業療法士と理学療法士が交互に訪問していたので，Eさんを担当している理学療法士に協力を依頼した。

畑環境では，身体を安定させることを目的に，畑周辺の物品の移動や土をスロー

プ状に盛り通路と畑との段差をなくすこと，またあぜとあぜとの間隔を広げ立ち上がりや方向転換など場面に応じて姿勢制御がとれるようEさんとともに改修した（図7-2）。また，作業場を整理することに関して，使用道具が散乱しないよう道具入れを用いて視覚的な気付きを促すこと，使用道具を片付ける位置を固定することにした。

寝室では，簡易型手すりを導入し（図7-3），玄関では土間へ足置きシートを置き，足底接地を誘導する（図7-4）など視覚的な気付きを促した。

課題遂行上の問題となる行動障害を理解することと，環境を調整することでどのような変化が期待できるかについてEさんと家族へ説明した。また，環境調整後は家族を交えながら実際に作業を行い，具体的な対応方法の共有を図った。

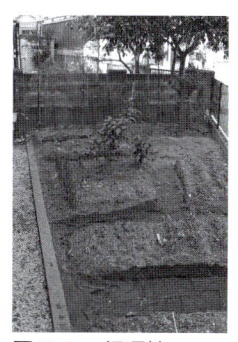

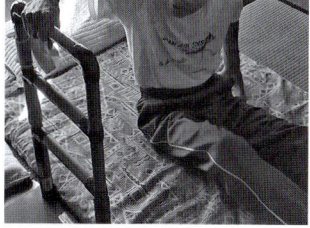

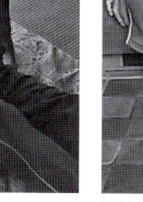

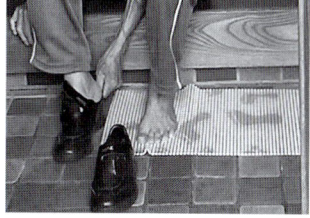

図7-3　寝室環境

図7-4　玄関環境

図7-2　畑環境

COPMで挙がった畑仕事以外の問題についても介入を行った。スケジュールを把握して行動することについては，活動や時間の確認をするためにスケジュールボードを作成し，訪問する理学療法士の協力も得て，Eさんの行動に振り回されるのではなく，スケジュールボードに沿って日課を過ごすことを練習した（習得モデル）。関係者がスケジュールボードを共有し，時間管理ができないというEさんの問題を認めた上で対応することができるようになった。娘に頼らず受診することについては，妻がEさんとともにバスを利用して受診する練習を作業療法士が訪問した時だけでなく，理学療法士が訪問した時も行った（習得モデル）。妻は，バスを利用して受診する際のEさんへの対応を学んでいった。

8 再評価

週1回3カ月間介入した。最初の1カ月は毎週作業療法士が訪問し，その後は理学療法士と交互に訪問して介入した。家族や理学療法士と連携して介入することで，COPMの遂行度と満足度は初回に比べて遂行スコア4.8点，満足スコア5.0点の向上を認めた（表7-17）。

畑仕事や屋内外の歩行時に，家族が声かけや見守りをすることで，適度なスピー

ドで行うこと（Paces）が可能となり，ふらついたり（Stabilizes），疲労を示したり（Endures），遂行を中断すること（Continues）が減少した．また，作業場が混乱すること（Organizes）もなくなり，課題に関係ないことをすること（Sequence）もなくなった．

「小さめの植物を植え替える」，「草抜きをする」課題で AMPS の再評価の結果，軽度の身体的努力の増大と軽度の効率性の低下がみられ，見守りは必要であるが，安全に行うことができた．自立には至らず見守りは必要であったが，目標がほぼ達成できた．運動技能が 0.39 ロジット，プロセス技能が 0.03 ロジットであり，運動技能は 0.63 ロジット，プロセス技能は 0.45 ロジット向上していた．運動能力測定値は 0.50 ロジット以上，プロセス能力測定値は 0.40 ロジット以上の向上が認められたため，運動技能は統計学的，プロセス技能は臨床上で有意な変化が認められたことがわかる[3]．

寝室や玄関での立ちしゃがみでは，身体的努力の増大も効率性の低下もなく，安全に自立して行えるようになり，目標が達成できた．環境調整以降，転倒はみられなくなった．

家族からは「家族の会話が増えている」「具体的な問題や対処方法が分かった」，また娘より「支援体制が整い職場に戻ることに決めた」との発言があった．

表 7-17　COPM 再評価（家族より聴取）

作業の問題	重要度	初回評価 遂行度1	初回評価 満足度1	再評価 遂行度2	再評価 満足度2
スケジュールを把握し行動できる	10	3	3	7	7
転倒しないように自宅内を歩く	10	3	3	7	7
畑仕事ができる	7	1	1	6	8
娘に頼らず受診することができる	6	1	1	7	6

遂行スコアの変化：6.8(27/4) − 2.0(8/4) ＝ 4.8，満足スコアの変化：7.0(28/4) − 2.0(8/4) ＝ 5.0

❾ 考察

10 年前に脳梗塞を発症し，高次脳機能障害による行動に対応できない家族が疲弊していた事例に対して，3 カ月という短期間に家族の介護負担を軽減することができた．訪問リハビリテーションの依頼理由から，今回の介入のクライエントは妻と娘であった．妻の介護負担は軽減し，娘は復職が可能となった．

課題遂行の開始，継続，終了といった時間的組織化と，立位や歩行時の不安定さという問題を解決するために，代償モデルを用いた結果，運動技能とプロセス技能が向上した．E さんに COPM を実施できなかったが，E さんは作業療法士と一緒に畑環境の調整に取り組むことや，寝室の手すりを使う練習を行った．これは，作業を通して E さんと作業療法士が協働できたといえるので，E さんもクライエン

トであった．

　スケジュールボードを作成したことで，理学療法士など訪問者全てが，クライエントの日課の形成に協力することができた．

文献
1) 鹿島晴雄, 他(編)：よくわかる失語症と高次脳機能障害. pp.315-322, 永井書店, 2003
2) 鹿島晴雄, 他(編)：よくわかる失語症セラピーと認知リハビリテーション. pp.505-515, 永井書店, 2008
3) Fisher AG, et al：Assessment of Motor and Process Skills. Vol.1：Development, Standardization, and Administration Manual. 7th ed., Three Star Press, Fort Collins, CO, 2010

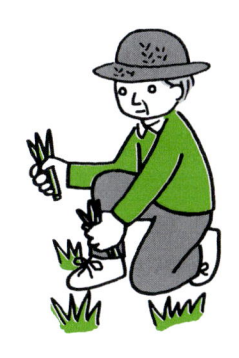

プラモデル製作からの挑戦

　Fさんは統合失調症を有する30代の男性である。今回，不安による確認行為で一日の大半を過ごしていたクライエントがプラモデルの製作を通して新たな作業に挑戦していくことになった過程を報告する。

1 クライエント中心の遂行文脈の確立

　カルテ情報，前作業療法担当者からの情報，および作業療法の初回面接から得られた情報を要約する。

　Fさんは，幼い頃に両親が離婚した後母親に育てられてきた。高校1年生の時に母親が他界したことがきっかけで年の離れた姉夫婦に引き取られたが，その頃より関係妄想，幻聴，被害妄想が出現して不登校となった。姉への暴力や自宅周辺で全裸で奇声を上げるなどの行動がみられたため，17歳の時に当院に初めての入院となった。15年以上経過した現在でも関係妄想（他患が自分に対する当てつけで咳払いをしたなど）や自分を批判するような幻聴があり，毎日スタッフに他患の苦情を訴えていた。

　ADLは自立しているが，強迫観念から一日のタイムスケジュールがきちんと決まっており，それを崩されることでスタッフに対しても攻撃的口調となった。また棚や洋服だんす内の，整理整頓された日用品や洋服の位置が1cmずれることすら許容することができないため，物を取り出すことができず，2種類のTシャツと破れた短パンを着まわしていた。

　10年前には仲の良かった他患が唯一1人いて，一緒に近くのスーパーへ買い物に行っていたが，その他患の退院後は外出することもなくなり，現在では「外出するとパニックになるかもしれない」という不安を持っていた。院内生活で趣味となるものはなく，棚や洋服だんす内の位置の点検に大半の時間を費やしていたが，一日の生活に不満はなく確認行為の時間は自分にとって大事であると思っていた。また，退院については考えておらず，今後もこの生活が続くことを望んでいた。家事活動は未経験で，特に料理に関してはガスレンジや包丁の扱いに対して恐怖・不安を感じていた。

　キーパーソンである姉は，月に1回面会に来るがFさんが必要とする物を持ってくるのみで毎回会話をすることなく帰っていた。Fさんが入院生活を続けることを強く願っており，退院することに恐怖を感じているとのことであった。

　作業療法については，「毎日忙しいからそんな暇はない」「他の患者と関わりたくない」といった理由から，入院時より参加を拒否していた。中学時代に野球が好きであったため，以前担当していた作業療法士がキャッチボールを提案したが「下手だからしたくない。外にも出たくない」と断っていた。

❷ 作業遂行の強みと問題の明確化，優先順位の決定

　作業遂行の強みと問題点を明確にするために，COPMを実施しようとしたが，新しい作業療法士に対する警戒心と，評価をされるという不安を抱いていたため，COPMの評価用紙は提示せず，自然な会話の中でFさんの重要な作業を探索し，作業の問題の重要度，遂行度，満足度を点数化してもらった。

　プラモデルは幼い頃に母親と作ったことのある作業であった。特にガンダムシリーズに興味があり，今でもやってみたいとのことであった。プラモデルであれば，確認行為に費やしている時間を割いてでもスケジュールに入れ込みたいと言っていた。「プラモデルを買いに行く」ことも話題に出たが，棚の奥にある靴を取り出さなければならないことや病院外へ出ることに強く抵抗を示したため，作ることを作業の問題とした（表7-18）。なお，初回評価時にその他の作業は挙がらなかった。

表7-18　初回評価時のCOPM結果

作業の問題	重要度	遂行度	満足度
プラモデルを製作する	8	1	1

遂行スコア：1/1 = 1.0，満足スコア：1/1 = 1.0

❸ 課題遂行の観察と遂行分析

　課題遂行の観察は，プラモデルを作る場面をAMPSの技能項目を使用し，遂行分析した。プラモデル作りを観察した結果，軽度の身体的努力で安全に行えていたが，重度の効率性の低下がみられ，頻回な口頭援助が必要であった。

❹ 効果的遂行と非効果的遂行の記述

　プラモデルの箱から材料を取り出す時，Fさんはどの向きにどのパーツが入っていたのか何度も確認していた。同時に，作業療法士にも「パーツの向きを覚えておいてください」と依頼があった。作業療法士は「わかりました，それでは続けてください」と伝えたが，その後何度も「本当に向きは大丈夫ですか？」と作業療法士に確認していた。箱から取り出してパーツを机上に出すのに30分ほどかかった。

　説明書の理解力は良好で，説明書の通り組み立てや接着を行っていた。しかし，取り外したパーツに突起物がないか別の工程を行っていても何度も再確認したり，やすりを十分すぎるほどかけたりしていた。また，組み立てた向きも角がずれていないか何度も確認するため，なかなか次の工程（接着すること）に進まなかった。部品と部品の接着のわずかなずれに気付き，30分以上かけて二つのパーツを切り離して位置を確認し，改めて部品同士を接着した。

　片付けの際は，残りのパーツを袋に入れる方向，箱に入れる方向を「これでよかったですよね？」と何度も作業療法士に確認していた。プラモデルを箱に全て片付け終

わったが，ふたが少し浮いていることが気になり，再び箱を開け，何度も箱の中の整理をしていた。結果的に，片付けを開始し終了するまでに30分ほどかかった。

5 原因の明確化と解釈

　Fさんは，課題遂行中繰り返し作業療法士に確認を行っていたが，これは人の側面の，材料の正確な向きを忘れてしまうのではないかという不安から作業療法士に依頼することで安心感を得る方法を選択したこと，しかし信頼関係のとれていない作業療法士が本当に覚えているのかという不信感，材料の上下がわかりにくいという物理的環境の特徴による影響があったと考えられた。やすりがけを十分しすぎるなど細部へのこだわりは，完璧でなければならないという価値観と，やすりがけをしたが，できてはいないのではないかという強迫観念が影響したと考えられた。一方，説明書を読めば自分で課題を進められたこと，組み立てに関しては援助の必要性がなかったことから，課題のプラモデルの難易度は事例にとって適度であったと考えられ，作品を作り続けることでより難易度の高いプラモデルに挑戦することも可能ではないかと考えられた。

6 介入モデルの選択と介入計画および作業療法経過

1) 介入モデルの選択と介入計画

　プラモデル製作への介入は，確認行為を行わずにプラモデルを製作する作業技能を習得することを目的に習得モデルを，確認行為を減らすための代償モデルを選択した（表7-19）。なお，作業療法は，Fさんの希望により個別作業療法として週に1回通常の作業療法プログラムとは別に実施した。

表7-19　介入モデルと具体的な介入内容

支援内容	選択したモデル	主な介入内容
プラモデルを製作する	代償モデル・物理的環境の調整	材料の方向など，元の位置に戻すことが円滑になるよう目印をつけたり，箱の収納方法を図に示したりする
	代償モデル・解決法の提案	自分なりの方法を見つけるよう伝える。その際，目印や図を使用してもよいと伝える
	習得モデル・教育	不安による確認は，行っても問題ないことを伝え，安心して作業に取り組むことが重要であると教育する
	習得モデル・直接的介入	細部へのこだわりには，その箇所に対して「今の状態でも問題ない」ことをその都度伝え，一人で行っている作業時間を長く継続できるようにする

2) 作業療法経過

　Fさんへは，1年間プラモデルを通した作業療法介入を行った。開始当初，病室での確認行為のために開始時間に遅れることが目立ったが，プラモデルの時間をとても楽しみにしていたため，遅刻してしまうことを毎回後悔していた。徐々に遅れる時間が短くなり，1カ月を経過した頃には開始時間前に作業療法室に来ることが

できるようになっていた。

　プラモデルについては，細部へのこだわりが減少し，徐々に作業ペースが速くなった。初めは作業療法士がつけていた確認のための目印も，その後は自分なりの目印をつけることで準備・片付けがそれぞれ10分程度となり，その分製作時間を長めにとることができるようになった。その頃から，作業療法士への確認行為も大幅に減少した。一般的に1～2時間で完成できる容易なプラモデルであったが，4カ月間かかり完成した。作品ができ上がったことを非常に喜び，プラモデルが好きな同室者と徐々に会話をするようになった。また完成作品を診察時に主治医に見せて自慢することもあり，他のスタッフにもプラモデルの話題を笑顔で話すことが多くなった。なお，同じ難易度の二つ目のプラモデルは2カ月間で完成した。

7 再評価と作業療法実施計画の見直し

1) プラモデル製作場面の遂行分析による再評価

　三つ目のプラモデル製作の時，Fさんの再評価として，AMPSの技能項目を用いた遂行分析を行った。その結果，部品の出し入れや片付けの際の作業療法士への確認は大幅に減少し，作業遂行の速度も速くなっていた。また，以前は十分すぎるほどやすりがけを行っていたが，再評価時には問題が観察されなかった。Fさんは，課題遂行中に軽度の身体的努力と中等度の効率性の低下がみられたが，数回の口頭援助で安全に行っていた。

2) 作業遂行の強みと問題の明確化，優先順位の決定に関する再評価

　三つ目のプラモデルが完成した時，Fさんから「自分が選んだプラモデルが作りたいから，プラモデル屋さんに行きたい」「週に1回の作業療法だけではなく，空いている時間にプラモデルを作りたい」と相談があった。そこで，介入計画の見直しのために再度COPMを実施した。その結果を**表7-20, 21**に示す。プラモデルを買いに行くために外出することは，担当作業療法士が一緒であれば不安はないとのことであった。また，外出用の服が必要となることは認識しており，Fさんは「10年以上棚やたんすに入れたままの洋服や靴を出せるようになりたい」と話していた。なお，Fさんの棚の奥には靴があり，その手前に使う頻度の高い洗面器や石鹸などが置いてあった。洋服だんすの引き出しには，綺麗にたたんでいる洋服が一定の間隔で並べられていた。

表7-20　初回評価と再評価のCOPM結果の比較

作業の問題	重要度	初回評価 遂行度	初回評価 満足度	再評価 遂行度	再評価 満足度
プラモデルをする	8	1	1	7	6

遂行スコアの変化：7.0(7/1) − 1.0(1/1) = 6.0，満足スコアの変化：6.0(6/1) − 1.0(1/1) = 5.0

表7-21　2回目のCOPM結果

作業の問題	重要度	遂行度	満足度
プラモデルを買いに行く	10	1	1
洋服などをたんすから出し入れする	8	1	2
空いている時間にプラモデルをする	8	1	3

遂行スコア：3/3 ＝ 1.0，満足スコア：6/3 ＝ 2.0

3）課題遂行の観察と遂行分析，効果的/非効果的行為の明確化，原因の明確化と解釈

　今回，プラモデルを買いにいくために洋服を着替える必要があったこと，また，プラモデルを製作する場所を掃除機で片付ける必要があったことから，「上下着の着替え―服は片づけられている」，「掃除機をかける―家具を動かさない」を用いてAMPSによる採点を行った。その結果，運動技能は1.79ロジット，プロセス技能は0.46ロジットであった。この得点は，能力基準[1]と比較しても運動・プロセス技能ともに低く，健常者標準（運動技能2.04～3.93，プロセス技能1.14～3.15）と比較しても運動・プロセス技能ともに低かった。

　具体的に観察された主たる問題は，着替えをとり，収納の中の服のずれを修正し，着替えを始めるなど，行為の休止や連続性の妨げが多く観察されたことであり，その結果非常に時間がかかってしまっていた。

4）原因の明確化と解釈，介入計画とその後の経過

　Fさんの観察された問題点は，初回評価と同様に課題遂行中に繰り返される確認行為であったが，これは初回評価と同様人の側面の，材料の正確な向きを忘れてしまうのではないかという不安があったことが考えられ，その他にも洋服同士が重なっているため，洋服が洋服だんすの中で動き，ずれやすいという物理的環境の特徴による影響があったと考えられた。

　洋服の着替えに対する介入は，確認行為を行わずに洋服を取り出す作業技能を習得することを目的に習得モデルを，確認行為を減らすための代償モデルを選択した。具体的には，プラモデルの箱の収納で行ったように，まずは配置図をFさんに作成してもらった。それをもとに，棚には収納している物が入る大きさのかごをいくつか準備して仕切りを作り，物を取り出しても位置が変わらないように配置した。同様に洋服だんすにもたたんだ洋服の幅に合わせた仕切りを作った。収納する物を忘れることのないように，名札を仕切りに貼り付けた。仕切りを作るために収納している物をいったん出す際，Fさんは担当作業療法士に対してアンビバレンツな感情（自分に協力してくれるよい存在，かつ自分の生活を変えていく悪い存在）を表出することがあったが，作業療法士はプラモデルを買いに行くということを動機付けに一貫した対応を行った。

　収納方法を変えて3週間は，練習として洋服や靴を出し入れするために，毎日

違った洋服に着替え，週に2回作業療法士と病院周辺の散歩をした．出し入れする際に困ったことを毎回話し合い，仕切りの位置を調整していった．3週間が経過した後には，洋服を出し入れすることの抵抗がなくなり毎日違った洋服を着ることが習慣となった．プラモデル店に行く方法を一緒に探し，乗り場のバス停まで散歩をすることもあった．作業療法介入から1年後，バスを利用して作業療法士とプラモデルを買いに行った．作業療法で作るプラモデル以外にも，今まで使うことのなかったお小遣いでもう一つ買い，「これを作業療法がない時間に作りたい」と言っていた．余暇時間にプラモデルを作るために週間スケジュールを作成して，作業療法士がニッパーなどの危険物を管理できる時間帯を明らかにした．

5)再々評価

1年間の支援を行い，Fさんに対して再々評価を行った．**表7-22**は2回目のCOPMの結果である．支援を行った三つの作業全てにおいて，遂行度と満足度が向上していた．プラモデルを買いに行った後にも「プラモデルの商品を店に見に行きたい」と言い，2回ほど外出を行った．その後は単独で外出できるようになり，週に1回はプラモデル店に行ったり，関連の本を見るために書店に行ったりしている．また，余暇時間にプラモデルを作っている時に抱いた疑問は，直接メーカーに電話をして聞き出し，問題を解決していた．プラモデルをきっかけに話すようになった同室者と集団プログラムで一緒にプラモデルを作りたいと言い，他患と場を共有することを受け入れることができてきたため，個別作業療法から集団作業療法へと変更した．

社会とのつながりを持ち出したFさんは，「退院はできないのでしょうか？」と退院を意識するようになった．精神保健福祉士とともに退院について検討し，近隣のグループホームへの入所を考えるようになったが，退院することに対して不安なのは「ご飯を準備すること」と述べていた．

表7-22　2回目のCOPMの再評価の結果

作業の問題	重要度	再評価 遂行度	再評価 満足度	再々評価 遂行度	再々評価 満足度
プラモデルを買いに行く	10	1	1	10	8
洋服などをたんすから出し入れする	8	1	2	10	10
空いている時間にプラモデルをする	8	1	3	9	9

遂行スコアの変化：9.7(29/3)－1.0(3/3)＝8.7，満足スコアの変化：9.0(27/3)－2.0(6/3)＝7.0

❽ 考察

Fisher[2]は，作業療法の介入にはトップダウンアプローチとボトムアップアプローチがあるとし，OTIPMは真のトップダウンアプローチであると述べている．

一般に精神科作業療法では，クライエントの意欲や情動などの心身機能の問題，コミュニケーションなどの活動の問題を改善し，さらに上位に位置する活動と参加の問題を改善しようと試みることが多い。しかし，Fさんは不安感や関係妄想による他患への嫌悪感があり，「外出すること」，「他患との交流を増やすこと」が明らかな作業には参加を拒否していたため，過去の作業療法プログラムでは活動と参加の改善効果が十分ではなく，その影響も受けて10年ほど社会とのつながりが途絶えていた。このような状態であったFさんだが，OTIPMに基づいた支援を行った結果，買い物のために店に行くこと，書店に行くこと，他患やプラモデルメーカーの電話相談係と交流することができるようになり，退院も意識するまでに至った。この背景には，今回Fさんが選んだ作業であるプラモデル製作は，外出することもなく，他者とも関わることのない，Fさんが安心して行える作業であったことが挙げられる。

　Kielhofner[3]は，自分の制限を過大視する人は，自分の行為を不必要に制限することがあるとしている。今回の介入では，プラモデル製作の難易度の妥当性を遂行分析と原因の明確化を行う過程で検討し，課題難易度が妥当であることを確認しており，このことがFさんによる不必要な行動の制限の回避につながったと考えられる。また，Kielhofner[3]は，私たちが物事を行う中で見つける満足は，肯定的な経験的感情をもたらすとしている。これはFさんの行動として，触られたくないと感じていた洋服だんすへの介入にも，プラモデルのために受け入れたという場面に表れていた。以上のように，Fさんにとってのプラモデル製作は生活そのものを改変する力があったことが示唆された。

　統合失調症では強迫症状が認められることが少なからずあり[4]，その場合は病気の症状や経過に負の影響を及ぼすといわれている[5]。また，常同的な形で繰り返しクライエントの心に浮かぶ観念はクライエントに苦悩をもたらすものであり，クライエントはその思考に抵抗し打ち消そうとするものである[6]。しかし，Fさんの場合は，自分にとって強迫行為は必要で重要なことであると認識していた。今回，作業療法ではその強迫観念をあえて容認し，支援を行った。その結果，確認行為はなくならなかったが，習得モデルの教育と直接的介入を行ったことで，確認行為がある中でもプラモデルの製作が行える作業技能を習得することができ，Fさんが満足できる生活へとつながった。したがって，作業療法では，強迫観念といった心身機能の問題ばかりに注意を向けるのではなく，それらと共存し，その共存の中でどのように必要な作業技能を習得，もしくは回復することができるかを検討する必要があると思われた。

文献

1) Fisher AG, et al：Assessment of Motor and Process Skills. Vol.1：Development, Standardization, and Administration Manual. 7th ed., Three Star Press, Fort Collins, CO, 2010
2) Fisher AG(著)，齋藤さわ子，他(監訳)：作業療法介入プロセスモデル—トップダウンのクライアント中

心の作業を基盤とした介入の計画と実行のためのモデル．日本 AMPS 研究会，2014
3) Kielhofner G (著)，山田 孝 (監訳)：人間作業モデル―理論と応用．改訂第 4 版，p.42，50，協同医書出版社，2012
4) 原田誠一：強迫性障害と統合失調症．臨床精神医学 41：29-36，2012
5) 尾鷲登志美，他：統合失調症における強迫症状および強迫性障害併存の縦断的研究．OCD 研究会 (編)，松岡洋夫，他 (編集代表)：強迫性障害の研究 (6)，pp.9-14，星和書店，2005
6) 大熊輝雄 (原著)，「現代臨床精神医学」第 12 版改訂委員会 (編)：現代臨床精神医学．第 12 版，p.93，金原出版，2013

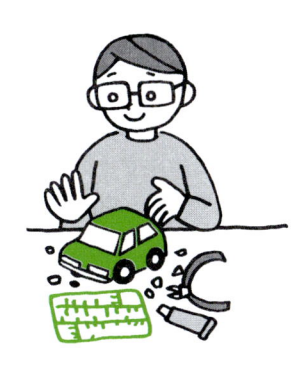

リカバリーを促進した母への面会

　Gさんは50代男性で統合失調症。30年という長期入院を経て，2年半前にグループホームに入所した。入所当初は，環境に慣れず「退院ではなく，長期の外泊」「一人でのお風呂は怖い」と話していた。しかし現在は，1〜2カ月に一度，短期入院をしながらもグループホームでの生活を望んでいる。筆者は，グループホームと地域活動支援センターにてGさんと関わっている。COPMを実施し，"母の面会"という作業を大切にしているが，交流に満足していないことがわかった。そのため，ESIにて遂行分析を行い，課題を設定し取り組んだ。その作業療法プロセスを報告する。

❶ クライエント中心の作業遂行文脈の確立

　Gさんは現在，グループホームに入居中である。同入居者は9名。居室は一人部屋，食堂・トイレ・お風呂・洗面所は共同で使用している。建物の周囲には畑や田んぼが広がっている。徒歩数分の距離に地域活動支援センターがあり，週5日通所している。地域活動支援センターでは，週2回得意の絵画や制作活動を行うグループに参加し，年に数回ある旅行も楽しみにしている。季節行事を大切にし，暑中見舞いや年賀状など欠かさずに書いている。姉夫婦が暮らす実家は，グループホームから公共交通機関を利用し約1時間の所にあり，母は実家近くの老人ホームに入所している。

　グループホームでは，共同場所の清掃，夕食の準備という役割をこなし，率先して熱帯魚の餌やり，植物の水やりを行っている。整容は，促しにて行うことが多いが，他の日常生活は自立している。薬は忘れずに服薬するが，不穏時には時間をかけた促しによってどうにか服薬する。

　Gさんは時に過活動・過干渉になり，休息ができずに生活リズムが崩れトラブルを起こし，短期入院を繰り返している。過活動・過干渉の原因は，刺激へ敏感に反応することである。そのことで，集中力の低下や思考のまとまりも悪くなる。原因となる刺激は，自分の興味のあるもの（自然，動物，電車）や外出などであり，特に視覚情報に敏感に反応する。世話人は，生活リズムを整え入院しないことを期待し，Gさんも入院したくないと考えている。幻聴や妄想により「話ができるからこのスズメがチュン太だってわかる」「チュン太が，ばばあって言ってる。失礼だいね〜」と話し，好きな動物との交流を楽しんでいて，本人は困っていない。身体機能は，年齢による肩の痛み，肥満や体力低下による易疲労性があるが，日常生活を送れる程度である。

　対人関係では，積極的に話しかけ交流を図ることができ，笑顔が印象的で愛嬌があり，おおむね良好な関係を築いている。しかし，話す内容に妄想的内容が含まれる

と，まとまりがなくわかりづらく，話し方も一方的になりがちである。また，近所の人とも自らあいさつを交わしたりなど交流を図るが，相手の状況に配慮せず，頼まれもしないのに畑仕事に手や口を出してしまい，トラブルにつながってしまうこともある。

外出は，地域でのトラブルの可能性があるため世話人同行になっている。母の面会についてGさんは，「行きたいんですよー」と楽しみにしていて，月に一度は近況を伝えに行くことで，母に心配をかけたくないと考えている。しかし，短期間で入退院を繰り返していること，症状悪化の原因となる刺激にもなってしまうことから，年に3～4回しか母の面会に行くことができていない。

❷ 作業遂行の強みと問題

Gさんはグループホームという環境には慣れ，日常生活はほぼ自立して行い，役割もこなしている。また，地域活動支援センターの活動参加や旅行という余暇を楽しみながら生活している。しかし，易刺激性による症状悪化から短期間で入退院を繰り返しており，母の面会に頻繁には行くことができていない。また，症状悪化には自分で気付くことができず，休息や不穏時に薬の服用を促しても素直に聞き入れることができない。

COPM面接の中で「入院はしたくない」「母の面会に行きたい」「(母と)あんまり話せないんだいね～」「将来はパン職人になりたいんですよね」と話していた。COPMの結果を示す(**表 7-23**)。

表 7-23　COPM結果

作業の問題	重要度	遂行度	満足度
母の面会に行く	10	3	2
パン職人になる	7	1	1
センターの旅行に行く	10	1	1
朝起きて10時のラジオ体操に参加する	7	5	5

遂行スコア：10/4 = 2.5，満足スコア：9/4 = 2.3

❸ 課題遂行の観察と遂行分析

母の面会外出に同行した。行動観察し，"タクシー乗車時に行き先を説明する"，"母との世間話"から社会交流技能を観察した。

母の入所する施設に向かう間

常に周囲を見渡し，同行者に「あっチュン太がついてきているよ」と話したり，「電車が来ますよーお下がりください」とジェスチャー付きで言ったりなど，視覚刺激に過敏に反応し，活動的になっていた。公共交通機関での金銭の支払いや機械の操作，電車の乗り継ぎは問題なかった。移動時間は約1時間であった。

老人ホームの環境，母の様子

母の施設での面会は，他入所者が座り施設職員もうろうろと歩いている大きな食堂で行われた．母の話の内容は理解しづらく，難聴で声は大きく同じ話を一方的に話している．また，Gさんの話に全く反応しないことも多かった．

Gさんの ESI の結果は 0.5 ロジットで，有能な社会交流技能を示すカットオフ値 1.0 ロジットより低く，年齢に対する平均 1.20 ロジットよりも低い結果となった．Gさんに，母と話したいことは話せたか問うと，「うーん．あんまり」と答えた．

❹ 効果的行為と非効果的行為の記述

1) タクシー乗車時に行き先を説明する場面の観察

軽度の不適切さを示したが，社会交流への影響は少なかった．「おはようございます」と丁寧なあいさつから交流を始め，適度な距離をとり交流を続けていた．聞き取りづらい声で話し，返答が遅れることがあったが，正しい行き先を伝えることができていた．

2) 母との世間話の観察

中等度に不適切であり，社会交流を続けるためにサポートを必要とする場面があった．不適切に相手に触れたり相手を中傷することもなく社会交流を続けていた．話す時に，相手との距離が遠く，話し方は全体的に聞き取りづらく，また相手が全く聞き取れないひそひそ声で話すこともあった．相手の発言に全く答えることなく，同行者に話しかけ，質問を全くせず，社会交流が継続不能になることがあり，サポートを必要とする時があった．

❺ 原因の明確化と解釈

母との世間話で，非効果的行為が多くみられた．これは，全体的にコミュニケーションの送信技能の未熟さが原因であり，さらに難聴である相手に話し方を工夫するということができていなかったためだと考えられる．また，"相手の話に反応が遅れる"，"全く反応せず同行者に話しかける"という行為は，刺激への敏感さが影響し，周囲の環境や人に注意がそれ，相手との交流に集中が続かなかったことが原因である．加えて，反応のない相手への対処法がわからないことも影響している．また，1時間という長距離の移動，故郷に行くということで，多くの視覚刺激に敏感に反応し活動的になったため，疲労したことも集中力の低下の原因と考えられる．

❻ 介入方法と経過

母との面会同行後，母との交流に不満足で，「もっとよく話したい」との希望が聞かれた．また，1カ月半後の地域活動支援センターの1泊旅行に参加し，お土産を

持ち母の面会に行くことが，とても大切で今重要な作業であることがわかった。よって，二つの目標をGさんと立て，ともに取り組んでいった。次回の母の面会は，お土産を持っていきたいというGさんの希望，また1泊旅行後の短期入院の可能性も考え，1泊旅行の数日後に計画された。

目標1) 難聴である母との会話を工夫する
社会交流技能についての情報提供と介入方法の決定

面会時に観察したESI結果をGさんに伝えた。母との距離が遠く，ひそひそ声や聞き取りづらい小さい声であったため，母に話が伝わらなかったことがあるのではないかと伝えたところ，Gさんは「そう」と受け止めた。話し方を工夫してみてはどうかという提案にもGさんは同意した。

筆者は，会話技能を発達させること，不得意な会話技能を補うことに焦点を当て介入した。

①会話技能を発達させる
Gさんとの話し合い

Gさんと，どのような話し方が母に伝わりやすいのかを話し合った。筆者は，老齢期におけるコミュニケーション課題，聴覚の変化を調べ[1]，"大きく・はっきり・ゆっくり"という話し方が有効だと考え，Gさんに情報提供した。また，母の入所施設の職員の話し方を一緒に思い出した。それらのことから，話す時のポイントをまとめ，"近くで，はっきり，ゆっくり大きな声で"となった。この時，Gさんにわかりやすいように簡潔な言葉にし，注意が持続するよう紙に書いてもらった。

ロールプレイ

上記のポイントを母との面会で実践できるように，ロールプレイを用いて筆者と練習を行った。ロールプレイは，母との面会を想定し，筆者を母親役にして行った。また実生活の中でも，筆者と話す場面で聞き取りづらい時には，フィードバックし"はっきり，ゆっくり"とポイントを確認し，もう一度話してもらうことも行った。フィードバックの方法は，最初はポイントを伝えていたが，2週間ほどでポイントは？という問いに，Gさんは「はっきり，ゆっくり」と答え，ポイントを覚え，習得していた。

間接的介入

グループホームの世話人には，母との面会の直前に会話のポイントを確認することを依頼した。また，Gさんとの会話の中で"はっきり，ゆっくり"を意識し，練習してもらいたいと伝えた。

②不得意な会話技能を補う
環境調整の提案

Gさんと面会をした場所について話し合った。筆者は，他者などの刺激が多く，注意散漫になっていたように感じたことを伝え，母の居室など閉鎖的な空間での面

会を提案した．しかし，Gさんは，「いやー．大丈夫ですよーあの場所で」と話したため，環境は変えず少しでも刺激を減らすために，他入居者に背を向ける位置で座ることを提案し，そのことには同意した．

>交流に絵はがきやパンフレットを利用する

　Gさんは母との面会時に，差し入れを持って行くことを欠かさなかった．また，次回面会時には，「これも，見せないとね」と旅行のパンフレットを持って行くことを決めていた．さらにGさんは季節のあいさつ状を書くことが好きである．そこで筆者から，旅行の思い出の絵はがきを書くことを提案すると，「あっ，いいですね」と提案を受け，作成した．そしてパンフレットと絵はがきを見せることを決めた．

目標2) 旅行，面会に行くために入院せずに地域生活を続ける

　Gさんの大切な作業を遂行するためにも，入院せずに地域生活を送る，ということが重要であった．そのためには症状の自己コントロールが必要であり，そこに焦点を当て介入した．

①症状の自己コントロール

>症状悪化時の注意サインを見つける

　Gさん，世話人と一緒に"普段のGさん"と，"入院時のGさん"について整理した．普段のGさんについては，"口調が穏やか，笑顔，声は小さい"となった．入院時のGさんについては，"口調が強い，怒った顔，声が大きい"となった．入院時の状況に対して本人の自覚はなく，「うーん．そんなことないですよー」と納得していない様子もあった．しかし，この注意サインを知り対処することが，入院せず母の面会に行くためには大切であると伝えると，「ねっ，そうですね」と表情が変わり，積極的に取り組むという姿勢になった．

>注意サインが出た時の対処方法を決める

　世話人より，今までの対処について話してもらい，"声を小さくする"，"休息する"，"不穏時薬を飲む"の対処で効果があったとのことで，Gさんも納得していた．ただ，不穏時薬の副作用であるムズムズ感を気にしていた．そのため，①声を小さくする，②休息，③不穏時薬を飲む，の順で対処していくことに決めた．また，症状の対処をする時に"母の面会に行くため"ということを常に本人と確認しながら行っていくことを共有した．本人にもわかりやすいように，「目標は，母の面会に行く！」とスローガンを決めた．

>自己対処の実践，難易度の調整，経過

●開始～2週目

　注意サインが出た時には，世話人や筆者からどの注意サインが出ているかフィードバックし，声を小さく，居室で休んだほうがよいなどの具体的な提案をした．自分では注意サインに気付けずに受け入れられないこともあったが，他入居者も心配

し，「診察では静かにしてるんだよ。余計なことは言わないんだよ」とアドバイスをくれることもあり，素直に受け止められるようになってきた。また，スローガンを必ず言い合った。この時①②の対処ではどうしても注意サインが消えず，「嫌だなー」と言いながらも不穏時薬を服用することがあった。

● 2～5週目

Gさんが注意サインを受け入れられるようになってきた段階で，注意サインが出たところでフィードバックし，対処をどうしたらよいと思うか本人に聞き，本人に対処を決めてもらった。最初は，「大丈夫」など対処をしないこともあったが，だんだんとスローガンを言うだけで「しー」とジェスチャーで行い，声を小さくするなど，積極的に対処していくことができるようになった。また，不穏時薬の対応がどうしても必要と判断された時には，不穏時薬を提案した。服用するかどうかは本人の決定に任せた。すると，「ね，飲みます」と服用した。

● 5～6週目

この時期に旅行があった。旅行中は，注意サインが出てきても対処がとれずに過活動になっていた。グループホームに帰ってきてからも注意サインが続いたが，それをフィードバックすることなく，自ら「ちょっと寝てきます」と休息できるようになった。そして，自己対処しながら入院せずに母の面会外出を迎えることができた。

7 再評価

1泊旅行の数日後に母の面会に行った。その面会外出に同行し，再評価を行った。社会交流技能を，"タクシー乗車時に行き先を説明する"，"母との世間話"で観察した。母との世間話では，わずかに社会的に不適切さを示し軽度に混乱が生じた程度であった。声が聞こえやすい位置に座り，はっきりと大きな声で話すということを実践していた。さらに相手に反応しないことはなかった。また，絵はがきやパンフレットを見せながら話す時間を持ったことで，相手もその絵はがきやパンフレットに興味を示し，旅行場所の地名を2人で共有し，その話題で会話する時間があり，質問もできた。ESIの結果は0.8ロジットで，いくつか疑問や軽い問題はあるが，社会交流技能では十分な質となった。また，介入により0.3の変化がみられ，効果があったことがわかる。

母との面会後のCOPM結果を次に示す(表7-24)。母の面会に行く，センターの旅行に行くが遂行度，満足度ともに向上していた。Gさんは，「旅行の話ができた」と満足そうに笑顔で話した。

その後，1泊旅行，面会後も短期入院せずに生活し，入院せずに地域生活を送る最長記録を伸ばしている。現在は，"グループホームで年越しをして，近所の神社に初詣に行く"という大切な作業を遂行するため，「年越しをグループホームで！」をスローガンに生活を送っている。

表7-24 母との面会後のCOPM結果

作業の問題	重要度	初期評価 遂行度	初期評価 満足度	再評価 遂行度	再評価 満足度
母の面会に行く	10	3	2	10	8
パン職人になる	7	1	1	1	1
センターの旅行に行く	10	1	1	10	10
朝起きて10時のラジオ体操に参加する	7	5	5	5	5

遂行スコアの変化：6.5(26/4) − 2.5(10/4) ＝ 4.0，満足スコアの変化：6.0(24/4) − 2.3(9/4) ＝ 3.7

8 考察

　野中は，「リハビリテーションとは，障害をもった者が残存機能を最大限に発揮して，地域生活の中で，最大限にQOLを高めることである。最終目標はリカバリーである」としている[2]。筆者は，リカバリーは自分らしい大切な作業を取り戻していくことであり，リカバリーを促進する支援が大切だと考えている。

　Gさんは，入院せずに母の面会ができESIの結果が示すように，交流の質が向上し，満足度につながっている。これは，本人参加でスローガンを決めわかりやすく楽しみながら実生活の場で繰り返し練習したことが効果的だったと考える。また，絵はがき，パンフレットを用いたことで，相手が興味を示し，相互コミュニケーションとなり，楽しかった旅行の話を伝えることができ，本人の喜びになったと考える。

　Gさんは長期入院の影響もあり，これまで症状を自己コントロールすることに注目せず取り組んでこなかった。しかし，母の面会という大切な作業の実現のために症状の自己コントロールに積極的に取り組めた。これは，リバーマンの「リカバリーの過程は，症状や機能への制約に努力を続け，もう一方で，意義ある生活と社会の中で生活しているという大切な感覚を見出す」[3]と一致し，リカバリーの過程にいることがわかる。

　レーガンは「リカバリー過程は，①希望，②エンパワメント，③自己責任，④生活の中の有意義な役割の段階を持ち，第1段階は"希望"であり，希望のために現実に何が可能なのかというはっきりとしたイメージをもつことで積極的な一歩を踏み出せる」[4]と希望の存在を強調している。Gさんにとって大切な作業である母の面会は，希望であり，その実現のために症状の自己コントロールに取り組めた。また，社会交流技能の向上や，症状の自己コントロールにより入院しなかったことが自信につながり，エンパワメントされた。よって，リカバリーの第2段階まで進んでいると考えられる。

　今後は頻繁に母の面会に行くためにも，一人で外出することが課題となってくる。そのためには，失敗を繰り返しながらも対処し，自己責任を持つことが必要である。これからできるだけ入院せずに地域生活を続けることが，Gさんらしい大切

な作業を取り戻し，生活の中で有意義な役割を持つことにつながると考える。

文献

1) 藤原瑞穂：老年期の特徴．日本作業療法士協会(監修)，村田和香(編)：老年期．作業療法学全書第7巻，作業治療学4，改訂第3版，pp.35-57，協同医書出版社，2009
2) 野中 猛：図説リカバリー―医療保健福祉のキーワード．p.15，中央法規出版，2011
3) ロバート・ポール・リバーマン(著)，西園昌久(総監修)，池淵恵美(監訳)：精神障害と回復―リバーマンのリハビリテーション・マニュアル．p.14，星和書店，2011
4) マーク・レーガン(著)，前田ケイ(監訳)：ビレッジから学ぶリカバリーへの道―精神の病から立ち直ることを支援する．p.28，金剛出版，2005

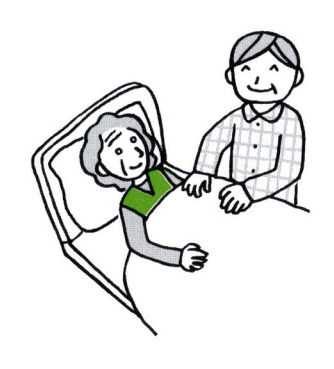

幼い2人の子どもを抱えた夫婦への支援

　H氏との出会いは，当時入院中のリハビリテーション病院で開かれた退院前ケア会議であった。H氏はくも膜下出血にて緊急搬送され約8カ月間の入院をしており，身体に麻痺などの機能障害はないものの，後遺症として高次脳機能障害があるとのことだった。ケア会議では，入院中の徘徊および粗暴行為が目立ったため，退院後は入所型自立訓練センターの利用はかなわず，自宅退院となる方針であった。退院後のケアを，筆者の勤務する地域活動相談支援センターを拠点とした地域生活支援で行うこととなったので，以下に紹介する。

❶ クライエント中心の遂行文脈の確立

　H氏は30歳代後半の男性で，妻と子ども（長男2歳と次男6カ月）の4人暮らしであり，夫婦の両親宅はともに遠方で，常時の協力は得にくい状況にあった。H氏は次男の誕生間近にくも膜下出血にて倒れたため「どうやら僕って2人目の息子がいるみたいです」と次男の誕生と存在についての記憶が不明確であった。

　H氏は学生時代より物品販売のアルバイトに従事しており，大学卒業後から病前まで自営店主として物品販売店を営んでいた。仕事に対して，真面目，明るく精いっぱいやるという考えを持っていた。

　妻はH氏の仕事を手伝ったことがなく，後を引き継ぐことはできないが，「夫に無理させず回復を待ちたい」と，子どもを保育所に預けてフルタイムで就労し始めることにしていた。ただ，H氏は，仕事や家庭生活において「自分は今まで何をしていたのかよくわからないんです。病気で倒れて入院していたんですか？　覚えていないので自信ないです」と言い，夫婦の両親や知人も自営業の経験がなく，引き継ぎ相手もいない状況から，今後の経営存続は困難な状況であった。ただ，夫婦の両親や知人たちとの関係は良好で協力的であった。特に両親は当面の育児の手伝いと金銭的援助を申し出てくれており，特に経済面では障害年金取得要件である障害認定日（初診日より1年半）までの間，およびH氏が何かしらの経済活動ができるようになるまでの間支えになってくれることとなった。

　病院から外泊した際の在宅生活の状況では，妻から声をかけられないと何もせず，入浴や食事の後片付けなども「今やるの？　どこで行うんだっけ？」と，その都度指示や促しが必要であった。H氏は，主体的に状況に合わせた行動を行うことは困難であったが，「次どうしたらいいですか？　終わったら報告したらいいですか？」など，常に指示や声かけを求めて行動することは可能であった。退院前に妻は医師より「記憶障害および遂行機能障害が重度であり，表面上はコミュニケーションがとれて見た目には元気そうでも，就職や子育てなど通常の社会生活はほぼ不能であるから期待しないように」と言われて，涙したと語っていた。

妻は「自営の仕事は無理でも，いつか何かしらで働くことができるようになるという希望を持っておきたい。今はまず子どもたちの世話が少しでもしてもらえること」を望んでいた。H氏自身も「できるかどうかわからないけど，妻に迷惑をかけないようにできることは頑張る」と語っていた。

❷ 作業遂行の強みと問題の明確化，優先順位の決定

H氏および妻と筆者は，今後の在宅生活でできるようになりたいことを検討した。妻は当面，自分が働いて収入を得ることで生活維持することを優先的に検討しているため，①子どもを保育園へ送り迎えすること，②朝や夜に子どもの世話をすること，について最優先と考えており，次いで，③就労移行支援事業所にて職業訓練に参加すること，④アルバイトなどの就職で収入が得られること，を望んだ。H氏も妻と同様の希望を語った。以下に初回COPMの結果を示す（**表7-25**）。

表7-25 初回COPMの結果

作業の問題	重要度	遂行度	満足度
①保育園の送り迎え	10	1	1
②子どもの世話	8	2	2
③職業訓練	8	1	1
④就職	5	1	1

遂行スコア：5/4 = 1.3，満足スコア：5/4 = 1.3

❸ 課題遂行の観察と遂行分析

筆者は，夫婦が最優先にしている，妻が仕事に出かけられる生活状況を確保するための保育園の送り迎えと，日中活動として就労移行支援での就職訓練に参加できることから，順に介入を進めていくこととした。

目標1） 2人の息子を自転車で保育園に送り迎えする

息子たちを保育園へ朝送るのは当面妻が行うこととなったため，H氏は，保育園へ自転車で決まった時間に迎えに行くことと決まり了承した。H氏の両親の同行のもと，数日間の送り迎えの経験の後，AMPS技能項目を用いた遂行分析を実施した。

H氏は，自転車を安全で自立的に乗車し運転操作していた。迎えの時間には自ら気付かずじっとしていたため（Notices/Responds），時計を見るよう促すと「あれ？ 何でしたっけ？」と言い，子どもの迎えに行く時間だと伝えると，「ああ，そうでしたっけ？ どこに迎えに行けばよいんでしたっけ？ 保育所？ どこの保育所でしたっけ？ わからないです」と述べていた（Inquires）。筆者が保育所の名前を伝えると，屋外に出て出発するも途中で止め，元の場所に戻ってきて「自転車の鍵

が見当たらないです」とかばんの中身を無作為に探していた（Continues, Searches/Locates）．ズボンのポケットに入ってないですか？と捜してもらうと，「あ，ありました．じゃ行きます」と再度出発した．自転車にまたがって走り出そうとすると，鍵がかかっており，慌てて自転車から降りて鍵を開け，再び自転車に乗り走り出した（Sequences）．自転車に乗っている途中に「どの道で行けばよいんでしたっけ？何となくわかるような気もするんですけど不安です．教えてもらえますか？」と情報を求めた（Continues, Inquires）．保育所に着くと自ら名前を名乗り，保育士から子どもを受け取り，自宅への帰路は迷うことはなかった．

目標2） 就労移行支援事業所へ通い，職業訓練を遂行する

H氏は職業訓練における主たる作業種目に，食品加工（仕出し弁当屋）を選択し従事した．数日の参加後にAMPS技能項目を用いた遂行分析を実施した．弁当箱へ調理された食品を詰めるのに「この食品はどこのスペースに詰めるんでしたか？」と打ち合わせ済みの工程について再度情報を求めつつ遂行し（Inquires），その工程を終えると周囲が行っている工程に気付かず「終わりました．次は何するんでしたっけ？」と次の工程を開始する前に介入を求めていた（Initiates, Notices/Responds）．細やかな盛り付けや包丁を使った具材の裁断は力加減や両手での物の操作もうまく行うことができ（Manipulates, Coordinates, Grips, Calibrates），遂行全体を通じて身体的疲労は観察されない（Endures）．作業の休憩時間を経て作業開始の時間になっても始めず，時計にも気付かない（Initiates, Notices/Responds）．使った道具や材料について片付け始めるものの「どこにしまうんでしたっけ？　忘れました」と言い，指示や促しを必要としていた（Restores, Inquires）．

④ 効果的行為と非効果的行為の記述

上記2課題を実施したところ，あらかじめ知っている情報を再度必要とすることで，頻回な指示や促しを必要とし重度の問題となっていた．また，工程の開始・継続・順序や，課題が遂行されている状況の変化や進展に気付き反応することの困難さも，指示や促しを必要とし，中等度から重度の問題となっていた．物や道具を扱う際の細やかな手の中での物の操作や，両手動作および力加減においてはうまく遂行できており，また，作業を通して身体的疲労もなく遂行することができていた．

⑤ 原因の明確化と解釈

工程の開始・継続・順序に口頭援助を要しているのは，作業場に図示された工程表や手順書がなく，H氏の作業記憶のみに頼っていることが問題をより大きくしている原因であろうと考えられた．また，時間や周囲の状況に気付きにくい点については，気付きを促すような時間設定や知覚を刺激できるような道具に乏しいことが考えられた．また，H氏にはメモを取る習慣がなくメモしてもそれを見返すこ

ともないため，それ以外での記録方法がないことも原因と考えられた。

6 介入モデルの選択と介入計画(図7-5)

1)習得モデルによる介入

まず，保育所への送り迎えや職業訓練における全体の日課と時間を管理するため，愛用していた携帯電話にアラームとその内容を設定した。しかし，ただアラームが鳴るだけでは，詳細な内容や指示が十分にH氏へ伝わらず，うまく自助具として生かされなかったため，あらかじめ日課をメールで打ち込み，時間設定された予約送信機能を用いて，時間になるとメールが届いて詳細な内容が確認できるようにした。

H氏は，当初より携帯電話の扱いはうまくできていたため，未来の自分にメールを打てるよう練習することで，おおよその日課を自己管理できるようになっていった。また就職活動では，ハローワークの求人検索機を操作するための練習を繰り返し，必要時に操作指示する程度で，ほぼ自己検索が可能となった。

2)代償モデルによる介入

(協働的コンサルテーション)

夫婦との協議によって経済的負担を少しでも軽減するため，精神障害者保健福祉手帳(2級)を取得し税控除や通信割引などを手続きしたことと，自立支援医療にて通院費の減免を行った。自宅では，夫婦からの要望により家事を遂行する機会を1種類ずつ増やしていくこととし，現在は子どもを風呂に入れたり，食事の後片付けも行えるようになっていった。仕事に関しては，自営の物品販売店は閉鎖し，新たな再就職先を検討していくこととなった。

(環境調整による適応)

職業訓練においては，弁当へ食材を詰める場所や一日の作業工程を図示し掲示することで，目視や簡単な促しのみで，工程を開始・継続できるようになった。また，それによって他の作業者からの声かけも増え，H氏も他の作業者の様子を見ながら「僕も次に手伝いますね」など，自ら次の工程へ進行できるようになっていった。

3)他機関との調整

高次脳機能障害における詳細な機能評価は，入院していたリハビリテーション病院の外来作業療法士および臨床心理士へ依頼した。また，就職活動では，ハローワークへの障害者専門援助登録を行い，H氏に合った求人企業の開拓を行ってもらうよう依頼した(図7-5)。

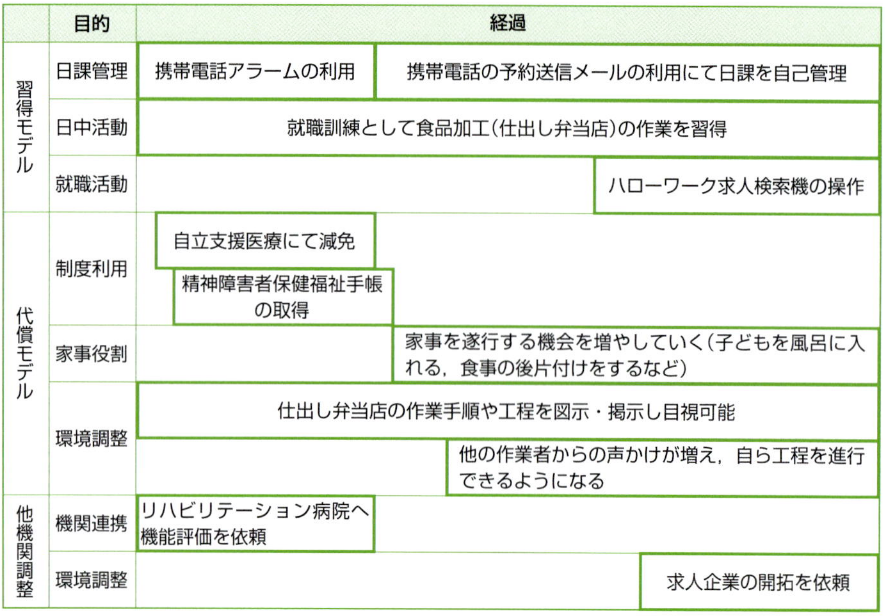

図7-5 H氏の経過

	目的	経過
習得モデル	日課管理	携帯電話アラームの利用 → 携帯電話の予約送信メールの利用にて日課を自己管理
	日中活動	就職訓練として食品加工(仕出し弁当店)の作業を習得
	就職活動	ハローワーク求人検索機の操作
代償モデル	制度利用	自立支援医療にて減免／精神障害者保健福祉手帳の取得
	家事役割	家事を遂行する機会を増やしていく(子どもを風呂に入れる,食事の後片付けをするなど)
	環境調整	仕出し弁当店の作業手順や工程を図示・掲示し目視可能／他の作業者からの声かけが増え,自ら工程を進行できるようになる
他機関調整	機関連携	リハビリテーション病院へ機能評価を依頼
	環境調整	求人企業の開拓を依頼

⑦ 再評価

6カ月間の支援において,初回COPMで挙げられた,①子どもを保育園へ送り迎えすること,②朝や夜に子どもの世話をすること,について最優先と考えており,次いで,③就労移行支援事業所にて職業訓練に参加することは,ほぼ可能となった。H氏は「妻が働きに出てくれているので,家事や子どもの世話は自分がもっとできるようになりたい。あと,やっぱり仕事に就きたいです。できる仕事があればやりたい。本当は物品販売の仕事がいいんだけど……それは無理でしょうね。できる仕事があれば頑張りたいです。すぐの就職は少し自信がないので,トライヤル雇用制度を使って就職訓練をしたいです」と述べた。**表7-26**に再評価COPMの結果を示す。

また,新たに加えられた(具体化された)希望についても,以下の通りCOPMに記載したものを示す(**表7-27**)。

表7-26 再評価COPMの結果

作業の問題	重要度	初回 遂行度	初回 満足度	再評価 遂行度	再評価 満足度
①保育園の送り迎え	10	1	1	10	8
②子どもの世話	8	2	2	8	6
③職業訓練	8	1	1	5	8
④就職	5	1	1	1	1

遂行スコアの変化:24/4 − 5/4 = 6.0 − 1.3 = 4.7,満足スコアの変化:23/4 − 5/4 = 5.8 − 1.3 = 4.5

表7-27 新たに加えられた COPM の結果

追加された作業の問題	重要度	遂行度	満足度
(就職-1)自己検索で希望求人を探す	8	3	5
(就職-2)トライヤル雇用で働く	8	1	1

　その後，Y企業の一般雇用（パート）の求人を希望したが，H氏が一般雇用では自信がないと語ったため，筆者からY企業へ連絡の上，求人内容を障害者雇用に切り替えてもらい，面接を受けた。結果は不採用であったが，H氏と妻は，現在もともに支え合って地域生活を送っている。

8 考察

　H氏は入院時に，重度の記憶障害および遂行機能障害，徘徊，粗暴行為といった見立てによって，問題の多い患者として自立訓練センターの利用がかなわず，退院と在宅生活を余儀なくされた。小さな子どもを抱えた状態での生活は夫婦ともに大変なものだったであろう。しかし，H氏は，夫や父親としての役割を少しでもできるようになりたいと，保育所の送り迎えや子どもの世話に従事した。作業に焦点を当てたいくつかの習得モデルや代償モデルでの介入によって，役割の遂行が可能となったことと同時に，H氏の自信や生活の再構築も進み，現在では，当初困難だと思われていた就職も現実味を帯びてきている。

　今後は，H氏の希望である就職に向けて，職場の環境調整による適応や上司や同僚との協働的コンサルテーションを促進することおよび，実際の職務遂行状況下での習得モデルによる直接的・間接的な介入が求められるだろう。

地域でいきいき過ごすための介護予防

X市で実施された介護予防教室プログラムと，参加後の作業参加が促されたIさんの例を紹介する．なお，介護予防教室のプログラム内容は，『作業中心の視点を反映したプログラム』であり，作業療法介入プロセスモデルの教育と教授モデル[1]を参考に構成したものである．

① 作業を基盤とした介護予防教室プログラム

1) プログラムの概要

本介護予防教室は，X市で開催された二次介護予防事業[2]であり，作業療法士が講師である．対象者は，近い将来に要介護状態・要支援状態となることが予測される65歳以上の高齢者である．目的は，自己の日常を作業的視点から捉え直し，地域の中で作業参加を維持・促進することを支援すること，つまり心身機能低下があっても地域生活に参加し続けられるよう支援することである．プログラム内容は，作業療法介入プロセスモデルの教育と教授モデル[1]を参考に構成したものであり，作業中心の視点を反映した作業療法介入実践である．X市介護予防教室のプログラム構成内容は表7-28の通りである．

表7-28　X市介護予防教室プログラムの構成内容

①過去や将来の作業について自己省察を促す[3]
②より安全で効率のよい作業の方法(代償法・代替法)の提供
③日常作業における身体的努力量を軽減させる方法の提供
④作業と健康に関する知識の提供
⑤ともに作業することによる協働，交流，共感体験を得る場の提供

作業療法介入プロセスモデルの教育と教授モデル[1]とは，日常生活や関連する作業遂行の問題に焦点を当てた大集団のための教育プログラム(セミナー，講義，ワークショップなど)の計画と実行のことである．教育プログラムでは，学習や練習の機会を持つというよりも，プログラムが終わった後にも，やってみることができるような，情報やディスカッションを含むプログラムである[1]．

1教室当たりのプログラム回数は10回であり，1回約90分である．また，1回の参加人数は，約25〜30人である．厚生労働省「介護予防のための生活機能評価マニュアル(改訂版)：生活機能基本チェックリスト」[2]において6点以上，運動機能および引きこもりなどの障害が懸念される65歳以上の高齢者のうち，郵送，電話および訪問にて「介護予防教室」への参加の勧めに応じたものであった．

プログラムは10回の内容をあらかじめ作成しているが，初回に参加者にグループディスカッションをしてもらい，参加者の生活状況や生活上困っている作業の把

握を行っている。その上で，プログラム内容を見直して，参加者の大多数に有益なプログラムになるように調整した。

2）Ｉさん参加時の介護予防教室プログラム

今回の事例であるＩさんの参加した10回のプログラムは**表7-29**の通りである。プログラムの具体例として，第4，5回には「料理」をテーマとしている。Ｉさん参加時の介護予防教室には25名の参加者があり，そのうち女性が21名を占めていた。参加者は家事の中でも料理に従事している人が多く，困難を感じている人もいた。このような参加者の要望や構成から「料理」をテーマとしたプログラムを重点的に構成した。第4回では料理と脳活性に関する講義，料理で行う技能を代償するような便利グッズ，電子レンジ料理の方法，電子レンジ調理時の便利グッズを体験してもらった。第5回では電子レンジ料理を中心に実際にグループで料理を行った。自分たちで作ったものを食べ，新しいやり方（電子レンジを使用する，便利グッズ）を取り入れることについて話し合った。

3）介護予防教室の効果（アンケート結果より）

参加者は，主観的健康観は比較的高く，生活に対する不安が高い人々であることがわかった。参加後には，生活に対する不安が減少していた。また，10回の実施プログラムに対し，全員が「よかった」「満足した」と回答している。自由記述では，特に他者との交流が楽しかったという意見が多かった。さらに，「自分自身の作業に対する自己省察」が高まり，今後もやり続けたい，挑戦してみたい活動，再開したい活動を認識するようになっていた。また，作業と健康との関係（挑戦的作業，普段行っている日常作業の健康への効果）についての意識が高まった人が多かった。介護予防教室で紹介した便利グッズや電子レンジ料理など生活の中にすぐ取り入れている人もいた。

本介護予防教室の効果は，参加直後には主に情緒面，意識面への有用性が確認された。さらに，介護予防においては，長期的な視点での効果を捉えることが必要である。そこで，事例として3カ月後に面接することができたＩさんについて提示する。

❷ Ｉさんの介護予防教室参加以前の遂行文脈

Ｉさんの介護予防教室参加以前の遂行文脈について，地域の保健師やＩさん本人から介護予防教室参加中に聴取した内容から，以下の10側面に整理した。

①環境：Ｘ市の市街地に夫と2人暮らしをしている。離れと庭のある木造2階建て日本家屋（築40年）に住んでいる。日中は主に離れで過ごしている。

②役割：主婦として，家事全般を行っている。仕事を退職するまでは，助産師と主婦，母親としての役割を両立してきた。

表7-29 介護予防教室プログラム(Iさん参加時)

回	プログラム内容	目的
1	1)自己紹介 2)名札づくり 3)ミニ講義:社交的活動と生産的活動と健康の関係	・介護予防教室の目的を知る ・互いに知り合う ・健康と様々な活動の関係を理解する ・生活で困っていること,工夫していくことを考える
2	1)ミニ講義:今していること(作業)を続ける重要性について 2)グループ話し合い:今していること(作業)ができなくなったら…… 3)立ち座りについての実習と関連機器体験	・今の自分の生活を認識し,その意味と価値を学ぶ 事例を通して,自己の楽しみ・生きがい,心身機能の視点,心理的視点,家族の視点,友人の視点で説明 ・起居動作の一般的な効率のよいとされる方法を学ぶ
3	1)ミニ講義:新たなことに挑戦することの意味 2)趣味・家事などを楽にする便利グッズの紹介と体験 3)腰痛対策講義 4)日常生活中での腰痛予防動作のコツの演習	・新しく作業を始めることと健康への影響について学ぶ ・新しく何かを取り入れるタイミングを学ぶ ・趣味や家事に関する便利グッズを知る ・腰痛を予防する ・痛みと付き合うコツを学ぶ
4	1)料理,セルフケアに関する便利グッズの紹介と体験 2)ミニ講義:料理は脳を活性化する 3)グループディスカッション:次回の料理への要望,経験	・料理とセルフケアに関するグッズを知る ・なじみのある作業である「料理」をすることと,脳の活性化を知る ・次回料理実習の準備(どんな料理が食べたい? 料理に対する要望など)
5	1)料理実習:グループに分かれて紹介された便利グッズや電子レンジを使用して料理を作り,会食する 2)グループディスカッション:料理を作ってみて感想	・紹介したグッズを使っての料理体験とその有用性を考える ・参加者間の交流を深める ・料理をしない人にとって,今回の料理実習の意味(新たな挑戦・脳の活性化など)を考える。また,料理を担ってきた人にとって,今回の料理実習の意味を考える
6	1)地域にあるサービスについての講義・演習 2)地域サービスを利用して地域で暮らす事例紹介	・身近にある医療,福祉,民間のサービスについて学習する ・利用することの意義と効果について学習する
7	1)ミニ講義:リハビリテーション職種を知る 2)グループディスカッション:リハビリテーションサービスの利用について 3)障害体験と作業ができるための解決法を考える演習	・リハビリテーションに関わる職種とその役割を知る ・具体的にどの職種に自分の要望を伝えたらよいかの目安を学ぶ ・障害があっても作業ができるための解決方法を見つける,介護者にアドバイスできるようになる
8	1)タブレット端末についての基本的知識と使用法講義 2)タブレット端末を使ってみる体験	・タブレット端末の操作方法を知る ・タブレット端末は自らの生活をどのように豊かにするかを考える ・新しいことへの挑戦を体験する
9	1)ミニ講義:作業バランスと幸福感 2)グループでのグループディスカッション:自分で健康によい作業を考える・したい作業を見つける	・過去,現在,未来につながる作業について考える ・年を重ねても楽しめる活動の情報交換をし,新たに挑戦する活動の選択肢を増やす ・他者へアドバイスをすることで,自分自身への振り返りもする ・参加者同士で支え合う体験をする
10	1)復習講義:作業と健康 2)グループディスカッション(茶話会):取り入れたこと,取り入れたかったが,取り入れなかった理由などの経験を話し合う 3)参加者の「したいけどできないこと」などの作業に関して,場合によっては専門家としてスタッフが情報や方策案を提供する	・このプログラムでの経験を整理してもらう(感想,自身の生活を振り返るなど) ・交流を楽しむ ・介護予防教室で学んだ作業と健康に関する知識を,日常生活の中で必要な時に生かせるように復習する

③動機：友人から介護予防教室のことを聞き，自ら保健師に内容を電話で聞き，介護予防教室に参加することを決定した。
④課題：身の回りのことは問題なくできるが，家事をすることに困難さ（特に料理）を感じ始めている。車の運転や趣味であった書道や俳句の会に参加することを1年前にやめてしまい，外出する機会が減っている。
⑤文化：「1日5人以上と話をするように心がけたいわね」「誘ってくれたらなるべく行くようにしたいわね」と話し，『人と関わることが大事である』という信念，価値がある。
⑥社会：「夫が全く家事をしないのは不公平だわね」など，夫が家事を手伝わないことに不満を持っている。地域の中では近所付き合いがあり，仕事をしていた頃の友人も多く，今も交流がある。週に1回，地域の体操教室に通っている。息子，娘がおり，娘は近県に住んでおり，月に一度は訪問がある。
⑦制度：後期高齢者医療保険制度と介護保険（二次介護予防事業）の利用。
⑧心身機能：白内障により視界がかすみ，視力低下があり，疲れやすい。白内障の治療に，月に一度近県の病院に通院している。股関節，膝関節の痛みがあり，外出には杖を使用することもある。
⑨時間：現在は後期高齢期にあたる。看護師・助産師の資格があり，養護教諭を経て助産師として70歳まで仕事をしてきた。現在80歳である。
⑩適応：生活が効率的にできるよう，自分なりに改善策を考える傾向がある。

❸ Iさんの介護予防教室参加状況

　Iさんは，10回のプログラムのうち，病院受診のため2回休み（第3，7回のプログラム），8回参加した。講義中にメモを取り，障害体験の際には体験を希望し，積極的に参加する様子が観察された。自分から他の参加者に話しかけていた。第2回プログラムでは，今までしてきたことの作業や諦めてしまった作業について「クルマの運転，私も諦めた，不便だし，不自由……（中略）家事も大変，私なんて家事もして仕事もしてきて，夫と同じで年金もらっているのに全部家事は私……大変です」と話し，さらに困難な作業に『車の運転，料理』を挙げている。また，作業と健康の関係について，「こんな考え方があるのですね，今までやってきたことをやめたことは，単にやめただけでなく身体や心や人間関係にも影響がありますね……考えさせられます」と述べていた。さらに料理実習後には，「電子レンジでこんなに料理ができるとはびっくりですね，やってみたいです」と感想を述べていた。Iさんは，参加前には生活に対する不安が高かったが，参加後は不安が減少していた。

❹ Iさんの介護予防教室参加後の変化

　3カ月後の保健師のフォローアップ訪問に作業療法士も同行し，Iさんの情報を得た。生活機能基本チェックリスト[2]においては，閉じこもり，うつの項目におい

て改善が認められた．

また，作業参加の変化として，『俳句会への参加』を再開していた．「俳句を評価してもらえてとても楽しみにしていたのですけど，介護予防教室に参加する1年前にやめてしまったのです．白内障でうまく字が書けなくなってしまって……．でも，何かをやめることがいろんなことに影響することを知って，やっぱり続けたほうがいいのかなあって……その話を聞いてすぐに再開しました．俳句を紙に書くのは夫や孫に手伝ってもらうこともあるけどね．そうしたら，俳句会の先生や友達が（再開したことを）とても喜んでくれてね，うれしかった」と述べていた．その他にも，「タブレット端末もぜひ挑戦したい」「料理も1食分は配食サービスにしたら楽になった」と，新たな作業への希望や代償手段の導入などの変化があった．

5 考察

厚生労働省による二次介護予防事業[2]で実施標的として挙げられているのは，①運動機能の向上，②認知症予防，③栄養改善，④口腔機能の改善，⑤閉じこもり・うつ予防である．しかしながら，介護予防が目指すものは，これらの個々の要素の改善だけではない．個々の高齢者の生活機能や参加の向上をもたらし，それによって一人ひとりの生きがいや自己実現のための取り組みを支援して，生活の質（QOL）の向上を目指すもの[2]としている．また，Vaillantは，よりよい老年期にとって身体的な健康はさほど重要ではなく，主観的な健康こそが重要である，としている[4]．以上の知見も踏まえ，本介護予防教室は，作業療法介入プロセスモデルの教育と教授モデル[1]を参考に構成し，『作業中心の視点を反映したプログラム』を展開した．その結果として，生活への不安の軽減，自身の作業が健康に関連することへの認識や，作業の再開への関心が高まった人が増加した．これは，高木ら[5]の研究と同様であった．高木ら[5]は，55歳以上の男女55名に対して，『作業に焦点をあてた公開講座』を実施し，受講者が得た知識を活用し，認識を変化させ，生活の中の作業を健康によい作業へと変化させる技能を獲得した成果を報告している．受講者が知識の活用方法を考え，実施できるようにしたことが成果の要因であると示唆している．本プログラムでも，回数やプログラム構成の差はあるものの，同様の成果が認められたと考える．

Iさんは，趣味の再開，適応作業（配食サービス利用）など実際に行動変容がみられた例であった．Iさんの場合，『人と関わることは大事』という信念と，俳句会に参加すること＝『人と関わるという意味がある作業』という認識が趣味の再開を促進したと考えられる．高齢者が自らの生活や人生を振り返り，老化による衰えや様々な制限を受け入れながらも，自身の意味ある作業を認識し，道具やサービスなどにより補える方法を考え，体験してみるという『作業を基盤としたプログラム』は，高齢者の不安の軽減に役立ち，要支援状態になることを遅延するものと考えられる．

Fisher[3]は教育と教授モデルにおいて，講義形式のものは作業焦点となるが作業

基盤にはならないとしている。本プログラムは，基本的には「講義」→「考える」→「実際に作業をする」構成であり，『作業を基盤としたプログラム』であったといえる。ただし，プログラムの中には，「講義」→「考える」で完結しているものもあり，その部分については作業基盤とはならず「作業に焦点を当てたプログラム」であった。さらにFisher[3]は，プログラムを実行する時に必要なのは，対象者のニーズを捉え，地域レベルでの作業機会の可能性を明らかにし，身体活動の増加や健康の向上よりも作業をすることに焦点を当て続ける「強力な作業中心」の視点であると述べている。今後，地域レベルでの作業に関する評価の開発も含め，作業中心の視点を介護予防の新たな視点として，縦断的検証も含むアウトカムの検証，さらなるプログラムの開発が必要である。

文献

1) Fisher AG(著)，齋藤さわ子，他(監訳)：作業療法介入プロセルモデル—トップダウンのクライアント中心の作業を基盤とした介入の計画と実行のためのモデル．日本AMPS研究会，2014
2) 介護予防マニュアル改訂委員会：介護予防マニュアル改訂版．pp.1-134，厚生労働省，2012(http://www.mhlw.go.jp/topics/2009/05/dl/tp0501-1_1.pdf)
3) Fisher AG：Occupation-centred, occupation-based, occupation-focused：same, same or different? Scand J Occup Ther 20：162-173, 2013, Fisher AG(著)，吉川ひろみ(訳)：作業中心，作業基盤，作業焦点，同じか同じだったり違ったりするのか．作業療法教育研究 13：14-36, 2013
4) Valliant GE：Chapter 23 Promoting Successful Aging Through Occupation. Scaffa ME, Reitz SM, Pizzi MA(eds)：Occupational Therapy in the Promotion of Health and Wellness, pp.455-460, Fa Davis, 2010
5) 高木雅之，他：作業に焦点をあてた公開講座を通してのヘルスプロモーション．人間と科学 11：71-77, 2011

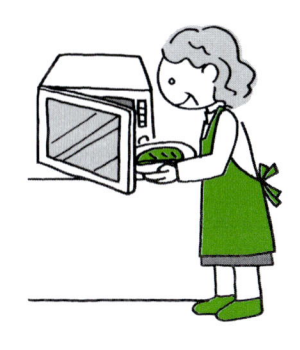

食事の自立とシール遊び

　運動技能が日常生活におけるほとんどの課題遂行を妨げているが，運動能力向上だけでなく，作業剥奪，作業の周縁化からの脱却という視点から遊びの選択を行い，変化がみられた事例について報告する。

1 クライエント中心の作業遂行文脈の確立

　事例（以下，Jちゃん）は，脳室周囲白質軟化症による脳性麻痺を有し，姿勢保持や移動手段が未獲得である四肢麻痺の5歳の女児である。Y児童発達支援センターに単独通園している。入園して間もなく，ADLや園生活全般における姿勢管理について，保育士から作業療法士に相談があった。在園児に肢体不自由児は少なく，担任の先生方はJちゃんに対してどのような環境を整えたらよいか困惑していた。

　Jちゃんは両親と暮らしている。脳性麻痺による両上下肢・体幹機能の麻痺があり，身体障害者手帳1級を所持している。脳性麻痺児のための粗大運動能力分類システム（Gross Motor Function Classification System；GMFCS）はVレベル，脳性麻痺操作能力分類システム（The Manual Ability Classification System；MACS）はⅣレベルである。寝返りは努力的に何とか1回可能。起き上がり，座位保持は困難である。筋緊張は体幹で低緊張，下肢は伸筋群亢進しやすく，上肢は屈筋群優位で引き込みやすい。目的的な上肢や手指の運動はみられ，操作性は不十分ながらある。

　送迎バスで毎日通園するY児童発達支援センターは，肢体不自由児の非常に少ない施設で，職員は肢体不自由児にあまり慣れていない。常勤の作業療法士はおらず，作業療法士は非常勤で週1回全園児を対象に，保育士からの相談，必要に応じた療育を実施している。

　Jちゃんは，通園児として他児とともに集団生活を楽しく過ごす役割がある。園児らは登園後，お便り帳とタオルを通園バッグから取り出して所定の場所に置き，通園バッグを自分の写真の付いたフックに掛ける必要がある。Y児童発達支援センターにある椅子は，市販の床座位タイプの補助椅子（自宅より持ち込み）と，園の備品として箱型椅子，股パッド付き座位保持椅子がある。園児には動きの活発な子が多く，Jちゃんが臥位で過ごすにはやや危険を伴う。そのためJちゃんは保育士による抱っこ，介助座位でほとんどの時間を過ごしている。Jちゃんは保育士や他の園児の動きをよく目で追いかけ，表情も豊かである。給食場面で，保育士の「おさかなにする？　ご飯？」との問いかけに対して「おさかな」，「次はご飯？　お味噌汁？」に「おさかな」とニンマリと笑うなど，コミュニケーションを楽しむ姿がある。表情に愛嬌があり，担任に限らず全保育士を引き付ける力がある。食べることが大

好きで，食べ物の絵が描かれた本を好んで見ている．両親は食事を自分でできるようになることを望んでいる．園では昼食前と降園前に音楽遊びや読み聞かせの集団活動がある．その他の多くの時間は，自由遊び時間である．

❷ 作業遂行の強みと問題

Jちゃんは移動手段や姿勢保持手段がなく，保育士による抱っこ，または介助座りで大半の時間を過ごしていた．自由遊び時間は，抱っこで他児の遊びを保育士と会話をしながら見て楽しむこと，介助座位で絵本を読んでもらうことが多かった．他児の遊ぶボールが転がってきた時は手を伸ばそうとし，絵本読みではページをめくろうとする様子がみられた．保育士はそれを見守り，応援してくれるが，うまくいかないことが多い．他児が保育士に話しかけると，一緒にいるJちゃんもとてもうれしそうにお友達の顔を見ていた．

食事では，スプーンを持たせると口まで運べるが，途中で食べ物が落ちたり，口腔内に運べずにうまく取り込めない．繰り返しチャレンジして，口に入るとうれしそうに食べている．担任保育士のCOPMの結果を次に示す（表7-30）．

表7-30　初回COPMの結果

作業の問題	重要度	遂行度	満足度
食事	10	2	5
一人で姿勢保持できる	10	1	1
お友達と遊べる活動を持つ	10	2	2

遂行スコア：5/3 = 1.7，満足度スコア：8/3 = 2.7

❸ 課題遂行の観察と課題分析

Jちゃんには，自力で給食を食べることを課題として実施した．

❹ 効果的に遂行している・遂行していない行為の明確化

Jちゃんは給食を食べる時に重度の身体的努力の増大と中度の効率性の低下がみられ，安全だが，継続して援助が必要だった．

常に机や椅子に寄りかかり（Aligns），スプーンを動かそうとすると前方や側方にバランスを崩す（Stabilizes）ことがしばしばみられ，課題遂行が妨げられる．その都度，体幹を起こす姿勢調整のための介助を必要としている．スプーンに手を伸ばそうとする（Reaches）が届かず，指を開くことができないため，把持できない．体幹のこわばり（Bends）が強まり，腕の位置（Positions），食具に合わせた腕や手首の滑らかな動き（Flows）の拙劣さが認められる．食物をすくうためにお皿を押さえること（Coordinates）ができない．食具に手を伸ばし，把持して，食べ物をすくう，刺すことは課題遂行できず介助が必要である．指を他動的に開かせて食具把持を介

助する。いったん握らせると握り込んで，落とすことはない。口に食べ物を運ぶ際も同様に，体幹や腕，手首のこわばりがみられる。直線的に肘を体に引き付けるようにして口に運ぶことができる。しかし途中でこぼしたり，口の中にスプーンが入らずに取りこぼす（Grips）ことのほうが多い。課題を通して明らかな身体的疲労（Endures）があり，給食時間内に半分も食べることができない（Paces）。お友達の声に注意がそれる（Attends）が，課題を完了できる（Heeds）。操作がうまくいかずに常に介入を必要とする（Benefits）が，援助を求めることはない（Accommodates）。

❺ 原因の明確化と解釈

　課題遂行を阻害している原因として，脳性麻痺による上下肢体幹の麻痺と筋力低下，それに伴う体幹の可動性低下，また福祉機器の不適合が考えられた。体幹の機能低下により座位をとることが難しく，上肢手指の機能低下によりうまく道具を操作することができないと考えられる。Jちゃんは，周りを見渡すことや遊ぶことに非常に興味があり，積極的に身体を動かそうとする。物に手を伸ばそうとしたり握ろうとしたりすることは未熟ながら認められる。しかし，機器の不適合による座位の不安定さに加え，保育者側の介助の未熟さが原因で，課題をうまく遂行することができないのではないかと考えられた。これらにより，操作に伴う疲労は大きく，一つひとつの操作にためらいが見られ，時間を要している。また，援助要求が見られない要因として，大人が先取りして要求を聞くことが多く，経験不足が考えられた。

❻ 介入モデルの選択と解釈

　Jちゃんは幼児期にあり，発達途中の時期である。そのため，上下肢体幹の機能面に対して回復モデルによる介入，同時に意欲ある食事において習得モデルを選択した。また，食事の際を含め，集団の中で日常生活を送っていくためには姿勢保持のための代償手段を持つ必要がある。個別での作業療法士による介入機会が少ないため，重要な点は，園での集団生活においてできる方法であり，保育士による支援ができるということである。

1）回復モデルによる介入

　これまでJちゃんのY児童発達支援センターでの姿勢は，抱っこが中心であった。そのため身体が丸まりやすく，自分で体幹を伸展させる機会が少なくなっていた。家庭より持ち込まれた床座位タイプの補助椅子も膝を伸ばした姿勢となるため，同様である。そこで，体幹の支持性を向上させるために，抱っこ中心ではなく，座位保持椅子での椅座位を中心に園で過ごしてもらうようにした。そして，持続して顔を上げることを目標として，正面から声をかけるようにすることを提案した。
　遊びとしては，臥位レベルでの粗大遊びおよび座位レベルでの手を使った遊びを

保育士に対して提案した．臥位レベルでの遊びは，活動性に配慮したメンバーの小集団を作り，シーツそりやシーツブランコを行った．腹臥位シーツそりで体幹の伸展活動，可動性の拡大を狙った．また，シーツへの乗り降りにおいて，ずり這いや寝返りでの移動を促していくことにした．座位レベルの遊びとして，お絵かきやシール遊びを行った．手を開いてクレヨンを握ること，台紙に付いたシールをつまんで台紙から剥がすこと，シールを貼り付けることで，上肢・手指の操作性向上を狙った．

これらの遊びは園内で非常に人気があり，他児を引き付けることができる遊びである．Jちゃんの遊びにお友達が集まり遊びを共有できること，社交的でお友達が大好きなJちゃんの動機付けが高まることを期待した．

2）習得モデルによる介入

食事場面において，食べ物をすくう工程は介助し，食具を握り，口腔内に運び取り込むことが成功できるように練習した．食具を握る際は手指を開くことの声かけと感覚刺激による手がかりを与えることで誘導した．口へ運ぶ際には，肘に支持点を与え，補助手である左上肢が後方にひかれないように徒手的に誘導しながら，Jちゃんの肘の屈伸により取り込みが成功するよう促した．保育士に対しては，食具を握って口に運ぶ工程のみをJちゃんに行ってもらうよう，介助方法を提案した．特に最初は，手指を開いて食具を握ることを主な課題として，力みが強くなった際に両肘が机からはみ出していないかの確認と修正を行ってもらうように伝えた．

3）代償モデルによる介入

家庭より持ち込まれた床座位タイプの補助椅子では円背姿勢になりやすく，上肢操作の拙劣さが著明であったため，園所有の座位保持椅子にカットアウトテーブルを使用して食事をすることを提案した．座位保持椅子をJちゃんに適合させるため，タオルで臀部を包み込むポジショニングと腰・胸ベルトの追加を行い，支持面である座面の安定と体幹の伸展の補助を図った．

取り込みの際，食具の先が口に真っすぐ向いていないために，食べ物が口の奥まで入らずに口先で落としてしまうことがしばしば見られた．そのため，食具の先を直角に曲げる改良をし，肩や手首による方向調整なしで食具が口腔内に入るようにした．

❼ 拡大している作業の再評価

再度，給食を食べる様子を観察した．その結果，中等度の身体的努力が必要で，重度に非効率で，継続して介助が必要であった．

座位保持椅子に座り，常に寄りかかっている（Aligns）．食具操作時に前方や側方にバランスを崩すことがみられ非効率であるが，口の中に食べ物を入れることがし

ばしばできる。食具を手の近くに差し出されると、体幹のこわばり(Bends)、腕の位置(Positions)、食具に合わせた腕や手首の滑らかな動き(Flows)の拙劣さを認めるが、時間を要しながら手を開き、握ることができる。途中でこぼすことはあるが、口の中にスプーンが入らずに取りこぼす(Grips)ことはほとんどみられない。課題を通して身体的疲労(Endures)は感じられるが、休憩することはない。自ら「さかな、ちょうだい」と求めることもある(Accommodates)。

保育士からは、「以前は、食べようとするだけで身体も腕も縮こまって、頭も下がっていた。でも最近は、力みやバランスを崩すことはあるものの、自分で身体を起こして頭を上げる修正ができるようになっている。だから、姿勢修正の介助回数が減った」との話が聞かれた。粗大遊びにおいては、自ら他児の遊びを見ようと腹臥位になって上肢の支えで上半身を持ち上げ、広い範囲を見て楽しむようになった。保育士が「お次の番。次、乗る人?」と言うと、真っ先に「はい」と笑顔で返事をして、寝返りやずり這いしてシーツの上に移動しようとする。保育活動のリズム遊びにおいて、他児と一緒にリズムに合わせるように腹臥位で身体をリズムよく手支持まで起きてくるようになった。そのままバランスを崩し、「びっくりしたあ」と声を出して笑う場面も見られるようになった。

シール遊びの中でも体幹のこわばりや腕や手首の動きの拙劣さはあるものの、シール提示位置の配慮により、シールを見ながら指先でつまむことができた。貼り付けた作品を最後にお友達と披露しあって楽しんだ。保育士から「遊ぶ度に、声かけでしっかり手を開くことが上手になってきている。お友達が台紙から剥がして渡してくれることもあって、その関わりをとてもうれしそうにしている。他の子にとっても、Jちゃんのお手伝いをすることで、自信をつける遊びになっているみたい」との話があった。また、つまみが上手になったことで、通園バッグからお便り帳とタオルを取り出すこと、フック位置を低く環境調整することでバッグを引っ掛けることを、朝の日課として保育士が導入している。再評価時のCOPMの結果を次に示す(表7-31)。

表7-31 再評価時のCOPMの結果

作業の問題	重要度	初回 遂行度	初回 満足度	再評価 遂行度	再評価 満足度
食事	10	2	5	5	7
一人で姿勢保持できる	10	1	1	8	8
お友達と遊べる活動を持つ	10	2	2	4	8

遂行スコアの変化:5.7(17/3) − 1.7(5/3) = 4.0、満足度スコアの変化:7.7(23/3) − 2.7(8/3) = 5.0

8 考察

今回、姿勢保持や移動手段が未獲得であるJちゃんの集団生活について保育士か

ら相談を受け，アプローチを行った．Jちゃんの運動技能は，日常生活におけるほとんどの課題遂行を妨げている．運動技能が低い原因である手を随意的にコントロールするためには，肩や体幹に運動の基盤としての安定性が求められ，その安定性は体幹が空間で保持されることによってもたらされる[1]．Jちゃんが活動の参加の制限を最小限にして集団生活を過ごすためには，機器導入などの環境調整が不可欠で，環境調整を行った上でJちゃんの好きな食事へのアプローチから実施した．四肢麻痺児は可動域制限を受けやすいため，生活の中にいかに運動性を導入していくかが重要な視点である，とされている[2]．また，中枢部（頭部・体幹）の姿勢運動が改善すると手指機能が改善することも多い[3]．そのため，姿勢保持，二次障害予防，操作性の側面から遊びの中で運動能力の向上を図った．

遊びとは，「喜びや快の経験をもたらす，内発的に動機づけられた活動」である[4]．元々表情豊かで，お友達の動きを目で追い楽しむJちゃんからは，他児と一緒に遊んでいる感覚を味わうこと，お友達と同じように動くことは，非常に内的欲求の強いことであるといえる．そのため，遊びを用いた運動能力，特に保育士の言葉からもわかるように体幹機能の向上が認められたと考えられる．遊びの選択においては，保育士へのCOPMで挙がった作業の問題，お友達と遊べる活動を持つ，に作業療法士は着目した．Jちゃんは同年代の集団にいながら遊びにおいて作業剥奪，作業の周縁化状態にあると考えた．そのため，運動技能を理解し，他児と同じ姿勢レベルで共有できることを遊びの検討・選択の第一条件とした．この選択により，保育士に委ねられていた行動から解放され，他児との関係を近づけることができた．他児と遊びを共有できることでJちゃんの動機付けがさらに高まり，能動的な動きを増加させ，効果を高めたと考える．遊びを共有できることで，他児にとってもJちゃんへの意識が変わり，保育士を介さずに直接関わろうとする様子もみられ始めている．そのことがさらにJちゃんの動機付けを高めているように表情から感じられる．結果，介助レベルに大きな変化はないものの，色々な作業に変化をもたらし始めている．さらにその変化が保育士の動機付けにもなり，作業の拡大につながってきている．

今後の課題として，Jちゃんがやりたいことができるための最大限の安定した姿勢作りが挙げられる．そのため，医療機関と連携して座位保持椅子および移動機器の作製を検討していくことも必要である．

文献

1) 鎌倉矩子，他（編），岩崎清隆，他（著）：発達障害と作業療法〔実践編〕．pp.46-48，三輪書店，2001
2) 長谷龍太郎（編）：発達障害領域の作業療法．クリニカル作業療法シリーズ，pp.99-107，中央法規出版，2011
3) 長谷龍太郎（編）：発達障害領域の作業療法．クリニカル作業療法シリーズ，pp.108-118，中央法規出版，2011
4) Ruth Zemke，他（編），佐藤 剛（監訳）：作業科学—作業的存在としての人間の研究．pp.78-82，三輪書店，1999

先生にとっての児童との交流

　クラス運営に悩んでいたが，児童と上手に交流できるようになった小学校の先生の事例を報告する。

　Kさんは15年のキャリアを持つ小学校教員で，30代後半の女性である。彼女は，担任しているクラスの運営が思うようにいかないと悩んでいたが，学校における作業療法に関する研究プロジェクトの協力者募集を知り応募したことを契機に，筆者が関わることとなった。

❶ クライエント中心の遂行文脈の確立

　Kさんにインタビューを実施し，作業遂行に関連する情報収集を行った。Kさんは小学1年生の担任で，クラスには17人の児童が在籍していた。郊外の小規模校であるため，1年生は1クラスだけで，アシスタントの先生はいなかった。学校の管理職はクラス運営について各担任に任せる方針であり，同僚もKさんを実力のある教師として認めているため，Kさんはクラス運営について自由にできる反面，相談できる人も少なかった。保護者，児童，他の教員との関係はおおむね良好であった。

　Kさんは，大学卒業後，20代から教員として働き続けており，仕事に充実感を感じていた。非常勤教員として採用されているため，1年ごとに担任するクラスが変わることがほとんどであったが，様々な児童に短期で集中して向き合えるため，自分に向いた働き方だと思っていた。生活は仕事を中心に回っており，朝早くから夜遅くまで学校で働いていた。休み時間など授業以外の時間で児童と関わりたいと思っているが，十分な時間が取れないと言った。

　Kさんは担任している児童への責任感が強く，3学期の終わりには1年生で達すべきレベルにまで，児童を引っ張っていかなくてはならないと思っていた。しかし，現在担任をしている1年生は，2学期に入っても1年生らしい振る舞いを見せず，焦りを感じていた。例えばKさんは，小学1年生というものは，活気があり色々なことに興味を持って意欲的に取り組むイメージを持っていたが，クラスの在籍児童は，全体的に反応が薄く，消極的なため，Kさんは手応えのなさを感じていた。

　Kさんは，この事態を打開することに強い意欲を持ちつつも，手詰まり感やいら立ちを覚えており，「何とかなりませんか？」とため息交じりに筆者に訴えた。これまでに，多動や粗暴の傾向を持つ児童に対応した経験はあり，比較的自信があるが，おとなしい児にはどう接したらよいかわからないとも語った。

　Kさんは，発達障害についての知識が豊富で，発達障害の傾向が強い児童の多さが，クラス運営がうまくいかない原因の一つと考えていた。しかしこれまでにも

視覚支援や環境の構造化などを取り入れてみたが，いまひとつ成果が出ていないと語った．今回の筆者との取り組みにあたっては発達障害傾向にある子どもへの対処法について，作業療法士からアイデアをもらうことも希望していた．

❷ 作業遂行上の強みと問題の特定

インタビューから，Kさんが持っている教育に対しての強い動機付け，教員としての豊富な経験と周囲からの信頼，新たなことを取り入れる柔軟性と実行力という強みが明らかとなった．筆者は，児童も介入対象になり得ると考えたが，Kさんが特定の児童ではなくクラス全体について問題を感じていること，各児童のニーズは大きく異なるであろうこと，Kさんが新たなことを取り入れる柔軟性と実行力，問題解決に高い動機付けを持っていることなどを考え合わせ，Kさんに介入しようと考えた．

筆者は，作業遂行上の問題を特定するため，KさんにCOPMを実施した．Kさんは，クラスに在籍している児童の問題点について筆者が評価し，児童の行動を変える手立てについて一緒に考えるという展開を予想していたようだった．そのため，Kさん自身の作業に話の焦点が当たることに，初め戸惑った様子だった．しかし，COPMインタビューを行う中で，Kさんは，クラス運営や授業をすることが自分にとって大事であること，具体的には，何をどのように行うかなどの指示をより多くの児童が理解できるような授業をすることと，児童がエネルギッシュになるようなクラス運営をすることの2点が重要であることを明らかにした．**表7-32**はCOPMの初回評価結果である．

表7-32　COPM初回評価の結果

	作業の問題	重要度	遂行度	満足度
1	何をどのように行うかなどの指示を，より多くの児童が理解できるような授業	10	3	5
2	児童がエネルギッシュになるクラス運営	8	5	5

遂行スコア：8/2 = 4.0，満足スコア：10/2 = 5.0

取り組みの達成目標をより明確にするために，COPMで挙がった作業の問題について，介入後に予想される達成目標をKさんに設定してもらった．指示理解については，現在クラスのうち3～4人が指示をすぐに理解できるので，クラスの半数が指示を理解できることを目標にした．エネルギーを高めることについては，多くの児がいつもおとなしいので，多くの児に自然な笑顔が出ることを介入後の達成目標とした．

❸ 対人交流の観察

Kさんにとって重要な作業が授業やクラス運営であり，主に使われるのは社会

交流技能であるため，ESI を用いて観察・評価することに決めた。ESI は，現実に交流している時の社会交流の質を評価することを目的とした評価法である[1]。ESI で評価する場面は，K さんが問題をより明確に感じている時間の体育と国語の授業にした。体育は，体育館で児童に対して今から行うべきことを指示する場面を，国語は，ある文章について考えたことを児童に尋ねる場面を観察した。

　これらの場面での K さんの社会交流技能は，0.8 ロジットで，カットオフ値を下回っており，おおむね適切で礼儀正しいが，軽度に非効果的あるいは疑問の残る社会交流の質に該当した。K さんは，はっきりと流暢に適切なテンポで話すことができており，児童の理解を助ける目的で図やタイマーなどを活用していた。しかし時々，6〜7 歳の児にとっては難しすぎる言葉を用いて一方的に話すことがあり，やや攻撃的に児童を問い詰めることもあった。遠すぎる位置から声をかけることや，児童がよくわからないという表情をしていても対応しないことがあった。またジェスチャーや肯定的な感情表現をあまり使わず，児童を交流に参加するよう励ますことも少なかった。

❹ 原因の分析

　K さんは，児童の反応を見て交流の仕方を変えることや，サポーティブな言動を表出することに課題があり，社会交流の遂行の質を下げることにつながっていた。1 年生の児童が達成すべきレベルに関する K さんの価値観も，社会交流の遂行に影響していると思われた。交流相手の児童の示す反応があいまいであることや，定められている教育カリキュラムに余裕がないことも，課題の難易度を高くしている可能性があった。クラスの児童について一緒に考える人の不在も，K さんの課題遂行を妨げていると推察された。

❺ モデルの選定

　K さんには，筆者との面談時など授業以外の場面では十分な対人交流能力があり，教育に熱意もあるので，クラスの児童に合わせたサポーティブな社会交流技能を習得できると考え，習得モデルを採用した。

❻ 計画と介入

　エネルギッシュなクラスにするという課題は，理解しやすい授業をするという課題の改善に付随して変化する可能性が高いため，授業の課題を中心に介入することとした。K さんと相談し，体育の授業を定期的に観察し，授業終了後に K さんと授業についての振り返りの協議を行うことと，振り返りを踏まえて，次の授業での関わりの戦略を立てることにした。

　介入は 3 学期に，1〜2 週間に 1 回程度，合計 8 回，3 カ月にわたって実施した。筆者はまず，児童の反応が薄いのはなぜだろうかという質問を K さんに投げかけ

て話し合い，児童の反応が薄い時には，Kさんの言っていることや状況を児童が十分理解できていない可能性があるので，わかりやすく伝える工夫を加えてみようということになった。具体的には，授業内で伝える内容を絞ることや，伝える時はシンプルな言葉で，一つずつ伝えることを提案した。さらに授業の始まり・終わりや新しいことを伝える時など，教え方に一定のパターンを導入して，効率的に児童に情報伝達を行うことも提案した。Kさんは，できる範囲で伝達内容をシンプルにし，授業にパターンを導入する工夫を行った。この取り組みにより，児童の授業への反応が良好になった。次に児童のささいな成功を褒め，肯定的な感情を表現するよう勧めた。Kさんはこの点については難しいと語ったが，意識的に実行を試みた。筆者も良かった点を具体的に伝えることを繰り返し，だんだんと自然にできるようになっていった。関わる際の児童との距離や，児童が授業に参加しやすくする工夫についても話し合い，Kさんは，子どもを自分の周りに集めてから話を始める方法や，子ども同士の教え合いのスタイルを作り上げた。介入後半では，Kさんが児童に言うべきことは減り，授業に意欲的に参加する児童が増え，積極的に他者に働きかける交流が増加した。

7 再評価

8回の介入後，Kさんの社会交流を体育と美術の授業で再評価した。体育では縄跳びのコツを伝える場面を，美術では児童が作った作品を紹介する場面を観察した。社会交流技能スコアは1.2ロジットで，カットオフ値を超え，時々疑問があるが有能な社会遂行の質に該当した。スコアは0.4ロジット向上し，有意な変化を示した。

Kさんは，児の様子をよく見，児の発言を待ち，双方向の交流を試みていた。難しすぎる言葉を使用することは減り，児童に近づいて関わることが増え，児童の理解が不十分な時にはフォローする言動がみられた。ジェスチャーや肯定的感情表現，児童を励ます声かけは以前よりも多くみられた。

COPMの再評価スコアは以下の通りであり，遂行スコア平均3.0，満足スコア平均4.0の向上がみられた（**表7-33**）。

表7-33　COPM 初回評価・再評価

	作業の問題	重要度	初回評価 遂行度	初回評価 満足度	再評価 遂行度	再評価 満足度
1	何をどのように行うかなどの指示を，より多くの児童が理解できるような授業	10	3	5	7	10
2	児童がエネルギッシュになるクラス運営	8	5	5	7	8

遂行スコアの変化：7.0(14/2) − 4.0(8/2) = 3.0，満足スコアの変化：9.0(18/2) − 5.0(10/2) = 4.0

目標については，クラスの半数が指示を理解できるという目標は達成でき，エネ

ルギーを引き出すことに関しては自然な笑顔が出るという目標も達成できた．二つ目の目標については，目標達成しただけでなく，児童の自発的な他者への関わりも引き出せたため，予想よりも進歩が大きかったとKさんは評価した．

児童が感じた変化の有無を確かめるため，個々の子どもの学級適応状況と学級成熟度を捉える目的で開発された自記式質問紙である，「楽しい学校生活を送るためのアンケート（QUESTIONNAIRE-UTILITIES）」[2]の結果を介入前後で比較したところ，クラスの雰囲気と友人関係に改善傾向が認められた．

Kさんは，取り組みを振り返って，「あんなに合わせないと，子どもに伝わらないということに驚いた」としながらも，「子どもの行動を変えようとするより，子どもに合わせるほうが早いということを知った．私がやり方を変えたら，たった1回の授業の中でも子どもが成長するのを感じ取れるようになった」と述べた．また「これからも，色々な子どもを受け持つと思うが，今回の経験はきっと役立つと思う」と語った．

8 考察

学校ベースの作業療法において，担任教員の社会交流技能に注目して介入を行った．児童の学校生活において，担任は大きな環境要因であるため，担任を介入対象とし，その技能を変化させる方法は，児童にとっても効果的で効率的であったと考える．しかし，西口[3]によれば，学校教員から作業療法士に最も期待されている役割は，「個別（治療的）支援により，子どもに変化を起こすこと」であり，児童を介入対象とするほうが一般的であり，教員を介入対象とすることには教員側の抵抗が強い場合もあると考えられる．今回この点をクリアしやすかったポイントとして，一つ目には，Kさんが高い動機付けと，新たなことを取り入れる柔軟性と実行力という強みを持っていたことが挙げられる．介入前のインタビューにてKさんの強みを把握していたことが，介入スタイルの選択への手助けとなった．二つ目には，筆者が協働を意識し続けたことが考えられる．Rensら[4]は，学校で作業療法士が教員と協働するには，学校で時間を過ごすことと，専門家然とせず平等なパートナーシップを築くことが必要であると報告している．またVilleneuveら[5]は，作業療法士と教員の協働の要点として，作業療法士から提案や教員の実践へのフィードバックを行い，一緒にストラテジーの効果を確かめていくことを挙げている．このように，学校において協働をスムーズに行うには，平等な関係性を作り，ともに目標を定め，目標へのストラテジーを一緒に発見していくことが重要だと考えられる．吉川[6]は，COPMはクライエントを，サービスの受け手という受け身の立場から，積極的な役割を果たす立場へと変えていくと述べているが，Kさんへの一連の介入においても，COPMは，Kさんを受け身にせず，協働関係を作り維持し続けるのに有用であった．

今回は研究の一環であったため，介入回数があらかじめ定められており8回介入

したが，5回程度でもそれなりの変化が起こっていたので，もっと短い期間で介入を終了できた可能性があった。また今回は実施できなかったが，学校のサポート体制の充実など，Kさんにとっての環境を調整するアプローチも有用であったと考えられる。

文献

1) Fisher AG, et al：Evaluation of Social Interaction. 3rd ed., Three Star Press, Fort Collins, CO, 2014
2) 河村茂雄：学級づくりのためのQ-U入門―「楽しい学校生活を送るためのアンケート」活用ガイド. pp.1-10, 図書文化社, 2006
3) 西口あずさ：寝屋川市の「学校」におけるOTの活動報告. OTジャーナル 46：1042-1047, 2012
4) Rens L, et al：Investigating the experiences in a school-based occupational therapy program to inform community-based paediatric occupational therapy practice. Aust Occup Ther J DOI：10.1111/1440-1630. 12093, 2013
5) Villeneuve MA, et al：Learning together for effective collaboration in school-based occupational therapy practice. Can J Occup Ther 79：293-302, 2012
6) 吉川ひろみ：作業療法がわかるCOPM・AMPSスターティングガイド. pp.1-46, 医学書院, 2008

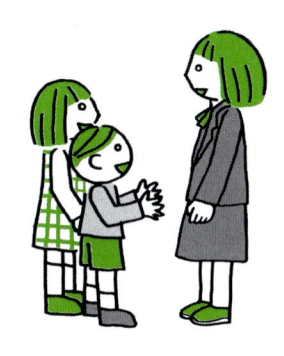

最後の作品展への参加

　Lさんは施設に入所している98歳の女性である。体力の低下から死を身近に感じていた。人に迷惑をかけたくないので「もう何もしたいことはない」と話していたが、作品展への参加という作業体験により、最期まで必要な援助を求め意味のある作業ができた。作業療法介入プロセスモデル（OTIPM）[1]に沿って事例を報告する。

❶ クライエント中心の作業遂行文脈の確立

　Lさんは4年前から特別養護老人ホームに入居している98歳の女性である。脊椎の後彎と両膝の変形による腰と膝の痛みに伴う歩行障害がある。最近では痛みと体力低下により臥床時間が増えていた。Lさんはなるべく他人の世話にならずに迷惑をかけずにあの世へ行きたいと考えていた。外出や行事への参加に介助量が増えてきたため、何もしないほうがよいと考えていた。介護職員が体操やレクリエーションに誘っても「きついから」と断ることが増えた。面会に来る家族が「何か欲しいものはない？」と尋ねても「もう何も要らない」と答え、誕生日のプレゼントも断った。しかし家族と介護職員は、体力は低下してきているが理解力はあり、以前のように好きな手芸などをして笑顔で過ごしてほしいと望んでいた。サービス担当者会議で、作業療法士が参加希望者を募集していた作品展（県主催の高齢者文化祭）へ参加してはどうかということになった。

　家族の話では、元々は社交的で話し好きであった。夫婦で農業を営み、4人の子どもを育て、夫と死別した60代半ばからは一人で農業を営み、地域の役員も務めていた。施設入居前に通っていたデイサービスでは色々な手芸の作品を作り、作ったものを周りの人にプレゼントすることを楽しみにしていた。現在は難聴のため他の入居者と話をすることは少なくなっている。耳元で大きな声で話す、または文字を大きく書いてみせればコミュニケーションは可能である。介護スタッフにあめなどのお菓子をあげることに喜びを感じている。

　居室は個室で、トイレと洗面所がある。居室内は壁や家具を伝い歩きで移動し、排泄と整容は自立。居室から食堂までの数メートルは、車いすをゆっくりと自走して移動可能。食事は箸とスプーンを使った自立だが、配膳、下膳は介助にて行う。入浴は、お風呂場までの移動や浴槽への出入りなどに介助を要する。朝、昼、夜の食事時間には、居室からユニットの食堂へ車いすを自走してくる。食事が終わってしばらくすると居室へ戻りベッドに臥床する。

❷ 作業遂行の強みと問題

　家族や介護スタッフの希望で作品展に応募することをLさんに説明すると「もうあの世にいかなんけんできまっせん」と話される。「まだこの世におるんだから一緒

に楽しみましょう！」と話し，作業を探すために，Lさんが好きそうな手芸や絵手紙，ちぎり絵などの本を一緒に眺めた。本を見る中で，花柄や花が好きなことがわかった。その中でもコスモスのちぎり絵を見て，昔見たコスモス畑やその頃の話をしたので，題材を「コスモス」にして「ちぎり絵」で作品を作ることを提案した。

筆　者「大きな画用紙に和紙をちぎって貼って，昔，Aさんが見たコスモス畑を描きませんか？　それを作品展に出してみませんか？　出した作品は全部美術館に飾られますよ」

Lさん「昔は裁縫をしたり，折り紙で色々作ったりもしたけど，もうよく目が見えないし，手も思うように動かんから作れなくなったんですよ。一人でできんと迷惑をかけるから」

筆　者「迷惑ではないですよ。なるべく一人でできるように工夫します。お手伝いもします。Aさんの年齢ならきっと最高齢賞がもらえるので，冥土の土産になります。こっちの家族も，あっちの家族も喜ばれますよ。私たちもAさんが表彰されたらうれしいです」

Lさん「冥土の土産になるなら，やってみようか」と笑った。

　またLさんから，居室を出る時は着替えるようにしているが服によっては着替えが困難になり，居室から出るのが億劫になっていること，食事は自分で食べられなくなったら無理に食べさせたりせずにそのままにしておいてほしいことを話した。COPMの結果を次に示す（**表7-34**）。

表7-34　COPM初期評価結果

作業の問題	重要度	遂行度	満足度
ちぎり絵で作品を作る	7	1	1
着替える	8	6	5
食事を自分でする	10	8	7

遂行スコア：15/3=5.0，満足スコア：13/3=4.3

❸ 課題遂行の観察と遂行分析

　上下の着替えと食事を観察した。着替えは，居室でパジャマの上下を前開きのブラウスとウエストゴムのズボンに着替えた。食事は，食堂で箸を使って行った。AMPSの結果は，運動技能1.09ロジット，プロセス技能0.77ロジットで，両技能とも地域生活自立を判断するカットオフ値よりも低かった。

❹ 効果的行為と非効果的行為の記述

　上下の着替え（服は用意されている）と箸で食事をする場面を観察したところ，軽度から中度の身体的努力の増大と軽度の効率性の低下が認められた。危険性はなく，安全に自立して行うことができた。着替える服を取る際の移動に寄りかかりや

ふらつきがあった。ブラウスを背中に回して腕を通すこと，ボタンかけ，ズボンの引き上げに時間を要しており，行為の途中で止まったり，繰り返しがあり，疲労感がみられた。食事は箸の操作の困難，口に運ぶ途中での落とし，食器の滑り，食べこぼしに気が付かないことがあった。また時間を要し，食べ残しがあった。どちらの課題も持続的な前傾姿勢がみられた。

5 原因の明確化と解釈

着替えや箸の操作の困難さの原因は，上肢，手指の関節可動域の制限と筋力低下，視力の低下と考えられる。立位の不安定さは，脊椎の後彎と両膝の変形と痛み，下肢の筋力低下が原因と考えられる。痛みが強い日は移動が困難になり，座位の作業も困難になる。

6 介入モデルの選択と介入計画

高齢で体力が低下してきているLさんの現在の心身機能で作業ができるように，代償モデルによる介入を実施した。

①協働的コンサルテーション

作品展へ応募する作品についてLさんと話し合った。「コスモス畑」をテーマにちぎり絵で作品を作ることになった。どのような構図にするのか，コスモスが描かれた本などを参考に見ながら話し合った。様々な色や質の和紙を準備して，好きな色や使ってみたい和紙を選んでもらった。一人では作る自信がないと話したため，作業療法士と共同で作業をすることを約束した。また食事は自分で食べられる分だけ食べたいということは，家族やスタッフへ伝えると約束した。

②適応

作品の大きさ（和紙を貼る画用紙）は，作品の提出締め切りまで10週間であること，Lさんが座ったまま作業することを考えてA2（594×420 mm）サイズとした。花びらに使う和紙は，Lさんがちぎりやすい薄いものにした代わりに何枚も重ねて貼る工夫をした。少し厚みのある和紙は，作業療法士が竹串の先を水でぬらして花びらの形を和紙に描き，それをLさんがちぎった。葉に使う和紙は，縦にちぎりやすいものを使用した。力の加減がうまくいかずに思うような形にちぎれない場合は，作業療法士が要望を聞きながら修正した。水に溶かしたのりは，筆を使って画用紙に塗った。余分なのりが画用紙に付かないように，ちぎった和紙の大きさに合わせて筆の大きさを変えた。着替えでは，お気に入りの服は前開きのボタンが多かったため，ボタンは飾りボタンにして，そこにベルクロを取り付けた。食事では，食欲に応じて食器をより小さく，軽いものに変更した。

③教育

コスモスの茎の部分は，和紙を非常に細長くちぎる必要があるが，それは困難であった。そのため，わらをなうように両手を使ってひねって細くするなどの代償法について知識を提供し，実際に行ってみた。

❼ 作業療法経過のまとめ

作業療法は週に3回程度，1回の時間は30～60分程度実施した。作品作りの開始当初は誘いに行くと「きついからできない」という発言がみられたため，「一人で作るのは寂しいから横で見ていてください」と声をかけた。「コスモスの花はどの和紙がいいですか？」と尋ねると，和紙を手に取りちぎり始めた。作品を作り始めると，喜ぶ家族や介護スタッフの反応をみてLさんから希望や要求が出てきた。「もっと薄い黄色で，もっとやわらかい感じがする紙が欲しい」などといった和紙の色や質の希望が出された。初めは作業療法士に誘われての共同作業だったが，Lさんから介護スタッフに声をかけて準備の手伝いを頼み，作るようになった。色とりどりのコスモスのみを描く予定が，ある日和紙で大きなトンボが描かれていた。Lさんにトンボを加えた理由を尋ねると「コスモス畑にはトンボがいたのを思い出したから」と笑顔で話した。難聴のため減っていた会話も，作品を作りながら思い出した昔のことをよく話すようになった。長く座っていると腰が痛くなると訴え，1回の作業時間が初めのうちは20分ほどであったが，徐々に長くなり60分以上集中してできるようになり，痛みの訴えも減った。

❽ 再評価

作品の完成後（10週間後）に行ったCOPMの再評価では，遂行スコアは2.7点の向上，満足スコアは3.7点の向上を認めた（**表7-35**）。Lさんはでき上がった作品を見て「うれしかでーす。大満足です」と笑顔で答えた。上着の着替えは，ブラウスのボタンをベルクロに変えたことで着やすくなったと満足し，食事では食べこぼしはあるが，箸とスプーンを使って自分で食べていた。運動技能，プロセス技能に変化はみられなかった。

表7-35　COPM再評価結果

作業の問題	重要度	初回評価 遂行度1	初回評価 満足度1	再評価 遂行度2	再評価 満足度2
ちぎり絵で作品を作る	7	1	1	8	10
着替える	8	6	5	7	7
食事を自分でする	10	8	7	8	7

遂行スコアの変化：7.7(23/3) − 5.0(15/3) ＝ 2.7，満足スコアの変化：8.0(24/3) − 4.3(13/3) ＝ 3.7

作品展では最高齢賞を受賞し，授賞式に参加することになった。そのため表彰式

に着ていく洋服を買いに家族と介護スタッフとともに外出した．下着も靴も新調した．その日のために体調を整えることを目標に臥床時間が減った．「テレビに映るかもしれない」と話すと，「お化粧をしていかないと」と話し，時折お化粧をするようになった．表彰式当日はテレビのインタビューに「きつかったけど，楽しかったです」「賞がもらえてうれしいです」と満面の笑みで答えた．「来年も出品しますか？」という質問には笑顔で「もうあの世が近かけんできまっせん」と答え，会場を沸かせた．

1カ月後，発熱したのをきっかけに食事がほとんど取れなくなり，臥床して過ごすようになった．「ベッドに寝たまま好きなお菓子を自分で食べたい」「お世話になる人にあめをあげたい」と希望があった．ベッド柵の手が届きやすい所にお菓子が入る小さな箱を作って取り付けた．その横にあめ入れも作った．1個ずつ取って渡しやすいように，あめがセロハンで包まれ両サイドがねじられているあめ玉を準備した．スタッフが「ありがとうございます」と言ってあめをもらうとうれしそうにした．

授賞式から2カ月後に旅立った．葬儀には，最高齢賞を受賞した作品が飾られていた．家族がその作品を見ながら「これを見ていると，授賞式の笑顔，買い物に行った時の笑顔，賞状を誇らしげに眺める笑顔……笑顔ばかりが思い浮かびます」と笑顔で話した．

❾ 考察

「何かしたいことはありませんか？」という問いに，死を身近に感じている高齢者は「もう何もしたいことはありません」「もうあの世が近いから何も要りません．できません」と答える方が少なくない．家族やスタッフの中にも，「安楽・安全」が最も重要であり，何もしないことが「安楽・安全」だと考える人がいる．「最期は安楽に」という周囲の思いが，大切な作業を奪い，人とのつながりを失い，長い寝たきり状態の末に亡くなる方もいる．ちぎり絵で作品を作るという作業はLさんがしたいと希望したものではなく，家族やスタッフがすることを期待した作業であった．Lさんは援助が必要な身体機能の状態になったため，極力迷惑をかけないためには何もしないことだと考えていた．人は，他者(自分への関心)を感じることで自己の存在を確認することができる[2]．Lさんは，ちぎり絵で作品を作るという作業を通して，家族やスタッフとの関係性を再構築した．作品作りの開始当初こそ，誘いに行くと「きつい」「腰が痛む」という発言がみられたが，それも徐々になくなった．逆に笑顔が増え，会話の量も増えた．そのことを喜ぶ家族やスタッフをみて，最期まで自分らしく生きることを選択したと考える．そしてそのことが，身体活動がほとんどできない臨死の状態になっても，「お礼にあめをあげる」という作業のために環境を整える援助を自ら求めることができたと考える．

終末期ケア，緩和ケアにおいてはスピリチュアルケアが注目されている．スピリ

チュアリティは，クライエントにとって意味のある作業が何であるかの鍵となる[3]。誰もが包括しているスピリチュアリティが表面化するのは主に命が危機に陥った時である[4]。終末期患者のスピリチュアルペインは「自己の存在と意味の消失から生じる苦痛」と定義され，時間存在（将来），関係存在（他者との関係），自律存在（自立と生産性）を失うために生じる苦痛とされている[5]。作業療法でクライエントの大切な作業を取り戻すことは，自己の存在と生の意味を取り戻すことになり，作業療法はスピリチュアルケアそのものになると考える[6]。

　また終末期や緩和ケアにおいては作業療法介入の効果判定の難しさがある[7]。進行がん患者のための自己効力感の測定，緩和ケア用のQOLのアセスメント・ツールなど種々のものがあるが，「食欲」，「痛み」などの身体症状，「不安」，「怒り」などの心理的側面についての質問項目では，「死」が近づくにつれて質問しづらい項目がある。その点，COPMでは本人が大切だと思っている作業について質問をするため，終末期においても適していると感じている。本人に質問ができない場合は，身近な家族やスタッフに質問することもある。「最後の夜までお酒が飲めて満足だったと思います」「大好きなお風呂に前の晩まで入れて満足していると思います」という言葉で，亡くなった後でも作業療法の成果を示すことができると感じている。

　緩和ケア医から「作業療法士はいいよね。僕たちが，体調はいかがですか？と尋ねると，患者さんは大抵どこか痛くないかとか自分の具合の悪いところを探すけど，作業療法士は『今日は何をしますか？　何かしたいことはありますか？』でしょう。もし『今日はもういいよ』だったとしても，何かしたいかな？　できそうかな？と考えるわけでしょう。視点が変わるでしょう。希望だよね」と声をかけられることがある。終末期であるからこそ「希望になる作業」，「したい作業」，「期待されている作業」を支援することが重要だと考える。そしてクライエントが最期を「どう生きるか」を支えることが家族へのグリーフケアにもなると考える[8]。

文献

1) Fisher AG（著），齋藤さわ子，他（監訳）：作業療法介入プロセスモデル―トップダウンのクライエント中心の作業を基盤とした介入の計画と実行のためのモデル．日本AMPS研究会，2014
2) 佐藤泰子（編著）：患者の力―がんに向き合う，生に向き合う．pp.6-12，晃洋書房，2012
3) 吉川ひろみ：作業療法がわかるCOPM・AMPSスターティングガイド．pp.8-9，医学書院，2008
4) 谷田憲俊：スピリチュアルケア．谷田憲俊，他（編）：対話・コミュニケーションから学ぶスピリチュアルケア―ことばと物語からの実践．pp.2-11，診断と治療社，2011
5) 村田久行：終末期患者のスピリチュアルペインとそのケア―現象学的アプローチによる解明．緩和ケア 15：385-390，2005
6) 野尻明子：作業療法によるスピリチュアルケア．谷田憲俊，他（編）：対話・コミュニケーションから学ぶスピリチュアルケア―ことばと物語からの実践．pp.140-147，診断と治療社，2011
7) 三木恵美，他（監訳）：がんと緩和ケアの作業療法．原著第2版，pp.179-188，三輪書店，2013
8) 臂　美穂，他：グリーフケアとリハビリテーション．島崎寛将，他（編）：緩和ケアが主体となる時期のがんのリハビリテーション．pp.205-210，中山書店，2013

付録

1 COPM であがる作業の例

クライエントが使った言葉	言葉にこめられたメッセージの解釈と応答の例	結果としての記載例
「車の運転」	・いつ，どこに行くためかを聞く ・車の運転そのものが好きなのかどうか聞く	・買い物に行くためなら，「買い物」と記載する ・とにかく車の運転をしたいということなら，そのまま記載する
「就職」	・就職のために何かしていることがあるか聞き，具体化していく ・就職先は決まっているか，家族や職場の考えはどうか聞く	・「就職」と記載するか，具体的な作業が出てくれば「就職先を探す」，「見学に行く」，「面接の練習をする」などと記載する ・就職先が決まっていたら「職場と連絡を取る」，「○○に復職支援を依頼する」などと記載する
「痛みをとりたい」	・痛みのためにできないことを聞く ・痛みをとるために試みていることがあるか聞く	・「掃除」，「テニス」，「事務仕事」など具体的に記載する ・「痛みをとるための体操」，「装具を着ける」などと記載する
「何もしたくない」	・していることでやめたいことを聞く ・周囲の人から期待されていることがあるか聞く ・本当に何もしない生活を望んでいるか確認する	・やめたいことがあれば，「○○をやめる」などと記載する ・期待されていることを自分でもしようと思うなら，それを記載する ・それを報告し，作業療法終了となるか，介護者などに COPM を行う
「病気を治したい」	・病気を治すために取り組んでいることがあるか聞く ・治ったらやってみたいことを聞く	・「薬を忘れずに飲む」，「リハビリ訓練」などと記載する ・趣味や仕事など，少しでも治ったらやってみたいことを具体的に聞いて書く
「お金が欲しい」	・「お金が欲しい」は作業の問題ではないので，作業に焦点を当てる必要がある ・お金の使用目的が明確かどうか聞く	・「旅行」などお金が必要となる作業を記載する ・「お金の他に希望がありますか」などと，作業の話題になるよう会話を続け，作業名を記載する
「コミュニケーション」	・コミュニケーションの相手と内容を明確にする必要がある ・どんな時にコミュニケーションの問題があるのか聞く	・「上司とのコミュニケーション」，「友人を旅行に誘う」，「親との関係を良くしたい」などと記載する ・「人の話をしっかり聞く」，「丁寧な言葉で話す」，「聞き返されないようにはっきり話す」などと記載する
「立派な人になる」	・具体的に話してもらい，立派な人のイメージを共有する	・「どんなことをする人が立派な人ですか」と聞き，作業名を記載する

2 AMPS（運動，プロセス）と ESI（社会交流）の遂行技能項目

運動技能：課題環境内を移動したり，課題に必要な物を動かしたり，物と関わる時の，作業遂行の質を示す観察可能な行為		
身体の位置	・スタビライズ（Stabilizes）	・課題遂行中に一瞬の寄りかかりやバランスを崩すことがなく，身体を安定した状態に保つ技能である。立っている時ふらついたり，歩行中に手で身体を支えるのは，この技能の低さを示す
	・アラインズ（Aligns）	・課題遂行中に持続的な寄りかかりや傾きがなく，垂直姿勢を保つ技能である。机などにずっと寄りかかっているのは，この技能の低さを示す
	・ポジションズ（Positions）	・身体と物を適切に位置付ける技能である。物を操作する時に肘が上がったり，物を取る時に遠くから手を伸ばし努力が増大するのは，この技能の低さを示す
物の取得と把持	・リーチズ（Reaches）	・物に手を伸ばす技能である。手を伸ばして物を置いたり，物を取る時に努力が増大するのは，この技能の低さを示す
	・ベンズ（Bends）	・物を取ったり，どこかに向かって行く時に，身体をかがめたり，しゃがんだり，回旋する技能である。棚の下から物を取ったり，椅子や床に座ったり，立ち上がる時に身体に硬さがみられるのは，この技能の低さを示す
	・グリップス（Grips）	・物をしっかり把持する技能である。持っている物が手から滑り落ちてしまうのは，この技能の低さを示す
	・マニピュレーツ（Manipulates）	・手の中で物を扱う技能である。片手で物を持ちかえたり，ボタンを留めたり，箸を操作する時に不器用なのは，この技能の低さを示す
	・コーディネーツ（Coordinates）	・身体の2カ所を使って物を扱う技能である。両手で物を操作したり，両膝に挟んだ瓶のふたを開ける時に手間取るのは，この技能の低さを示す
自分や物の移動	・ムーブズ（Moves）	・平面に沿って物を動かす技能である。台の面に沿って重い鍋を動かすことや，床の上で車いすの駆動がうまくできないのは，この技能の低さを示す
	・リフツ（Lifts）	・物を持ち上げる技能である。置いてある物を持ち上げるのに，努力が増大するのは，この技能の低さを示す
	・ウォークス（Walks）	・課題遂行中に，ある場所から別の場所へ移動する技能である。不安定な歩行や車いすなどを使って移動するのは，この技能の低さを示す
	・トランスポーツ（Transports）	・ある場所から別の場所へ物を運ぶ技能である。運ぶ途中で物が不安定になったり，落ちるのは，この技能の低さを示す
	・キャリブレーツ（Calibrates）	・物を扱う時に力の強さを適切に加減する技能である。物を置く時に物が大きな音を立てたり，力が弱くて戸が閉まりきらないのは，この技能の低さを示す
	・フローズ（Flows）	・円滑な腕や手の動きで物を扱う技能である。ふるえがあったり，ぎこちない動きで物を扱うのは，この技能の低さを示す
遂行の維持	・エンデュアーズ（Endures）	・疲れず課題を行う技能である。ため息や息切れは，この技能の低さを示す
	・ペーシーズ（Paces）*	・課題遂行を適度な速さで行う技能である。速過ぎたり，遅過ぎたり，速さにむらがあるのは，この技能の低さを示す

ペーシーズは運動技能とプロセス技能の両方に含まれる。

プロセス技能：(a)課題に必要な道具や材料を選び，関わり，使う，(b)個々の行為や工程をやり遂げる，(c)問題が生じたら遂行を調整する，といった時の，作業遂行の質を示す観察可能な行為			
遂行の維持	・ペーシーズ(Paces)	・課題遂行を適度な速さで行う技能である。速過ぎたり，遅過ぎたり，速さにむらがあるのは，この技能の低さを示す
	・アテンズ(Attends)	・課題以外のことに注意がそれないで行う技能である。課題に関係のない刺激に反応して課題から気がそれるのは，この技能の低さを示す
	・ヒーズ(Heeds)	・課題の完了までやり遂げる技能である。最初に決めた課題とは異なることを行ってしまうのは，この技能の低さを示す
知識の適用	・チュージズ(Chooses)	・課題に必要な物を選ぶ技能である。別の道具や材料を選んだり，余分に選んだりするのは，この技能の低さを示す
	・ユージズ(Uses)	・使う物の本来の目的に沿った使い方をする技能である。袋の口を開ける時，はさみがあるのに包丁を使うのは，この技能の低さを示す
	・ハンドルズ(Handles)	・気を付けて物を扱う技能である。置き場所や持つ場所が不適切なために物が動いたり傾いたりするのは，この技能の低さを示す
	・インクァイアーズ(Inquires)	・必要な情報を適切に収集する技能である。知っているはずの情報を何回も尋ねるのは，この技能の低さを示す
時間の組織化	・イニシエーツ(Initiates)	・課題の工程や行為をためらいなく始める技能である。工程や行為の前にためらいがあったり，省略するのは，この技能の低さを示す
	・コンティニューズ(Continues)	・課題を中断なく続ける技能である。課題遂行の途中で停止や中断があるのは，この技能の低さを示す
	・シークエンシーズ(Sequences)	・課題を論理的な順序で行う技能である。でたらめな順序で行うのは，この技能の低さを示す
	・ターミネーツ(Terminates)	・課題の工程や行為を適切に終了する技能である。終了が早過ぎたり，遅過ぎたりするのは，この技能の低さを示す
空間と物の組織化	・サーチズ・ロケーツ(Searches/Locates)	・必要な物を見つけ出す技能である。あちこちの引き出しを探しても，見つけ出せないのは，この技能の低さを示す
	・ギャザーズ(Gathers)	・必要な物を作業場に集める技能である。複数の作業場に物を置き不必要に行ったり来たりするのは，この技能の低さを示す
	・オーガナイズ(Organizes)	・作業しやすいように作業場を整理する技能である。作業場が混雑していたり，広がり過ぎているのは，この技能の低さを示す
	・レストアーズ(Restores)	・不要な物を片付ける技能である。別の場所へ片付けたり，片付けをしないのは，この技能の低さを示す
	・ナビゲーツ(Navigates)	・物や身体がぶつからないようにする技能である。人が物にぶつかったり，物と物とがぶつかったりするのは，この技能の低さを示す
遂行の適応	・ノティス・レスポンズ(Notices/Responds)	・物の様子に気付き対処する技能である。水がこぼれたままにしたり，戸を開けたままにするのは，この技能の低さを示す
	・アジャスツ(Adjusts)	・作業環境を調整する技能である。火加減や音量を調節したり，スイッチやブレーキの操作がうまくできないのは，この技能の低さを示す
	・アコモデーツ(Accommodates)	・自分のやり方を変えて問題に対処する技能である。問題が起こってしまうのは，その前にやり方を変えて問題を防ぐことができなかったことになるので，この技能の低さを示す
	・ベネフィッツ(Benefits)	・同じ問題が再び起こったり，継続しないよう対処する技能である。同じ失敗を繰り返したり，問題が継続するのは，この技能の低さを示す

社会交流技能：社会交流に関わる課題遂行中に，他者とのコミュニケーションや交流をする時の，作業遂行の質を示す観察可能な行為		
対人交流の開始と終了	・アプローチズ・スターツ（Approaches/Starts）	・質問や挨拶など相手との交流を始めるために社会的に適切な方法を使う技能である。「こんにちは」「すみませんが」などの適切な言葉で交流を始めるかどうかを観察する。挨拶もなく突然会話を始めることは，この技能の低さを示す
	・コンクルーズ・ディスエンゲージズ（Concludes/Disengages）	・社会的に適切な言葉を使って，相手との交流を終了する技能である。「さようなら」「失礼しました」などを言わずに，突然交流を終わらせ立ち去ることは，この技能の低さを示す
対人交流の生成	・プロデューシズ　スピーチ（Produces Speech）	・言語的に内容が伝わるように話す技能である。聞こえないほど小さな声で話したり，不明瞭な話し方は，この技能の低さを示す
	・ゲスティキュレーツ（Gesticulates）	・会話を促進する適切な身ぶり手ぶりをする技能である。状況に関係ないジェスチャーをしたり，大げさな身ぶりをすることは，この技能の低さを示す
	・スピークス　フルーエントリー（Speaks Fluently）	・適切なテンポで流暢に話す技能である。途切れ途切れに話したり，ある時は速くある時は遅く話すことは，この技能の低さを示す
対人交流の身体的サポート	・ターンズ　トゥワード（Turns Toward）	・相手に身体や顔を向ける技能である。相手に背を向けたままであったり，相手とは別の方向に顔を向けたままでいることは，この技能の低さを示す
	・ルックス（Looks）	・適切にアイコンタクトをする技能である。相手から常に目をそらしたままであったり，相手を見ることが遅れたり，長くじっと相手を見過ぎるのは，この技能の低さを示す
	・プレイシズ　セルフ（Places Self）	・相手と適切に身体的な距離をおく技能である。相手に近づき過ぎたり離れ過ぎたりして交流することは，この技能の低さを示す
	・タッチーズ（Touches）	・必要な時に相手に適切に触れる技能である。触ることが文化的に適切である状況であるのに触ることを避けたり，不必要に繰り返したいたり，過剰に多く触ったりすることは，この技能の低さを示す
	・レギュレーツ（Regulates）	・会話や社会交流に関係がない行動を抑える技能である。ペンを回したり，貧乏揺すりをしたりするのは，この技能が低いことを示す
対人交流の内容形成	・クェスチョンズ（Questions）	・社会交流の目的に達するために必要な質問をする技能である。目的を達するために必要な質問をしないことや，関係のない質問をすることはこの技能の低さを示す
	・リプライズ（Replies）	・会話の中で適切に質問したりコメントを返す技能で，相手の謝罪やフィードバックに適切に応答することである。関係のない応答をしたり，応答しないのは，この技能の低さを示す
	・ディスクロージズ（Discloses）	・情報，意見，感情を適切に共有する技能である。一般的には隠すようなプライベート情報，他人の悪口，自分の意見の過剰な主張など，他者と共有することが不適切な内容を話すことは，この技能の低さを示す
	・エクスプレシズ　エモーション（Expresses Emotion）	・社会的に受け入れられるやり方で，感情を表現する技能である。相手には理由が分からない笑い，話している内容とはそぐわない感情表現があると，この技能が低いということになる
	・ディスアグリーズ（Disagrees）	・社会的に受け入れられるやり方で，反対意見を表現する技能である。防衛的，攻撃的に反対意見を述べたり，相手の問いかけに全く答えないことは，この技能の低さを示す
	・サンクス（Thanks）	・適切な言葉や態度で感謝を表明する技能である。皮肉な言い方で「ありがとう」と言ったり，感謝の意を示さないことは，この技能の低さを示す

対人交流の流れの維持	・トランジションズ（Transitions）	・会話を途切れさせることなく，別の話題に移行する技能である。次の話題に急に移ったり，同じ話題を過剰に継続することは，この技能の低さを示す
	・タイムス　レスポンス（Times Response）	・遅れやためらいなく相手からのメッセージに応答する技能である。相手が話しているのに，割って入って話したり，相手からの問いかけに答えなかったり，答えが遅れることは，この技能の低さを示す
	・タイムス　デュレーション(Times Duration)	・適度な長さで話す技能である。話が長すぎたり，短すぎたりすることは，この技能の低さを示す
	・テイクス　ターンズ（Takes Turns）	・相手との会話において，自分の順番をわきまえる技能である。自分ばかり話したり，相手にばかり話させることは，この技能の低さを示す
対人交流の言語的サポート	・マッチズ　ランゲージ（Matches Language）	・声の調子，方言，言語レベルを適切に使う技能である。成人に対して赤ちゃん言葉を使ったり，相手が理解できない専門用語や隠語を使うことは，この技能の低さを示す
	・クラリファイズ（Clarifies）	・相手が理解していない様子を示した時に，内容を確認する技能である。相手が分かっているか過剰に確認したり，相手が明確にしてほしいというサインを送っているのに無視することは，この技能の低さを示す
	・アクナレッジズ・エンカレッジズ（Acknowledges/Encourages）	・うなずき，表情，言葉で，相手が話すことや交流を続けることを励ます技能である。常にうなずいたり，無表情でいることは，この技能の低さを示す
	・エンパサイズ（Empathizes）	・相手に対して，賛成，共感，理解を示す技能である。相手の感情に対して何もしないことや，反応が遅れることは，この技能の低さを示す
対人交流への適応	・ヒーズ(Heeds)	・その社会交流の目的を見失うことなく完了させる技能である。問題解決の真剣な話し合いで，無関係なおしゃべりをすることは，この技能の低さを示す
	・アコモデーツ（Accommodates）	・社会交流技能の問題が生じないように予測して自分のやり方を調整する技能である。上述の社会交流技能のいずれかの低下が示されたならば，この技能も低いことになる
	・ベネフィッツ（Benefits）	・社会交流技能の問題が一度は生じても再発しないようにする技能である。上述の社会交流技能のいずれかの問題が複数回生じたり，継続するならば，この技能も低いことになる

3 事例報告を読む・書くポイント

できている項目には○，できていない項目には×，どちらともいえない項目には△を記入してください。

	チェック項目	
事例紹介	個人が特定されないように個人情報が記載されているか	
	クライエント中心の遂行文脈における資源と制限が記述されているか	
評価	クライエントにとっての作業の問題と優先順位が明確になっているか	
	作業ごとに面接と観察による作業遂行の状態（ベースライン）が記載されているか	
	作業ごとに問題を引き起こしている原因が明らかにされているか	
	人-環境-作業の相互作用に注目して評価がなされているか	
	無駄な評価が行われていないか	
目標	作業療法士ではなくクライエントの目標になっているか	
	クライエントにとって重要な作業の目標になっているか	
	観察可能で測定できる目標になっているか	
	ベースラインと比較できる目標になっているか	
介入と経過	評価で明らかになった原因が解消・代償されているか	
	クライエントの強みや資源が生かされているか	
	作業療法以外の時間にクライエントが作業に取り組んでいるか	
	クライエントの日常にある自然な環境での作業が用いられているか	
	作業遂行，人，環境，作業の変化の経過が明確に示されているか	
	経過に対応して，プログラムが変更されているか	
再評価	再評価の時期は適切か	
	質的にも量的にも成果が示されているか	
	成果に対するクライエントの満足が示されているか	
	図表を用いて，成果がわかりやすく示されているか	
	ベースライン，目標と比較できるように成果が記載されているか	
全体	抽象的な言葉が使われていないか	
	作業療法の頻度・時間は適切か	
	事実と判断が区別されているか	

4 関連文献

● COPM と AMPS の基本を知りたい方
吉川ひろみ：作業療法がわかる COPM・AMPS スターティングガイド．医学書院, 2008

● OTIPM を詳しく知りたい方
Fisher AG：Occupational Therapy Intervention Process Model：A Model for Planning and Implementing Top-down, Client-centred, and Occupation-based Interventions. Three Star Press, Fort Collins, CO, 2009〔齋藤さわ子, 他(監訳)：作業療法介入プロセスモデル―トップダウンのクライアント中心の作業を基盤とした介入の計画と実行のためのモデル．日本 AMPS 研究会, 2014〕

● COPM の実施方法を知りたい方
Law M, 他(著), 吉川ひろみ(訳)：COPM―カナダ作業遂行測定．第4版, 大学教育出版, 2006(Law M, et al：Canadian Occupational Performance Measure. 4th ed., CAOT Publications ACE, Ottawa, 2005)

● COPM と AMPS を使った事例を読みたい方
吉川ひろみ, 他：ニーズと遂行の評価．生田宗博(編)：作業療法評価学, 改訂第3版, 作業療法学全書 第3巻, 協同医書出版社, 2009
古山千佳子, 他：School AMPS を用いた作業療法の試み．作業療法 29：780-788, 2010
高木雅之, 他：保育園での作業療法士による評価と相談―School AMPS と COPM を用いて．作業療法 30：445-454, 2011

● COPM を使った事例を読みたい方
高島千敬, 他：高齢貸し切断者のリハビリテーションにおける作業療法士の役割．作業療法 22：569-576, 2003
上村智子：カナダ作業遂行モデル(CMOP)―作業遂行プロセスモデルを用いた実践．作業療法 21：522-527, 2002
原田千佳子, 他：作業遂行プロセスモデルを利用した事例報告．作業療法 20：590-598, 2001
原 和子, 他：身体障害者の作業遂行過程における介助犬の役割と課題．作業療法 19：229-236, 2000
五島美枝, 他：掃除, 選択, 布団干しを中心にした評価・訓練の実際．OT ジャーナル 33：1049-1052, 1999
吉川ひろみ, 他：カナダ作業遂行測定(COPM)の使用経験．作業療法 17：230-237, 1998

● AMPS の概要を知りたい方

齋藤さわ子：運動技能とプロセス技能の評価(AMPS)．OT ジャーナル 38：533-539，2004

朝山健太郎：Assessment of Motor and Process Skills(AMPS)．精神神経機能と ADL の障害．日本臨床 62(増刊号)：17-23，2004

辻 薫：子どもの生活技能評価— Assessment of Motor and Process Skills(AMPS)．OT ジャーナル 37：181-188，2003

齋藤さわ子，他：AMPS とラッシュ測定モデル—作業療法のための客観的 ADL/IADL 評価法とその臨床的応用．OT ジャーナル 32：713-720，1998

● AMPS の事例を読みたい方

古山千佳子：身体障害の疾患別 ADL 援助法．酒井ひとみ(編)：日常生活活動，改訂第 3 版，作業療法学全書 第 11 巻，協同医書出版社，2009

須山夏加，他：多発性ニューロパチーに対する作業療法の効果— Crow-Fukase 症候群の一事例を通して．作業療法 26：488-494，2007

髙島千敬，他：呼吸器疾患における Assessment of Motor and Process Skills の応用．日本呼吸ケア・リハビリテーション学会誌 17：71-75，2007

向井聖子：通所リハビリテーションにおけるパーキンソン病事例に対する AMPS の使用—悪化と寛解時の一連の動作の検討．北海道作業療法 23：20-27，2006

森 明子，他：痴呆性高齢者グループホームにおける作業療法評価の試み— AMPS を用いて．作業療法 23：64-72，2004

京極 真，他：人間作業モデルは新人作業療法士に効果ある作業療法を可能にさせた．作業行動研究 7：47-53，2003

齋藤さわ子：Assessment of Motor and Process Skills(AMPS)と作業分析．OT ジャーナル 34：37-41，2000

髙島千敬：人工股関節置換術前後の作業遂行能力の推移の検討— Assessment of Motor and Process Skills を用いた検証：作業療法 27：416-422，2008

AMPS 事例集．日本 AMPS 研究会 第 4 版，2011

● スクール AMPS の事例を読みたい方

古山千佳子，他：発達障害児の課題遂行能力におけるスクール AMPS に基づいた提案の効果．作業療法 33：75-80，2014

高木雅之，他：保育園での作業療法士による評価と相談— School AMPS と COPM を用いて．作業療法 31：32-40，2012

古山千佳子，他：School AMPS を用いた作業療法の試み．作業療法 29：780-788，2010

仲間知穂，他：幼児の作業の可能化を目指す幼稚園教員との協働アプローチ—作業療法士が提供する情報の取り扱い方に焦点をあてて．作業科学研究 5：45-51，2011

古山千佳子：School AMPS 講習会への参加報告．OT ジャーナル 40：1290-1291，2006

● AMPS 技能項目の説明
吉川ひろみ：作業療法がわかる COPM・AMPS スターティングガイド．医学書院，2008
Fisher AG，他：作業遂行における技能．山田　孝（監訳）：人間作業モデル―理論と応用，改訂第 2 版，pp.111-122，協同医書出版社，1999

● AMPS と ESI の技能項目の説明
齋藤さわ子：日常生活活動の評価．酒井ひとみ（編）：作業療法技術学 3 日常生活活動，改訂第 3 版，作業療法学全書 第 11 巻，pp.63-66，協同医書出版社，2009
吉川ひろみ：作業遂行分析の理論と方法．小林夏子，他（編）：基礎作業学，第 2 版，標準作業療法学専門分野，pp.103-116，医学書院，2012

● COPM の背景を知りたい方
エリザベス・タウンゼント，他（編著），吉川ひろみ，他（監訳）：続・作業療法の視点―作業を通しての健康と公正．大学教育出版，2011（Townsend EA, et al：Enabling Occupation II：Advancing an Occupational Therapy Vision for Health, Well-Being, & Justice Through Occupation. CAOT Publications ACE, Ottawa, 2007）
カナダ作業療法士協会（編），吉川ひろみ（監訳）：作業療法の視点―作業ができるということ．大学教育出版，2000（Canadian Association of Occupational Therapists：Enabling Occupation：An Occupational Therapy Perspective. CAOT Publications ACE, Ottawa, 1997）

● COPM 誕生初期の考えを知りたい方
Evert MM，他：21 世紀の作業療法をめざして．OT ジャーナル 31：1017-1022，1997
O'Shea BJ：カナダ作業療法の展望―クライアント中心の実践を通しての作業の可能化．OT ジャーナル 34：27-32，2000
Mary Law（編），宮前珠子，他（監訳）：クライエント中心の作業療法―カナダ作業療法の展開．協同医書出版社，2000
宮前珠子：クライエント中心の作業療法と作業療法の学問的位置づけ．作業療法 21：512-515，2002
Thelma Sumsion（著），田端幸枝，他（訳）：「クライエント中心」作業療法の実践―多様な集団への展開．協同医書出版社，2001
Yasuda YL：作業療法の効果判定―それは助けになるか？　作業療法 16：381-391，1997

● クライエントの作業を中心とした作業療法の効果を知りたい方
大塚美幸，他：訪問作業療法における作業に焦点を当てたプログラムと機能訓練プログラムの比較．作業療法 29：435-446，2010
中越雄也：クライエント中心の作業療法の効果―回復期リハビリテーション病棟における予備的研究．県立広島大学総合学術研究科保健福祉学専攻 修士論文，2014
金野達也：クライエント中心の作業療法実践のための協働的介入が IADL 能力に及ぼす影響．茨城県立医療大学大学院保健医療学研究科 修士論文，2013

● その他

西田典史，他：作業療法における運動技能，プロセス技能(AMPS)研究の動向．作業療法 30：353-362，2011

森 明子，他：女性高齢者の手段的日常生活活動能力と日常記憶能力の特徴—早期認知症の能力評価法の検討．日本老年医学会雑誌 44：470-475，2007

吉川ひろみ：身体障害領域における「家事」．OT ジャーナル 41(増刊号)：522-527，2007

齋藤さわ子，他：障害擬似実習で学生が体験できる生活能力と自立して遂行可能な日常作業．作業療法 22：342-351，2003

齋藤さわ子，他：APDL 課題の慣れの有無による遂行能力差と年齢の影響．作業療法 20：324-331，2001

原 和子，他：身体障害者の作業遂行過程における介助犬の役割と課題．作業療法 19：229-236，2000

齋藤さわ子：ラッシュ測定モデルに基づく ADL/APDL 日本人への応用．作業療法 17：61-68，1998

吉川ひろみ：クライエント中心の作業療法と対話型インフォームド・コンセント．OT ジャーナル 37：1190-1194，2003

三瓶祐香，他：身体制限を伴う成人の手段的日常生活活動の再獲得—作業療法介入遂行練習および自主遂行練習の効果．作業療法 31：245-255，2012

望月マリ子，他：訪問作業療法における作業に焦点を当てた実践促進に関する研究—研修プログラムを通して．作業療法 32：367-373，2013

5 用語解説

● ADL(Activities of Daily Living)

日常生活活動。最大限の自立を目標とするリハビリテーションにおいては，日常生活作を指して使われることがある。多くの ADL 評価法では，自立から全介助までの尺度が使われている。能力(できる)をみるか，実行(している)をみるか，日常場面を観察するか，クライエントや介護者に聞くか，により結果が異なる。

● AMPS(Assessment of Motor and Process Skills)

運動とプロセス技能評価。人間作業モデル関連の文献では運動と処理技能評価と訳されている。クライエントにとってなじみのある日常課題を 2 課題以上クライエントが遂行するのを観察し，ぎこちなさや身体的努力，時間的空間的効率性，安全性，自立性という観点から 35 項目について評価者が評定する。5 日間の講習会を受講して評価者寛厳度を取得すると，運動とプロセスの測定値を算出できる。学校課題で運動とプロセス技能を評価することができるスクール AMPS がある(29 頁)。

● CIOTS(Center for Innovative OT Solutions)

シオッツと読む。AMPS などの情報を提供する AMPS プロジェクトインターナショナルが 2012 年に改名した(http://www.innovativeotsolutions.com/content/)。作業中心の実践のための情報源であり，2014 年から利用できる OTAP(Occupational Therapy Assessment Package，オタップ）というソフトウェアの購入や更新ができる。

● CMOP-E(Canadian Model of Occupational Performance and Engagement)

作業遂行と結び付きのカナダモデル。1997年のカナダ作業遂行モデル(Canadian Model of Occupational Performance；CMOP)の改定版で2007年に発表された。作業遂行(occupational performance)が身体的行動を連想させることから，身体行動を伴わなくても作業とのつながりが強い状態を作業との結び付き(occupational engagement)として，このモデルに含めた(13頁)。

● COPM(Canadian Occupational Performance Measure)

カナダ作業遂行測定。40カ国以上で使われている面接評価で，クライエントがしたい，する必要がある，することを期待されている作業を聞く。それぞれの作業について遂行度と満足度を10段階でクライエントが評定する。様々な治療の成果指標として多様な疾患を対象に使用されている。クライエントの作業に焦点を当てた評価法である(10頁)。2010年のWFOT(世界作業療法士連盟)の作業療法の声明(第1章参照⇒6頁)には，"The outcomes are client-driven and diverse and measured in terms of participation, satisfaction derived from occupational participation and/or improvement in occupational performance"とあることから，作業療法の成果指標としてCOPMが適切だとわかる。

● CPPF(Canadian Practice Process Framework)

カナダ実践プロセスモデル。2007年に発表された作業療法の流れを示すモデルである(第6章参照⇒94頁)。それまでは，COPMから始める作業療法プロセスを，作業遂行プロセスモデル(Occupational Performance Process Model；OPPM)で説明していた。

● Enabling

可能化，できるということ。できない(disablement)よりも，できる(enablement)に着目しようという意図を含む。1997年と2007年に出版されたカナダ作業療法士協会の作業療法ガイドラインの書名"Enabling Occupation"でもあり，WFOT(世界作業療法士連盟)の作業療法の定義でも，作業療法の目標として使われている(4頁)。

● ESI(Evaluation of Social Interaction)

社会交流評価。他者との目的のある社会交流場面を二つ以上観察し，成熟した適切な社会交流かという観点から27項目について評価者が評定する。3日間の講習会を受講して評価者寛厳度を取得すると，社会交流の測定値を算出できる(30頁)。

● Function

英語では，ADLと同義に使われることが多い。FIM(Functional Independent Measure)がその例である。国際生活機能分類(International Classification of Functioning, Disability, and Health；ICF)では，心身機能，活動・参加を包含してFunctionとしている。

● OTIPM(Occupational Therapy Intervention Process Model)

作業療法介入プロセスモデル(95頁)。世界各地で3日間の講習会が開催されている。テキスト「作業療法介入プロセスモデル―トップダウンのクライアント中心の作業を基盤とした介入の計画と実行のためのモデル」〔Fisher AG(著)，齋藤さわ子，吉川ひろみ(監訳)〕は，日本AMPS研究会〈http://amps.xxxxxxxx.jp/〉から入手できる。

● QOL(Quality of Life)

生活の質，人生の質，生命の質。生命に優劣をつけることは倫理的に問題がある(78

頁）。生活や人生については，充実し満足できるか，苦痛で絶望的かという尺度を持ち込むことができる。しかし，多様性を許容し，社会的要因も加味して評価することは難しい。

● WFOT(World Federation of Occupational Therapists)

　世界作業療法士連盟。1951年に28カ国により設立され，作業療法の技(art)と科学(science)を世界的に促進するための活動を行っている。会員は，各国の作業療法士協会と個人会員がある。作業療法士になるための教育基準を作成したり，各種声明書を発表し続けている〈http://www/wfot.org〉(5頁)。声明書の日本語訳は，日本作業療法教育研究会の雑誌「作業療法教育研究」第12巻(第1号)，27～53頁(2012年)に掲載している〈http://www.joted.com/〉。

● 意味のある作業

　作業は意味のある活動なので，「意味のある」が重複する表現になっている。クライエントにとっての意味があることを強調する目的で使われる(14～17頁)。

● 機能訓練

　運動など要素機能を回復させるために，セラピストがクライエントに対して行うことを指す場合が多い。心身機能に焦点を当てており，心身機能が回復すれば，作業ができるようになるはずだという前提に立って行われる。機能訓練は，本書に記載されている回復モデルには含まれない。訓練には強制的に行わせるというニュアンスがあるため，練習，トレーニングなどと言い換えられることが多い。

● クライエント

　Clientの訳。サービスを求める人や組織の総称。経済界などでは「クライアント」と訳されており，作業療法においてもクライアントとすべきだという意見もある。OTIPMでは，①個人，②当事者と家族や介護者を含むクライエント群，③類似する作業の問題を持つクライエント集団，という3種類のクライエントがあるとしている。カナダ作業療法士協会のガイドラインではクライエントを，①個人，②家族，③集団，④コミュニティ，⑤組織，⑥住民に分けている。

● クライエント中心の実践

　Client-centred practiceの訳。クライエントと作業療法士がパートナーになってともに取り組んでいく，つまり協働により行われる実践(5頁)。

● 作業活動

　日本作業療法士協会が作業療法の定義(1985年)の中で使った言葉。作業の階層性を考える際に混乱を招くので，本書では使わない。

● 作業遂行

　Occupational performanceの訳。人と環境と作業の相互交流の結果として作業遂行が生じる。作業遂行を論じるためには，誰が，いつ，どこで，どのような作業を行うかを考慮する必要がある(12～14頁)。

● 作業との結び付き

　Occupational engagementの訳で，本人が実行しなくても人と作業がしっかり結び付いている状態。作業従事と訳される場合があるが，クライエントが受け身の状態に置かれる可能性があり，クライエントの主体性が含意されないので不適切と考える(12～14頁)。

●作業中心の実践

　Occupation-centred practice の訳。クライエントにとって意味のある作業を中心に展開する実践であり，作業に焦点を当てた実践と作業を基盤とした実践を含む（第5章参照⇒81頁）。

●作業に焦点を当てた実践

　Occupation-focused practice の訳。作業療法士などサービス提供者が，クライエントにとって意味のある作業から注意をそらさずに実践すること（第5章参照⇒81頁）。

●作業を基盤とした実践

　Occupation-based practice の訳。クライエントが，クライエントにとって意味のある作業をすることを通して展開される実践（第5章参照⇒81頁）。

●作業の定義

　WFOT（世界作業療法士連盟）は次のように定義している（2頁）。「作業療法において，作業は人々が個人として行う日常生活の活動を指し，これは家族の中や地域とともに行われ，時間を占有し，意味と目的を人生に持ち込む。作業は，人々がする必要があり，したいと思い，することを期待されていることを含む」(In occupational therapy, occupations refer to the everyday activities that people do as individuals, in families and with communities to occupy time and bring meaning and purpose to life. Occupations include things people need to, want to and are expected to do.)〈http://www.wfot.org/AboutUs/AboutOccupationalTherapy/DefinitionofOccupationalTherapy.aspx〉

●作業療法の定義

　WFOT（世界作業療法士連盟）が2010年に発表した作業療法に関する声明の冒頭部分が，2012年から定義として使用されている。本書の第1章に訳がある（6頁）。以下，原文を記す。Occupational therapy is a client-centred health profession concerned with promoting health and well being through occupation. The primary goal of occupational therapy is to enable people to participate in the activities of everyday life. Occupational therapists achieve this outcome by working with people and communities to enhance their ability to engage in the occupations they want to, need to, or are expected to do, or by modifying the occupation or the environment to better support their occupational engagement.〈http://www.wfot.org/AboutUs/AboutOccupationalTherapy/DefinitionofOccupationalTherapy.aspx〉日本作業療法士協会は2004年の定義を訳しており，本書の第7章の事例（125頁，132頁）で引用されている。

あとがきに代えて
―編集者，執筆者からのメッセージ―
（執筆順）

　人は誰でも，作業を通してもっと健康に，もっと幸福になれるということをわかりやすく伝える本が増えてほしいと思っていました。クライエント中心の作業中心の実践に賛同する作業療法士は多くても，実際にこうした作業療法を実践するのはなかなか大変です。作業についてクライエントに聞くことと，クライエントの作業遂行を観察することが作業療法らしい作業療法を導く鍵だという私の信念が本書の作成を通して検証できたように思います。COPMとAMPSやESIを使い続けることで，作業療法士としての技に磨きがかかるだろうという思いがますます高まりました。

（吉川ひろみ）

　なぜ作業療法士が「作業」に焦点を置き，作業を用いた（基盤にした）実践をすべきか，あるいはしなければならないのかの根拠や論理が示され，それについて事例を通して確認できる本があれば，という願いがかないました。本書を通して，少しでも多くの作業療法士が，作業を中心に置くことの重要性を理解でき，自らの専門性に誇りを持ち，クライエントに作業を用いる実践の有用性を説明でき，作業を用いること・作業で成果を示すことについて自信を持って実践できる見通しがつく，そんなきっかけをつかんでくれればという願いが新たに生まれました。

（齋藤さわ子）

　作業療法の魅力が，多くの人に伝わる事例集のようなものがあったらいいと思っていました。本書には，クライエントが自分の作業を可能にしていくプロセスとその成果がはっきりと描かれています。私は本書の事例を読んで，作業療法のプロセスと成果は多様であることを実感した一方で，クライエントと作業療法士との協働，作業遂行の変化，クライエントの満足をどの事例からも感じました。本書を手にした多くの人に，「作業療法って素晴らしい！」「これぞ作業療法！」と思ってもらえることが楽しみです。

（高木雅之）

　クライエント中心の作業に焦点を当てた実践とは何なのか？　なぜ作業についてクライエントに聞くことから始めるのか？　なぜ作業遂行を観察することが重要なのか？　本書にはたくさんのヒントがあります。ただし，どんなに素晴らしい理論でも，知っているだけでは意味がありません。どんなに便利な道具でも，実際に使ってみないと本当の良さはわかりません。本書に関わる中で，とにかく実践においてCOPM，AMPS，スクールAMPS，ESIを使ってみて，その成果を持ち寄れば，より良い作業療法ができるような気がしてきました。本書がそのきっかけになることを心から願っています。

（古山千佳子）

　好きなことをしていたらあっという間に時間が経っていた。読者の皆さんにもこのような経験があるのではないでしょうか。しかしながら，訪問で仕事をしていて頻繁に聞くことは，「家で何もすることがない」「手が動くようにならないと何もできない」「入院中は手を動かす練習はしたけど，家でどうしたら（生活したら）いいかは教えてくれなかった」という言葉です。つまり，多くのクライエントは作業的不公正の状態にあるといえます。皆さんのクライエントには「あっという間に時間が経っていた」という経験に結び付く「作業」がありますか？　本書が皆さんと，皆さんのクライエントにとって意味のある作業に結び付くきっかけになることを祈っています。

（福田久徳）

急性期でCOPM，AMPSから作業療法を始めると，多くのクライエントが作業療法は作業のリハビリだとわかってくれます。今までの生活のこと，趣味のこと，仕事のこと，自分の大切な作業のことを，たくさん教えてくれます。また，作業とクライエントを切り離さず，転院先など次の段階へつなぐことができます。目まぐるしく変化し，あっという間に過ぎていく急性期病院の日常の中で，COPMとAMPSは作業療法の道標となってくれるような気がします。今回の執筆は私にとって，たくさんの意味を持った作業となりました。未熟ですが，この経験を通して自信を持って「作業」療法ができるよう，これからも日々頑張っていきたいと思っています。
（衣笠真理恵）

　作業を基盤とした作業療法を実践することは大変で，自分がしていることが正しいか間違っているかを，ずっと模索しながら臨床をしていました。しかし，作業遂行中に見せるクライエントの素敵な笑顔と能力に日々驚きがあり，その経験が自分の臨床実践の進むべき方向の道標となっていると思います。本書の執筆を通して自分自身も改めてクライエントの作業について考えるきっかけとなり，自分の臨床実践を検証する良い機会になったと思います。さらなる作業療法の発展のため，一人でも多くの方に本書を読んでいただいて，臨床で少しでも役立つものがあればと思います。
（金野達也）

　学生の頃から働き始めてしばらくは"作業療法は本当に必要か？"という疑問を持っていました。少しでも変化を見いだしたくて多くの技術を学んで実践していましたが，その頃は目の前のクライエントが中心ではなく，疾患に対する作業療法を行っていました。クライエントと一緒に，クライエントの作業に焦点を当てることで，クライエントが自ら変わり，自律していく姿を多く見るようになり，今は本当に作業療法がクライエントの役に立つと実感しています。COPMやAMPS，OTIPMなど作業療法独自の考え方や見方が存在しています。作業療法士しか支援できないことをしっかりと支援できるように，これからもクライエントとともに成長していきたいと思います。（花山友隆）

　私は大学業務とは別に介護保険の利用者の支援に携わっています。介護保険利用者の作業に焦点を当て，そして作業を基盤とした支援を行うためには，利用者からの協力と多職種からの援助が不可欠です。今回，クライエントとの作業療法プロセスを中心に述べましたが，その背景には常に利用者や多職種との協働があり，クライエントの作業を介して全員が同じ方向を向いていました。このように，利用者と多職種による作業を中心とした協働を継続していくことが，地域における作業療法の役割（他者から期待されていること）だと思っています。
（石橋　裕）

　作業に焦点を当てた実践がクライエント自身の生活を豊かにし，クライエントを取り巻く家族もまたクライエントが行う作業によって成長でき，本来持っている家族の絆をも取り戻す力があることを本書を通して改めて学ばせていただきました。作業療法士として，作業療法プロセスの中でCOPMやAMPSを実施することで，根拠を示しながら介入できることに専門性を感じるとともに，クライエントが望む作業が可能となり，そのプロセスを共有できることに喜びを感じています。これからも作業の視点を持って作業療法を展開していきたいと思います。
（岩田充史）

　精神障害作業療法の領域では，対象となるクライエントが作業療法に対して積極的に取り組んでいないともしばしば見受けます。そういった時に，作業療法に参加しないこと，作業療法に対して意欲がないことをすぐにクライエントの問題として挙げるのではなく，まずは既存のプログラムを見直す必要があると思っています。はたしてこのプログラムはクライエント中心であり，クライエントの作業に焦点が当たっているのか，などといった具合です。今回の事例のようにCOPMやAMPSを用いることによって，プログラムを再検討することが容易となり，クライエント個々人にとって最良の作業療法を提供することができると思っています。
（石橋仁美）

地域の精神領域の作業療法は何ができるのだろう，作業療法だからできることって何だろうといつも考えていました。しかし，本書への執筆の機会を得，その人の大切な作業を通して，その人らしさ，生き生きとした姿，リカバリーに触れることができました。生活の場での作業だからこそ，より作業が生き生きとしているように感じました。作業という視点を持ちその人に関わること，それこそが作業療法士ができるとても素敵なことだと実感でき，これからも作業を大切にしていきたいという思いを強くしました。　　（増川里奈）

　病気や障害のある人もない人も，希望と尊厳を持って暮らし続けるためには，暮らしにくさを軽減する作業とともに，人生の幸福や満足を得られる作業は欠かせないと思っています。私は COPM に出会えたことで，それを実践したいと思えるようになりました。その後，試行錯誤の日々において出会った AMPS や ESI，OTIPM によって，どのようにクライエントの作業遂行を理解し，ともに作業療法の道を歩んでいくことができるのかについてのヒントを得ることができました。一人の臨床家として，真摯に作業療法やその実践と向き合い続けるために，私自身も本書を使い続けたいと思っています。　　（宮崎宏興）

　私が作業療法士になった約20年前は，作業に焦点を当てた作業療法実践の本は皆無で，作業療法の専門性について，いつも悩んでいました。様々な理論構築や根拠に関して研究が進んだ現在，作業療法の専門性は「作業」と確信し，専門性についての悩みは消えました。しかし，作業を中心とした作業療法実践，教育をどうしていくか……悩みは尽きません。本書を通して，作業を中心とした作業療法実践，教育を考える皆さんとつながり，切磋琢磨し合うきっかけになればと願っています。　　（伊藤文香）

　これまで作業療法士として，作業について考え，悩んできました。私にとってはクライエント中心の作業に焦点を当てた作業療法を実践することはまだ容易なことではありません。しかし，本書に関わらせていただいたこと，また私事ながら人生で非常に重要な作業を経験したこと，この二つの大きな作業を通して私は元気になりました。作業の奥深さ，力を再認識しました。これからも作業について考え，作業によって多くの方が元気になれるよう作業療法を実践し，たくさんの作業療法士とともに歩んでいけたらと思います。　　（白水ももこ）

　現在の私は，「クライエント中心の，作業に焦点を当てた実践は，とても良いと思っている，でも上手にできていない」作業療法士の一人です。それでも COPM や AMPS や ESI は，これまでそんな私の手を取って「ありたい方角」にガイドしてきてくれたのではと思います。今回，事例を書いたことは，自身の作業療法実践について改めて見つめ直す機会となりました。これからも，これらのガイドを携えながら，自分の日々の実践の質とその改善の方法について，また良い実践が広がり根を張るために自分ができることについて，考え，実行し，確かめていきたいと思っています。　　（永吉美香）

　高齢者施設や認知症を対象とした施設では，制度的な背景もあり集団での関わりが多くなりがちです。しかし，クライエントが望む作業を支援するためには，個人と向き合い，個人史に触れ，大切にしてきた思いを知った上で，個別の環境を設定する必要があります。特に意思の伝達が困難になったクライエントの作業の選択について悩むことが多くあります。だからこそ，その方にとっての「大切な作業」を知るためには，作業を通して関わることが重要だと感じています。本書が作業を実践するきっかけになることを願っています。　　（野尻明子）

索引 Index

注1）頁の斜体は，事例における索引語を示す．
注2）頁の太字は主要説明箇所を示す．

欧文

A
activities of daily living（ADL） 24
activity 12
adapt 100
advocate 100
Assessment of Motor and Process Skills（AMPS） **29**, *70, 84, 103, 112, 121, 128, 135, 141, 157, 181*
　——に関するQ&A 40
Attention Deficit Hyperactivity Disorder（ADHD） *52*

C
Canadian Model of Occupational Performance and Engagement（CMOP-E） 13
Canadian Occupational Performance Measure（COPM） **10**, *52, 69, 84, 103, 112, 121, 128, 134, 141, 149, 157, 169, 175, 181*
　——に関するQ&A 17
Canadian Practice Process Framework（CPPF） 94
client-centred 6
CO-OP **66**, 98
coach 100
collaborate 100
Constraint-induced movement therapy（CI療法） 90, 98
consult 100
coordinate 100

D
design/build 100
developmental coordination disorder（DCD） 66
domain and process 93
dynamic performance analysis（DPA） 67

E
educate 100
engage 100
Evaluation of Social Interaction（ESI） **30**, *150, 176*
　——に関するQ&A 40

G
generalization 66
GOAL-PLAN-DO-CHECK（GPDC） 67
Gross Motor Function Classification System（GMFCS） *168*
guided discovery 68

H・I
health and well being 78
instrumental activities of daily living（IADL） 24

L・M
Lifestyle Redesign 9
MACS *168*
meaningfulness 80

O・P
occupation
　—— as end 5, 80
　—— as means 5, **80**
occupation-based practice 81
occupation-centred practice 81
occupation-focused practice 81
occupational engagement 13
occupational performance 12
occupational science 13
Occupational Therapy Intervention Process Model（OTIPM）
　　　　　95, *102, 111, 119, 127, 134, 180*
occupational therapy practice framework 93
purposefulness 80

Q
quality of life（QOL） 78
QUESTIONNAIRE-UTILITIES *178*

R・S
reductionism 46
specialize 100

T
The Cognitive Orientation to daily Occupational Performance（CO-OP） **66**, 98
The Manual Ability Classification System（MACS） *168*
therapeutic activity 12
transfer 66

和文

あ
アイデンティティ　16
遊び　*168*, *173*

い
一般化，学習の　66
意味性　80
意味のある作業　**15**, *93*

う
運動技能　65
運動とプロセス技能評価（AMPS）　**29**, *70*, *84*, *103*, *112*, *121*, *128*, *135*, *141*, *157*, *181*
　──に関するQ&A　40

え
エビデンスに基づいた実践　9
延髄外側症候群　*119*

か
カード織り　79
介護予防教室プログラム　*162*
ガイドされた発見　68
回復期リハビリテーション病棟　*119*
回復作業　86, **97**
回復モデル　**77**, *83*, *97*, *114*, *122*, *170*
学習　62
家事　*111*
課題，簡単すぎる　38
課題特異的　31
片麻痺　*83*
活動　12
カナダ作業遂行測定（COPM）　**10**, *52*, *69*, *84*, *103*, *112*, *121*, *128*, *134*, *141*, *149*, *157*, *169*, *175*, *181*
　──に関するQ&A　17
カナダ実践プロセス枠組み（CPPF）　94
環境調整　*159*
環境的制約　38
環境を変える　50
観察評価，作業を用いた　38
間接的介入　87
緩和ケア　*184*

き
規則性　7
技能，作業療法士が使う　99
急性期病院　*108*

教
教育　**62**, *100*
教育原則　63
協働　*100*
　──，学校における　*178*
協働的コンサルテーション　*159*, *182*
強迫観念　*146*
協働的な治療関係　*117*

く・け
くも膜下出血　*156*
クライエント中心　5
　──の遂行文脈　24
グリーフケア　*185*
グループホーム　*148*
車いす　49
グローバルストラテジー　66
健康　*78*

こ
高次脳機能障害　*134*, *156*
行動の制限　*146*
交流，児童との　*174*
コーチ　*100*
ゴール・プラン・ドゥ・チェック（GPDC）　66
コックアップスプリント　47
個別性　8

さ
座位保持椅子　*170*
作業　2
　──，治療手段としての　*78*
　──との結び付き　*13*
　──に焦点を当てた実践　*81*
　──の意味　14
　──の意味性　*80*
　──の可能化　*37*
　──の遂行文脈　25
　──の目的性　*80*
　──を基盤とした実践　*81*
　──を基盤としたプログラム　*166*
作業科学　*13*
作業技能　63
作業権　2
作業遂行　12
　──と結び付きのカナダモデル（CMOP-E）　*13*
作業遂行能力　32
作業遂行分析　33
作業中心の実践　*81*

作業的存在　**7**, *93*
作業的にちょうどよい世界　*3*
作業的不公正　*3*
作業療法　*5*
　——のプロセス　*94*
作業療法介入　*37*
作業療法介入プロセスモデル（OTIPM）　**95**, *102*, *111*, *119*, *127*, *134*, *180*
　——の教育と教授モデル　*162*
作業療法実践枠組み　*93*
参加，作品展への　*180*
散歩　*102*

し
姿勢保持　*170*
している ADL　*78*
自分の作業　*5*
社会交流技能　*151*, *175*
社会交流評価（ESI）　**30**, *150*, *176*
　——に関する Q&A　*40*
社会的環境　*50*
社会的環境調整　*97*
住宅改修　*47*
習得作業　*96*
習得モデル　**61**, *68*, *72*, *96*, *104*, *106*, *114*, *122*, *130*, *137*, *142*, *159*, *171*, *176*
終末期ケア　*184*
就労支援　*119*
手段的日常生活活動（IADL）　*24*
手段としての作業　*5*, *80*
食事　*168*
書道　*111*
自立訓練センター　*156*
神経発達学的治療法　*66*
心身機能障害　*27*
　——の軽減　*6*
心身機能評価　*37*

す
遂行技能　*30*
遂行文脈
　——，クライエント中心の　*24*
　——，作業の　*25*
スクール AMPS　**29**, *53*
　——に関する Q&A　*40*
スティグマ　*51*
スピリチュアリティ　*16*
スピリチュアルケア　*184*
スプリント　*47*

せ
生活の質（QOL）　*78*
製作，プラモデルの　*140*
生体力学的治療法　*66*

そ
装具　*47*
相談　*100*, *109*
粗大運動能力分類システム（GMFCS），脳性麻痺児のための　*168*

た
代償　*46*
代償ストラテジー　*97*
代償モデル　**45**, *51*, *72*, *96*, *107*, *114*, *123*, *130*, *136*, *142*, *159*, *171*, *182*
ダイナミック遂行分析　*67*
代弁　*100*
多系統萎縮症　*127*
楽しい学校生活を送るためのアンケート　*178*
多発性脳梗塞　*102*
多様性，個人の　*7*

ち
地域　*162*
地域活動支援センター　*148*
地域生活支援　*156*
チーム医療　*109*
知識の捉え方　*8*
注意欠如・多動性障害　*52*
昼食準備　*127*
調整　*100*, *108*
直接的介入　*86*
治療　*46*
治療的活動　*12*
治療優先　*46*

つ
椎骨動脈解離　*119*
杖歩行　*47*

て
適応　*100*
適応作業　*96*
適応ストラテジー　**48**, *54*
できる ADL　*78*
デザイン・実行　*100*
転移，学習の　*66*
転倒　*134*

と
トイレ　*114*
道具を使う　*48*
統合失調症　*140*, *148*
動作　*4*
特殊化　*100*
トップダウンアプローチ　*145*

に
二次介護予防事業　*162*
日常作業遂行のための認知的オリエンテーション(CO-OP)　**66**, *98*
日常生活活動(ADL)　*24*
認知的アプローチ　*65*

の
脳梗塞　*83*, *111*, *134*
脳性麻痺　*68*, *168*
脳性麻痺操作能力分類システム(MACS)　*168*

は
畑仕事　*134*
発達性協調運動障害(DCD)　*66*
バリアフリー新法　*50*

ふ
復職　*119*
物理的環境　*50*
物理的環境調整　*96*

へ・ほ
片麻痺　*83*
訪問リハビリテーション　*134*
歩行障害　*180*
補聴器　*50*

ま・む
満足　*146*
結び付け　*100*

も
目的指向的行為　*29*
目的性　*80*
目的としての作業　*5*, *16*, **80**

や
野球　*127*
役割獲得モデル　*16*
やり方を変える　*49*

よ
要素還元主義　*46*
予測，作業遂行能力の　*33*

ら・り
ライフスタイル再設計　*9*
リカバリー　*148*, *154*
領域特異的ストラテジー　*66*
領域とプロセス　*93*